suhrkamp taschenbuch
wissenschaft 255

Dieses Buch vereinigt ausgewählte Aufsätze des Autors zur Psychosomatik aus den letzten 25 Jahren und macht so das in vielen Zeitschriften Verstreute im Überblick sichtbar. Die Beiträge umspannen ein weites Feld theoretischer und klinischer Forschung. Von Untersuchungen über Freuds psychosomatisches Modell über seinen Einfluß auf die Entstehung der psychosomatischen Medizin reichen sie bis in die Praxeologie und Therapie.

Der innere Zusammenhang der Aufsätze ergibt sich aus der dynamischen Betrachtungsweise, wie sie Freud in die Medizin eingeführt hat und wie sie in Deutschland Victor von Weizsäcker am Krankenbett praktiziert hat. Auch Cremerius hat seine Erfahrungen in Kliniken gesammelt. Dadurch war es ihm möglich, Krankheitsbilder psychoanalytisch-psychosomatisch zu untersuchen, die bisher nicht in das Blickfeld der Psychoanalyse gelangt waren.

Johannes Cremerius ist ordentlicher Professor an der Universität Freiburg, Ärztlicher Direktor der Abteilung für Psychotherapie und Psychosomatik. Er hat neben psychosomatischen Arbeiten solche über Probleme der psychoanalytischen Technik und der Beziehung zwischen Psychoanalyse und Literaturwissenschaft veröffentlicht. 1969 erhielt er den Forschungspreis der Schweizer Gesellschaft für psychosomatische Medizin.

Johannes Cremerius
Zur Theorie und Praxis der
Psychosomatischen Medizin

Suhrkamp

suhrkamp taschenbuch wissenschaft 255
Erste Auflage 1978
© Suhrkamp Verlag Frankfurt am Main 1978
Suhrkamp Taschenbuch Verlag
Alle Rechte vorbehalten, insbesondere das
des öffentlichen Vortrags, der Übertragung
durch Rundfunk und Fernsehen
und der Übersetzung, auch einzelner Teile.
Druck: Nomos Verlagsgesellschaft, Baden-Baden
Printed in Germany
Umschlag nach Entwürfen von
Willy Fleckhaus und Rolf Staudt.

Inhalt

Vorwort 7

*I Zur Theorie einer psychoanalytisch begründeten
Psychosomatik* 9

Freuds Konzept über die Entstehung psychogener
Körpersymptome 13

Freud als Begründer der psychosomatischen Medizin 33

Ist die »psychosomatische Struktur« der französischen Schule
krankheitsspezifisch? 46

Funktionelle Pathologie und Psychosomatische Medizin 77

Ätiologische Gedanken zur Entstehung psychosomatischer
Krankheiten 86

*II Zur Psychodynamik einiger psychosomatischer
Erkrankungen* 103

Ergebnisse der psychosomatischen Diabetes-Forschung 107

Psychosomatische Konzepte des Diabetes mellitus 151

Beitrag der Psychosomatischen Medizin zur Therapie des
Diabetes 167

Psychosomatische Untersuchungen über die Ätiologie des
Altersdiabetes 190

Die Bedeutung der Oralität für den Altersdiabetes und die mit
ihm verbundenen depressiven Phasen 209

Rheumatische Muskel- und Gelenkerkrankungen als
funktionelles Geschehen 226

Zur Dynamik des Krankenhausaufenthaltes von
Ulkuskranken 252

III Die Prognose unbehandelter psychosomatischer
     Erkrankungen im Lichte der psychoanalytischen Theorie
     des Symptomwandels 267

Prognose und Spätschicksale unbehandelter funktioneller
     Syndrome 274

Zur Prognose unbehandelter Neurosen 310

Zur Prognose der Anorexia nervosa 321

Anhang

Die Situation der Psychosomatischen Medizin und
     Psychoanalyse an den Universitäten der Bundesrepublik
     Deutschland 1976 339

Quellennachweis 359

Vorwort

Dieser Band vereinigt ausgewählte Aufsätze zur Psychosomatik aus den letzten 25 Jahren und macht so das in vielen Zeitschriften Verstreute im Überblick sichtbar. Es ist eine Sammlung, die ein einheitliches Bild vermittelt – keine bloße Aneinanderreihung. – Die Beiträge umspannen das Gebiet theoretischer und klinischer Forschung. Von Untersuchungen über Freuds psychosomatisches Modell über seinen Einfluß auf die Entstehung der Psychosomatischen Medizin reichen sie bis in die Praxeologie und Therapie.

Der innere Zusammenhang der Aufsätze ist die dynamische Betrachtungsweise von Krankheiten, wie sie Freud in die Medizin eingeführt und wie sie in Deutschland Viktor von Weizsäcker am Krankenbett praktiziert hat. Auch die hier niedergelegten Erfahrungen wurden in Kliniken gesammelt. Dadurch war es mir möglich, Krankheitsbilder, wie den Diabetes mellitus, psychoanalytisch-psychosomatisch zu untersuchen, die bisher in Deutschland nicht in das Blickfeld der Psychoanalyse gelangt waren. Die gewonnenen neuen Ergebnisse betreffen einmal den biographisch-erlebnismäßigen Anteil an der bisher ausschließlich erbbiologisch gesehenen Ätiologie des Diabetes, ferner den Einfluß einer konfliktzentrierten psychoanalytischen Therapie auf die Schwere und den Verlauf der Erkrankung wie auf die tägliche Insulin-Dosis.

Unter den klinischen Schriften findet sich ein Vergleich über das Verhalten von Ulkuskranken während der stationären Behandlung wegen des Ulkusleidens und während der stationären Behandlung wegen einer nicht mit dem Ulkus zusammenhängenden Erkrankung. Es zeigt sich, daß das Verhalten der institutionalisierten Medizin auf dem Niveau der Krankenpflege von der dynamischen Konfliktstruktur des Patienten bestimmt wird – selbst wenn das dieser Struktur zugehörige Symptom (das Ulkus) nicht manifest ist.

Zum Schluß werden die Resultate der Verlaufsforschung unbehandelter Neurosen vorgelegt. Hier werden Krankheitsverläufe nicht isoliert, sondern im Gesamt des Lebensschicksals über zwei Jahrzehnte verfolgt. Das Ergebnis ist einmal für die Beurteilung des Behandlungserfolges in der Psychotherapie bedeutsam, weil eindeutig bewiesen wird, daß das Syndrom- und Symptomschicksal nichts über Besserung, Verschlechterung, Heilung etc. der zugrundeliegenden Neurose aussagt. Zum anderen demonstriert es, wie fließend die neurotische Symptomatik im Verlauf der Jahre ihr Manifestationsfeld wechselt: aus dem körperlichen in den psychischen und den sozialen Bereich.

I

Zur Theorie einer psychoanalytisch begründeten Psychosomatik

Auf dem Hintergrund einer Darstellung von Freuds Konzept über die Entstehung psychogener Körpersymptome, das heute noch Gültigkeit besitzt – sieht man von den psychosomatischen Krankheiten im engeren Sinne wie Colitis ulcerosa, Ulcus ventriculi, essentielle Hypertonie etc. ab, deren psychophysiologische Mechanismen noch nicht hinreichend geklärt sind –, wird eine kritische Auseinandersetzung mit der Theorie der »psychosomatischen Struktur« unternommen, wie sie Fain, Marty, de M'Uzan, David und Sami-Ali in Paris entwickelt haben.

Aufgrund dieser vergleichenden Untersuchung an Patienten der Unterschicht, welche Ärzte und Kliniken wegen psychoneurotischer Störungen ohne körperliche Symptome aufsuchten, kann gezeigt werden, daß diese typischen Merkmale dieser sog. »psychosomatischen Struktur« – d. i. vor allem das operationale Denken mit der Unfähigkeit zu phantasieren und der Einengung der Sprache auf das Banale und Gegenständliche etc. – nicht spezifisch für psychosomatische Krankheiten sind, sondern für eine bestimmte soziale Unterschicht mit einer spezifischen Sozialisation und geringer Schulbildung. Als Gegenprobe und Beweis für die Richtigkeit dieser These wurden Patienten mit psychosomatischen Krankheiten der mittleren und Oberschicht, wie sie sich z. T. in einer psychosomatischen Privatpraxis finden, untersucht. Sie zeigten zwar gewisse Schwierigkeiten im Umgang mit der psychoanalytischen Arbeitsmethode, waren aber letztlich – oft sogar mit Erfolg– behandlungsfähig. Die Schwierigkeiten, die beobachtet werden konnten, hatten aber nicht die Schwere und das Ausmaß der sog. »Psychosomatischen Struktur«. Vor allem waren sie reversibel. Sie ließen sich besser und einleuchtender mit Hilfe der psychoanalytischen Abwehrtheorie erklären als mit den Thesen der französischen Autoren. Es wird darauf hingewiesen, daß auch die allgemeine Lebenserfahrung gegen die »Psychosomatische Struktur« spricht, der zufolge die psychosomatischen Kranken prägenital Gestörte sind. Die psychosomatisch Kranken von Freud bis Proust z. B., aber auch wir selber und unsere psychoanalytischen Kollegen, die an ihnen leiden, passen nicht in dieses Bezugssystem.

In einer folgenden Untersuchung wird gezeigt, wie die Forschungsergebnisse der funktionellen Pathologie für die psychosomatische Medizin Grundlagen geschaffen haben, von denen aus ihre Arbeitshypothese beweisbar und objektiv verifizierbar wurde. Die entscheidende Entdeckung G. von Germanns, daß »wir im Prinzip körperliche und seelische Erkrankungen [aufgrund des objektivierbaren Organbefundes, der Ref.] nicht unterscheiden können«, eröffnet eine neue Ära in der Medizin.

Zum Schluß folgen ätiologische Gedanken zur Entstehung psychosomatischer Krankheiten unter besonderer Berücksichtigung der korrelationsphysiologischen Forschung – demonstriert vor allem am Bluthochdruck und am Magengeschwür.

Freuds Konzept über die Entstehung
psychogener Körpersymptome

Eine Untersuchung über die Vorstellungen, die Freud über die Entstehung psychogener Körpersymptome entwickelt hat, sieht sich vor der Schwierigkeit, dieselben aus dem großen Komplex seiner Einsichten über Symptomentstehung herauszulösen. Dabei besteht die Gefahr, daß Zusammenhänge verlorengehen, ohne die das Einzelne unverständlich wird. Oder aber dem Autor droht das Schicksal, daß seine Funktion als Referierender sich mit der des Interpreten unmerklich vermischt. Die Ursache dieser Schwierigkeiten liegt erstens darin, daß Freud selber – von Ausnahmen abgesehen – vor allem die psychologische Seite der Symptomentstehung untersuchte, und zweitens, daß er sich Exkurse in den Bereich der körperlichen Erkrankung bewußt verbot. Dabei ist ihm das Leib-Seele-Problem, wie A. Strauss (10) kürzlich zusammenfassend geschildert hat, ein dauerndes Anliegen gewesen. Die Bedeutung der Psychoanalyse für das Studium der Beziehung zwischen Leib und Seele hat er wiederholt ausgesprochen, z. B.: »die Psychoanalyse erlaubt Einsichten in die Zusammenhänge zwischen Seele und Leiblichem« (Bd. XIII, S. 255) oder: »Die Psychoanalyse vergißt niemals, daß das Seelische auf dem Organischen ruht, wenngleich ihre Arbeit es nur bis zu diesen Grundlagen und nicht darüber hinaus verfolgen kann« (Bd. VIII, S. 101). Freud, der nie Organkranke behandelt hat, verzichtet bewußt darauf, »die Grenze soweit ins Gebiet der physiologischen Forschung zu überschreiten« (Bd. X, S. 150). So kommt es auch, daß er lange Zeit die Psychoanalyse als therapeutisches Verfahren nur bei Psychoneurosen (Bd. X, S. 225) und »allen somatischen Ausprägungen der Hysterie« (Bd. V, S. 9) für indiziert hielt. Die ersten Bemühungen von Schülern (Jeliffe, Groddeck, Deutsch, Garma u. a.), die Psychoanalyse auf Organkrankheiten anzuwenden, erwähnt er ohne persönliche Stellungnahme (Bd. X, S. 225). Aus dem Jahre 1932 jedoch liegt uns eine Briefstelle vor, in der er an Viktor von Weizsäcker schreibt: »Wir sind auf die psychogenen Faktoren organischer Krankheiten aufmerksam geworden . . .« In dem gleichen Brief aber begründet er, warum die Forschung nicht in dieser Richtung vorgetrieben worden ist: »Von solchen Untersuchungen mußte ich die Analytiker aus erziehlichen Gründen fernhalten, denn Innervationen, Gefäßerweiterung, Nervenbahnen wären zu gefährliche Versuchungen für sie gewesen, sie hatten zu lernen, sich auf psychologische Denkweisen zu beschränken« (12).

Körpersymptome bei den Übertragungsneurosen

Bis zum Jahre 1905, dem Erscheinungsjahr der »Drei Abhandlungen zur Sexualtheorie«, beobachtete Freud die Entstehung psychogener Körpersymptome bei der Hysterie und der Angstneurose. Seine Auffassung über die Art der Entstehung läßt sich etwa wie folgt formulieren: Bei der Hysterie[1] geschieht die Unschädlichmachung einer *unerträglichen Vorstellung* dadurch, daß deren Erregungssumme ins Körperliche umgesetzt wird, »wofür ich den Namen *Konversion* vorschlagen möchte« (Bd. I, S. 63). Für das Zustandekommen einer solchen Störung erachtet er das Vorliegen einer pathologischen Disposition für erforderlich, die aber nicht notwendig mit der persönlichen oder hereditären »Degeneration« identisch zu sein braucht. Die Konversion kann eine totale oder eine partielle sein und erfolgt auf jene emotionale oder sensorische Innervation hin, die in einem näheren oder mehr lockeren Zusammenhang mit dem traumatischen Erlebnis steht (Traumatheorie der Neurose). Bewirkt wird die Konversion durch das *Ich,* das damit erreicht, daß es widerspruchsfrei geworden ist. Es hat sich aber dafür mit einem *Erinnerungssymbol* belastet, welches als unlösbare motorische Innervation oder als stets wiederkehrende halluzinatorische Sensation im Bewußtsein bleibt. Die Gedächtnisstruktur der verdrängten Vorstellung ist darum doch nicht untergegangen, sondern bildet von nun an den Kern einer zweiten psychischen Gruppe. (Die entsprechende Kasuistik siehe in Bd. I, S. 81-252.) Bei der Angstneurose entdeckt er, daß gewisse Körpersymptome: Störungen der Herztätigkeit, der Atmung, Schweißausbrüche, Zittern und Schütteln, Heißhunger, Diarrhoe, Schwindel, vasomotorische Neurasthenie und Paraesthesie als Äquivalente des Angstanfalls zu verstehen sind und ihn ersetzen können. Auf die Frage, warum nun das Nervensystem in diesen Affektzustand gerät, antwortet er, daß die Psyche sich so verhalte, »als projiziere sie die Erregung (endogen entstandene sexuelle Erregung; der Ref.) nach außen«, wobei er darauf hinweist, daß die Psyche und »das Nervensystem in der Neurose gegen eine innere Erregungsquelle so reagieren wie in dem entsprechenden Affekt gegen eine analoge äußere« (Bd. I, S. 337 ff.). Der Heredität schreibt er in der Ätiologie der Angstneurose eine wichtige Bedeutung zu, nicht aber eine ausschließliche.

Der Mechanismus der Symptomentstehung ist bei beiden Krankheitsbildern in der (unbewußten) Abwehr oder der Verdrängung zu sehen (Bd. I, S. 379). Im ersten Falle, der Hysterie, bedient sich die Abwehr der Konversion, im zweiten Falle, der Angstneurose, der Projektion.[2] Hier ist zu betonen, daß bei der Hysterie das Symptom der *Repräsentant*[3] eines Erlebnisses ist, das ins Unbewußte verdrängt worden ist und das ursprünglich zum Bestandteil dieses Erlebnisse gehört hat: »die motorischen Phänomene des hysterischen Anfalls lassen sich zum Teil als allgemeine Reaktionsphänomene des die Erinnerung begleitenden Affektes ... deuten«. Bei der Angstneurose stellt jedoch das Symptom nur ein *Äquivalent*[4] eines psychischen Zustandes dar. Diese Unterscheidung ist bedeutsam, da sie verstehen läßt, daß einmal die senso-muskulären Organe und Organsysteme erkranken, ein andermal diejenigen, welche vom vegetativen Nervensystem versorgt werden.

Während Freud im Verlauf seiner weiteren Studien versuchte, die Entstehung psychogener Körpersymptome bei der Hysterie immer genauer zu definieren, trat dieser Gesichtspunkt bei seinen ihn ebenfalls weiterhin beschäftigenden Untersuchungen über die Angstneurose hinter dem der Ätiologie der Angst völlig zurück.[5]

Von dem ursprünglichen Hysteriemodell ausgehend, galten seine Bemühungen dem Verständnis der Entstehung körperlicher Symptome von den wachsenden Einsichten der Neurosenlehre her. Es ergibt sich somit, daß wir in der folgenden Darstellung dieser Entwicklung in den wesentlichen Zügen folgen. Als erster Teil dieser Neurosenlehre ist die *Libidotheo-*

rie anzusehen. Sie erlaubte ihm, seine anfängliche Formulierung über Symptomentstehung in einer Richtung zu konkretisieren. Was bis zur Jahrhundertwende »unerträgliche Vorstellung« hieß, wird jetzt als eine Äußerung frühkindlichen Sexualstrebens verständlich. Über dasselbe lernte er definierbare und quantitativ bestimmbare Aussagen machen. Damit wurde es Teil eines wissenschaftlichen Systems. Die Ergebnisse seiner Studien über die Libido lassen sich für unsere Fragestellung in folgenden wesentlichen Punkten zusammenfassen: In Versagungssituationen äußerer oder innerer Art kommt es zu einer Regression der Libido auf alte Fixierungsstellen derselben an erogenen Zonen oder an Objekte dieser Phase. Der Partialtrieb kommt wieder zur Herrschaft, die ihm zugehörige erogene Zone sucht isoliert nach Befriedigung. Die Organe oder Organsysteme der jeweiligen erogenen Zonen verhalten sich nun wie Genitalien, was zu Funktionsstörungen führt (Bd. X, S. 150, Bd. XIII, S. 220, Bd. V, S. 49 ff. und S. 85). Bei der Schau- und Exhibitionslust wird das Auge, bei der Schmerz- und Grausamkeitskomponente die Haut, bei der Bewegungslust die Muskulatur, bei der Mundlust der obere Teil des Verdauungstraktes, bei der sadistischen Lust der untere Teil desselben zur erogenen Zone (Bd. V, »Drei Abhandlungen zur Sexualtheorie«). Die so entstehenden Organstörungen sind alle maskierte Formen der Sexualbefriedigung eines Partialtriebes an der ihm zugehörigen erogenen Zone. »Die Zurückhaltung der Phäkalmassen, um sie zu gleichsam masturbatorischer Reizung der Afterzone zu benutzen, ist eine der Wurzeln der Obstipation« (Bd. V, S. 87; siehe auch Bd. VII, »Charakter und Analerotik« und Bd. X, S. 150). »Erogene und hysterogene Zonen zeigen die nämlichen Charaktere« (Bd. V, S. 85). In der Arbeit »Die psychogenen Sehstörungen in psychoanalytischer Auffassung« (Bd. VII) hat Freud diese Gedanken ausführlich dargestellt.

Dieser Teil der Neurosenlehre hat für alle Übertragungsneurosen Gültigkeit. Unterschiede bestehen in dem Grade der Regression. Hysterie, Angsthysterie und Phobie regredieren nicht über die frühe genitale Stufe hinaus, die Zwangsneurose dagegen auf die anal-sadistische Stufe. Die Melancholie regrediert auf die orale Stufe, wobei zugleich Libido von den Objekten der Umwelt auf die eigene Person zurückgenommen wird, aus welchem Grunde sie nicht mehr als Übertragungs-, sondern als narzißtische Neurose bezeichnet wird.

Während in diesem Teil der Neurosenlehre die pathogenen Motive besondere Beobachtung erfahren und das Symptom vornehmlich Befriedigungscharakter zeigt, rückt später das *Ich* mehr in den Vordergrund und läßt die verdrängenden Kräfte bei der Symptomentstehung deutlicher werden. Über dieses Ich war Freud bis zur Jahrhundertwende wenig bekannt. Erst seine Arbeiten über die Abwehrmechanismen und den Aufbau der Psyche, welch letztere erst im Jahre 1923 in »Das Ich und das Es« ihren Abschluß fand, erlaubten ihm darüber bestimmtere Aussagen. Zunächst erkannte er seine Rolle als abwehrende Instanz. Sehen wir uns nun die Symptomgenese vom Ich her an, d. h. fragen wir, wer den Vorgang der Regression der Libido einleitet, so haben wir die verschiedenen Abwehrmechanismen auf unsere Fragestellung hin zu betrachten. Freud hat gezeigt, wie bei zweien dieser Mechanismen, der Konversion und der Identifikation, welche er beide als hysterie-spezifisch definierte, Körpersymptome zustande kommen (Bd. V, »Bruchstück einer Hysterieanalyse«; Bd. XIV, »Hemmung, Symptom und Angst«).

Die *Konversionssymptome* stellen permanente oder intermittierende Besetzungsvorgänge dar, die an die Stelle gehemmter infantiler Sexualregungen getreten sind. Sie sind mit ihnen assoziativ verbunden. Der Zusammenhang ist in der Regel der, daß das Symptom einen Teil aus dem ganzen zugrunde liegenden Komplex darstellt, so daß man den Eindruck gewinnt, als ob sich die infantil-sexuelle Energie auf einen kleinen Teil verschoben und konzentriert habe. Freud sagt: »Der Schmerz war in der Situation, in welcher die Verdrängung vorfiel, wirklich vorhanden«, »die motorische Lähmung ist die Abwehr einer Aktion, die in jeder Situation hätte ausgeführt werden müssen, aber gehemmt wurde« (Bd. XIV, »Hemmung, Symptom und Angst«). Die Voraussetzung der Konversion ist die durch die Verdrängung des Ödipuskomplexes erforderliche Abwendung von der Realität und Zuwendung zur Phantasie, zur Ersetzung der realen Sexualobjekte durch die phantasierten Vertreter der infantilen Objekte.

Unterbrechen wir an dieser Stelle den Fortgang der Untersuchung über die Rolle des Ich im Abwehrvorgang und gestatten uns einen Exkurs über das, was Freud hier mit *Phantasie* meint. Dem soeben beschriebenen Vorgang, in allgemeiner Weise von Freud definiert als Abwendung der Libido von den Möglichkeiten der realen Befriedigung und als Überbesetzung der bisher als harmlos geduldeten Phantasien, gab er wegen seiner Bedeutung eine gesonderte Bezeichnung: er nannte ihn »Introversion«. Von ihm sagt er, daß er fast ausschließlich für die Hysterie und schon nicht mehr in vollem Umfang für die Zwangsneurose gilt. Nachdem Freud die Bedeutung der Fixierungsstellen für die Symptomentstehung nachgewiesen hatte, tauchte die Frage auf, wie denn die vom Ich oder der Realität abgewiesene Libido den Rückweg zu den Fixierungsstellen finde. »Nun, alle aufgegebenen Objekte und Richtungen der Libido sind noch nicht in jedem Sinne aufgegeben. Sie oder ihre Abkömmlinge werden noch mit einer gewissen Intensität in den Phantasievorstellungen festgehalten.« (Einführung eines quantitativen Prinzips neben dem bisherigen dynamischen in »das Gefüge der ätiologischen Verkettung«.) »Die Libido braucht sich also nur auf die Phantasien zurückzuziehen, um von ihnen aus den Weg zu allen verdrängten Fixierungen offen zu finden.« Diese Phantasien stellen zugleich Überbleibsel des Lustprinzips dar, das in ihnen wie in einem »Naturschutzpark«, unbekümmert um die Realität, seinen Wunscherfüllungen nachgehen kann. Diese Phantasien geraten bei dem Versuch, zur Realisierung durchzubrechen, unter die Herrschaft der Verdrängung von seiten des Ich, werden unbewußt und finden Anschluß an alte Fixierungsstellen der Libido, deren Abkömmlinge sie ursprünglich sind. Jetzt werden sie plötzlich florid und füllen sich erneut mit alten Besetzungsenergien. Das bedeutet: Die Gesetze des Unbewußten beginnen zu herrschen, Verdichtung und Verschiebung können stattfinden, Erlebnisse und Betätigungen infantiler Sexualität kehren wieder. Partialstrebungen und aufgegebene Objekte der Kinderzeit beleben sich. Daran hängen sich traumatische Erlebnisse, Zufälligkeiten jener Jahre und individuelle Züge der Biographie. Vor allem finden sie auch Anschluß an die sogenannten Urphantasien: die Kinderverführung, die Beobachtung des elterlichen Verkehrs, die Kastration. Mit der Rückkehr zum Lustprinzip geht eine solche zu einer Art erweitertem Autoerotismus einher. An die Stelle der Veränderung der Außenwelt treten jetzt körperliche Veränderungen, also eine innere Aktion an die Stelle einer äußeren. Diese Phantasien, sagt Freud, besitzen psychische Realität und bestimmen die Wirklichkeit des Kranken (Bd. VIII, S. 229 ff.; ebenda S. 323/24). Der Introversionsvorgang spielt isoliert in der Ätiologie von (Organ-)Symptomen keine selbständige Rolle; er ist nur »eine Zwischenstufe des Weges zur Symptombildung«, über welche die Phantasien Anschluß an das Verdrängte finden (Bd. XI, S. 375-390).

Wenden wir uns jetzt wieder den Abwehrmechanismen zu und betrachten die Rolle der Identifikation bei der Symptombildung. Im Verein mit dem Mechanismus der Konversion tritt derjenige der Identifikation in verschiedenen Formen auf. Einmal in der der »Identifizierung auf Grund des gleichen ätiologischen Anspruches«, wie sie Freud am Beispiel der Mädchen geschildert hat, die in einem Pensionat an Anfällen erkrankten, nachdem ein Mädchen, das verbotenerweise einen Liebesbrief erhalten hatte, Anfälle bekam (Bd. XIII, S. 117). Das Beispiel veranschaulicht in eindrucksvoller Weise die Kompromißbildung des hysterischen Symptoms: das Symptom drückt zugleich die Trieb- wie die Strafbefriedigung aus. Eine andere Form ist die Identifizierung mit dem glücklichen Rivalen (Bd. V, S. 161). Die Patientin Dora, die Freud uns hier vorstellt, bekommt denselben Husten, den ihre unbewußte Rivalin, Frau K., hatte. Sie wollte wie diese die Geliebte des Vaters sein, identifizierte sich aber nicht mit dem Liebeserfolg, sondern mit dem Krankheitssymptom derselben, womit sie den Schuld- und Bestrafungsaspekt zum Ausdruck bringt. (Die weitere Halssymptomatik, an welcher Dora leidet, ein globus hystericus, der einen unbewußten Fellatiowunsch spiegelt, zeigt uns noch einen anderen typischen Mechanismus, den der »Verschiebung von unten nach oben«, der uns die Frage der Symptomlokalisation weiter klären hilft.) Daneben gibt es aber auch multiple Identifizierungen, bei denen Organ- und Symptomwahl erst durch eine genauere Analyse der Einzelteile verstanden wird. Gedacht wird hier an den Fall der Patientin, die mit der linken Hand das Kleid herunterreißen, mit der rechten es aber festhalten will. So identifiziert sie sich gleichzeitig mit dem vergewaltigenden Mann und der überfallenen Frau (Bd. VII: »Hysterische Phantasien und ihre Beziehung zur Bisexualität«).

Wir haben die Bedeutung des Ichs für das Zustandekommen des (Organ-)Symptoms näher betrachtet und gesehen, daß ohne seine Abwehrarbeit kein Symptom entstehen kann. (Die Ätiologie der Perversionen, bei denen das Ich die Regression zuläßt und keine Verdrängungsarbeit leistet, liegt außerhalb unserer Untersuchungen.) Diese Auffassung Freuds findet im Jahre 1926 in »Hemmung, Symptom und Angt« ihre präziseste Formulierung derart, daß er unter Abwehr alle Techniken versteht, deren sich das Ich zum Schutz gegen Triebansprüche bedient. Das Symptom ist jetzt Anzeichen und Ersatz einer unterbliebenen Triebbefriedigung, ein Erfolg des Abwehrvorganges. Es hat jetzt den Charakter des Kompromisses: verdrängte Sexualtriebe und verdrängende Ichtriebe finden in ihm eine unvollkommene Wunscherfüllung. Die Bedeutung des Introversionsvorganges für die Symptomgenese haben wir in dem Zusammenhang betont und seine Mittlerrolle herausgestellt. Ein wesentliches Ergebnis hieraus für das Verständnis der Symptomgenese ist, daß die Art der Abwehrmechanismen auf den verschiedenen Stufen der Differenzierung des seelischen Apparates verschieden ist. »Es kann leicht sein, daß der seelische Apparat vor der scharfen Sonderung von Ich und Es, vor Ausbildung eines Überichs, andere Methoden der Abwehr übt als nach der Erreichung dieser Organisationsstufen.«

Nun hätten wir eine Einschränkung zu machen. Freud weist in seinen Untersuchungen des Jahres 1926 (»Hemmung, Symptom und Angst«) darauf hin, daß es neben derartigen Symptomen auch krankhafte Störungen gibt, die aus Hemmungen, d. h. Funktionseinschränkungen des Ich entstehen; Symptome also, die nur die verdrängenden Kräfte (des Ich) und nicht den Trieb befriedigen: psychische Impotenz, Eßstörungen, Störungen der Lokomotion und der Arbeitsfreudigkeit. Die Hemmung kann einsetzen, wenn die Organe, die eine bestimmte Tätigkeit ausüben (Klavierspielen, Schreiben, Gehen), übermäßig erotisiert werden. »Wir haben ganz allgemein die Einsicht gewonnen, daß die Ichfunktion eines Organs geschädigt wird, wenn seine Erogeneität, seine sexuelle Bedeutung, zunimmt.« »Das Ich verzichtet (dann) auf diese ihm zustehenden Funktionen, um nicht eine neuerliche Verdrängung vornehmen zu müssen, um einem Konflikt mit dem Es auszuweichen.« Im Fall der psychogenen Sehstörung (Bd. VIII) verfährt das Ich nach dem Gesetz der Talion und bestraft das erotisierte Organ (Auge) mit Entzug seiner Sehfähigkeit. »Weil du dein Sehorgan zu böser Sinneslust mißbrauchen wolltest, geschieht es dir ganz recht, wenn du überhaupt nichts mehr siehst.« Aber auch einem Konflikt mit dem Überich vermag das Ich durch Hemmung auszuweichen, indem es Dinge unterläßt, die ihm Nutzen und Erfolg bringen könnten. »Es geht ihm«, wie Fenichel sagt (6), solange gut, wie es ihm schlecht geht.« Freud hat diese Art Hemmung in »Einige Charaktertypen aus der psychoanalytischen Arbeit« eindrucksvoll geschildert (Bd. X, S. 364). Die Bedeutung der Hemmung für die Entstehung schwerster Störungen hat Freud für die Hysterie, wie für die Zwangsneurose und die Depression gleichermaßen betont, ohne ausdrücklich auf Körpersymptome zu verweisen.

Die Frage, welche Organe erkranken, d. h. die Frage der Organwahl, haben wir bei Besprechung des Introversionsvorgangs bereits berührt und dort einige der Freudschen Aspekte referiert, unter denen diese Frage angesehen werden kann. Zusammenfassend sind folgende Punkte anzuführen:

1. Hysterische Organsymptome können sich grundsätzlich an allen Organen abspielen, entsprechend der allgemeinen Erogeneität aller Organe.

2. Zu einer Wahl (bei der Hysterie und allgemein bei allen Übertragungsneurosen), zu einer Festlegung der Symptomatologie an einem bestimmten Organ oder dessen Funktion, kommt es durch eine Fülle von Determinanten: individuelle Fakten der Biographie, somatische wie psychische Traumen der ersten Lebensjahre, Eignungen bestimmter Organe zur symbolischen Darstellung bestimmter psychischer Konflikte,[6] Art des Abwehrmechanismus (siehe den Teil der Arbeit über Identifikation), Zeitpunkt und Stärke von Libidofixierungen und der sich daraus ergebenden Regression. Letzterer Punkt enthält zahlreiche Möglichkeiten. Da normalerweise bei der Hysterie keine stärkeren Libidofixierungen im prägenitalen Bereich vorliegen, kommt es auch zu keiner echten Regression. Nun betont Freud ausdrücklich, daß es keine Libidoentwicklung ohne Bildung von Fixierungen auf früheren Stadien

gibt (Bd. XI, S. 375-390) und weist darauf hin, daß durch Fixierungen im oralen[7] oder analen[8] Bereich via Regression, Symptome wie Erbrechen, Appetitlosigkeit und Stuhlbeschwerden ihre Erklärung finden. Hierbei muß betont werden, daß – mit Ausnahme der Zwangsneurose, die eine Mittelstellung einnimmt – nicht im strengen Sinne von Regression gesprochen werden darf, da durch die Erwerbungen der genitalen Organisationsstufe die genitalen Beziehungen zu den Objekten nicht mehr verlorengehen können. Sie werden gleichsam nur, wie Fenichel sagt (6), »in Prägenitales übersetzt«.[9] Neben diesen bestimmbaren physiologischen und psychologischen Determinanten greift Freud auch nach solchen spekulativer Natur, deren Vorhandensein er im Einzelfall nicht nachweisen kann: »somatisches Entgegenkommen« (Bd. V, S. 200), ererbte quantitative Unterschiede der Libido und Konstitutions- oder Anlagefaktoren, deren Bedeutung gegenüber dem Erleben abzugrenzen ihm immer wieder als Aufgabe erschienen ist. (ZumThema Neurosenwahl, Bedeutung des endogenen und exogenen Faktors bei der Neurosenentstehung siehe Bd. VIII, S. 237 und S. 442; Bd. XI, S. 351-371; Bd. XVI, S. 64.)

Körpersymptome bei den narzißtischen Neurosen

Wir hätten uns jetzt noch einem grundsätzlich anderen Konzept Freuds über die Symptomengenese zuzuwenden, das er aber – mit Ausnahme der Hypochondrie – nur für das Verständnis der Psychosen benutzt hat. Der Grund, warum wir es in diesem Zusammenhang referieren, ist der, daß es auch zum Verständnis bestimmter Organerkrankungen verwendet werden kann, wie dann auch spätere Versuche von Fenichel (6) und Meng (7)[10] bestätigt haben. Während die bisherigen Vorgänge der Symptomentstehung ausschließlich auf die Hysterie bezogen waren und vornehmlich das Schicksal der Sexualtriebe verfolgten, hätten wir nun solche zu betrachten, auf die Freud erst durch die Studien über den Narzißmus aufmerksam wurde. Während in der Libidotheorie und der Lehre von den Abwehrmechanismen das Ich nur als verdrängende Instanz erkannt worden war, wurde es jetzt selber Gegenstand der Forschung. Hier liegt der Ansatz zu der heute immer bedeutsamer werdenden Ich-Psychologie. Dabei fand sich – aufgefallen war Freud dies erstmalig bei seiner Beschäftigung mit dem Fall Schreber –, daß die Ichtriebe auch libidinöser Natur sind. Es sind Sexualtriebe, die anstatt äußerer Objekte das eigene Ich zum Objekt genommen haben (Bd. XIII, S. 231). Der neurotische Konflikt ist jetzt nicht mehr ein solcher zwischen Sexualtrieben und Selbsterhaltungstrieben (Ichtrieben), sondern zwischen Objektlibido und Ichlibido, oder zwischen den Objektbesetzungen und dem Ich. Freud erkannte nun zunächst, daß primär-organisch Kranke Libidobesetzungen auf das Ich zurücknehmen, ein Vorgang, den er auch bei der Hypochondrie beobachten konnte. Da nun bei der Hypochondrie die Organe nicht nachweislich krank sind, sagte er sich, daß auch hier Organveränderungen nicht fehlen dürften, damit der Prozeß der Libidozurücknahme in Gang kommen könnte. Bei der Beantwortung der Frage, worin diese Organveränderungen bestünden, fand er eine Verbindung der Libidotheorie mit der Auffassung vom Narzißmus. Wir hatten oben berichtet, wie durch den Regressionsvorgang Partialtriebe wieder beginnen, isoliert nach Lustgewinn zu streben, und die ihnen biologisch zugehörigen Körperstellen, erogene Zonen, sich demzufolge erneut wie Sexualorgane verhalten. »Wir können uns entschließen, die Erogeneität als allgemeine Eigenschaft aller Organe anzusehen, und dürfen dann von der Steigerung oder Herabsetzung derselben an einem bestimmten Körperteil sprechen. Jeder solchen Veränderung der Erogeneität in den Organen könnte eine Veränderung der Libidobesetzung im Ich parallel gehen. Solche Vorgänge haben auf die Libidoverteilung die gleiche Wirkung wie die materielle Erkrankung der Organe (Bd. X, S. 150).«[11]

Diesen Vorgang der Zurücknahme von Objektlibido beobachtete er auch bei Übertragungsneurosen. Den wesentlichen Unterschied zu den narzißtischen Neurosen sah er jedoch darin, daß durch die Erreichung der genitalen Organisationsstufe der Libido eine Aufgabe der Objektbeziehungen bei den Übertragungsneurosen nicht mehr möglich ist. In ihnen kommt es wohl zu einer Abwendung von der Realität (Introversion) und zu einer Zuwendung zu Objekten der Phantasie, aber nicht zu einer wirklichen Aufhebung der Objektbesetzungen. (Siehe das Beispiel des Asthmafalles von Paul Federn[12].) Von hier aus ist auch verständlich, daß für Freud die Organsymptome beim Zwang genauso entstehen wie bei der Hysterie. Der Grund ist der, glaubt er annehmen zu dürfen, daß die Regression der Libido auf die analsadistische Stufe beim Zwang erst erfolgt, nachdem die phallische Stufe bereits erreicht ist (Bd. XIV, S. 143). Daher seine Formulierung: »Auch scheint sich bei jeder Zwangsneurose eine unterste Schicht sehr früh gebildeter hysterischer Symptome zu finden« (Bd. XIV, S. 143), oder andernorts: »Die Sprache der Zwangsneurose ist gleichsam nur ein Dialekt der hysterischen Sprache« (Bd. VII, S. 382). Die Darmsymptomatik des Zwangskranken ist aus der Erogeneität des Organs, das sich wie ein Genitale verhält, zu verstehen. Diese Gedanken verdeutlicht er noch einmal (Bd. XIV, S. 143), wenn er betont, daß die Ausgangssituation der Zwangsneurose keine andere ist als die der Hysterie, nämlich die notwendige Abwehr der libidinösen Ansprüche des Ödipuskomplexes.

Den stärksten Grad von Zurücknahme der Objektlibido auf das Ich beobachtete Freud bei der Melancholie. Die frei gewordene Libido wird nicht auf andere Objekte verschoben, sondern dazu benutzt, eine Identifizierung des Ich mit dem aufgegebenen Objekt herzustellen. Da gleichzeitig eine Regression von der Objektbesetzung auf die noch dem Narzißmus angehörige orale Libidophase stattfindet, nimmt die Identifizierung ganz den Charakter der frühesten menschlichen Identifizierung an, den der Introjektion: das begehrte Objekt (Mutterbrust) wird durch Essen einverleibt und dergestalt liebend vernichtet. Nachdem das Objekt introjiziert und derart aufgegeben ist, kann sich jetzt der Haß, ohne daß das Ich fürchten muß, die Liebe zu dem Objekt aufgeben zu müssen, gegen das introjizierte Objekt richten[13] (Bd. X, »Triebe und Triebschicksale«; ebenda »Trauer und Melancholie«; Bd. VIII, »Psychoanalytische Bemerkungen über einen autobiographisch beschriebenen Fall von Paranoia«). Das introjizierte Objekt wird aber jetzt vom Ich repräsentiert, einem Ich, das zugleich auch ein Körper-Ich ist. (»Das Ich ist der organisierte Anteil des Es« [Bd. XIV, S. 124], das nach Abraham auf der oral-sadistischen Stufe der oralen Phase zum ersten Liebesobjekt wird. In diesem Prozeß kommt es zu einer fortschreitenden libidinösen Besetzung der einzelnen Teile des Körpers wie auch der Funktionen seiner Organe. Es bildet sich ein Körper-Ich.) Da der Mechanismus der Introjektion der oralen Organisationsstufe angehört, wird es in dem Organ und seinem Funktionsbereich (Verdauungstrakt)[14] zu einer Steigerung der Erogeneität, wie zu einer Steigerung der Libido (Ich-Libido) durch Rücknahme derselben von den Objekten kommen (Bd. X, S. 151). Im Bereich des Oralen werden also jetzt auf narzißtischer Ebene jene Konflikte ausgetragen, die einst zwischen dem Patienten und den (jetzt introjizierten) Realobjekten bedeutsam waren. Freud hat in »Dostojewski und die Vater-Tötung« (Bd. XIV) die Ätiologie der epileptischen Anfälle Dostojewskis untersucht und sie als hysterisch beschrieben. In dieser Darstellung erhält der Vorgang der Identifikation Züge, wie er sie für die Introjektion bei der Melancholie beschrieben hatte.[15]

Freuds Libidotheorie und sein psychophysisches Modell

Zum Schluß sei es erlaubt, die Rolle des Referierenden aufzugeben und eine persönliche Bemerkung anzubringen. Es will mir scheinen, als habe Freud mit der Libidotheorie und den daraus erwachsenen Erkenntnissen der Neurosenlehre zugleich ein psycho-physisches Modell geschaffen, ein Konzept, in dem die ätiologischen Möglichkeiten psychogener Körpersymptomentstehung überzeugend dargestellt sind. Hier greift Somatisches, Psychisches und Soziologisches in einer Weise zusammen, wie in keinem der heute bestehenden Konzepte – weshalb ich im Gegensatz zu Toman (11) und anderen die Psychoanalyse als derzeit bestdefinierte Grundlage der »psychosomatischen« Medizin erachte. Ich will diese Gedanken hier nur skizzieren. Die Einzelfakten, auf welche ich mich stütze, sind in der vorliegenden Arbeit weitgehend mitgeteilt.

Die biologische Seite dieses Konzeptes ist durch den Gedanken gegeben, daß Libido, etwas anlagemäßig in seiner Quantität Bestimmtes, in ihrer ersten Phase (Autoerotik) den eigenen Leib entdecken und besetzen muß. Dies geschieht phasenhaft, in stetem Kontext mit physiologischen Bedürfnissen, deren Reihenfolge durch somatische wie psychische Reifungsvorgänge bestimmt wird. Das Ende dieser Entwicklung, zugleich das Ziel der Libido, ist die Erreichung der genitalen Organisationsstufe. Diese stellt wiederum ein leib-seelisches Komplexum dar, indem sich jetzt die somatische Seite der Liebesfähigkeit erstmalig in ein soziologisches Feld gestellt sieht, ein Feld, in welchem es nicht nur das Ich und das Sexualobjekt, sondern ein Ich und das Modell einer menschlichen Gruppe gibt.

Diese Libido ist nicht nur quantitativ differenzierbar, sondern auch qualitativ.[16] »Trieb ist physiologische Repräsentanz einer kontinuierlich fließenden innersomatischen Reizquelle.« »Was die Triebe[17] voneinander unterscheidet und mit spezifischen Eigenschaften ausstattet, ist deren Beziehung zu ihren somatischen Quellen und ihren Zielen (Bd. V, S. 67). Als besonders ausgezeichnete Triebquellen der frühen Kindheit fielen Freud die Mund- und Aftergegend auf. Er betont jedoch ausdrücklich, daß neben diesen markantesten Triebquellen, die zu »erogenen Zonen« des von ihnen ausgehenden sexuellen Partialtriebes werden, »die Eigenschaft der Erogeneität allen Körperstellen und inneren Organen zugesprochen werden muß« (Bd. V, S. 85); ein Gedanke, den er später noch betonter formuliert: »Beiträge zur Libido werden von allen funktionellen Vorgängen im Körper geliefert.«

Diese erogenen Zonen sind es, an denen sich, mit den Partialtrieben untrennbar verbunden, physiologische Funktionen und nichtsexuelle Bedürfnisbefriedigungen, sozusagen in »Funktionalunion« vollziehen. So verknüpfen sich die biologischen Grundlagen der Libidolehre mit Entwicklungsprozessen, Reifungsgeschehnissen und deren physiologischen Korrelaten – und damit ist eine psycho-physiologische Einheit konstituiert, welche körperliche Ereignisse und psychisches Erleben koppelt. Es werden z. B. Mundlust, Eßlust, Sprachbedürfnis, Geruchs- und Geschmackslust, Wünsche, sich etwas einzuverleiben, auch mit Gewalt, daraus entstehende Angst- und Schuldgefühle – um die Bedeutung der Aggression in diesem Konzept nur zu erwähnen – dies und vieles andere, das direkt oder auf dem Wege der Reaktionsbildung und der Sublimierung entsteht, ein Komplexum bilden. Hinzu kommen die symbolischen Äquivalente, die je nach individueller Erfahrung mit Milch, Brust, Zuwendung usw. verbunden sind und ebenfalls in das psycho-somatische Geschehen eingehen.

Freud formuliert: »Anfangs war wohl die Befriedigung der erogenen Zonen mit der Befriedigung des Nahrungsbedürfnisses vergesellschaftet« (Bd. V, S. 82); oder (Bd. X, S. 153) »Die Sexualtriebe lehnen sich zunächst an die Befriedigung der Ichtriebe an und machen sich erst später von den letzteren selbständig«.

Diese Koppelung hat aber zur Folge, daß die Besetzungsstellen der Libido (erogene Zonen) zu Schwerpunkten im soziologischen Bereich werden. Hier ist zugleich die Kontaktstelle mit der Umwelt und ihrer spezifischen psychischen usw., alles Menschliche umschließenden, Geartetheit. So erfährt der Trieb in jeder seiner partialtriebhaften Äußerungen und Organisationen Prägungen von außen. Seine Schicksale (Libidofixierung) mögen, wie Freud sagt, entscheidend für die Neurosenwahl, für die Form, in der die spätere Erkrankung auftritt, sein (Bd. XIV, S. 61); das dem Trieb zustoßende Akzidentelle ist jedoch von gleicher Bedeutung (Bd. XI, S. 360). Damit haben wir ein typisch menschliches Schicksal vor uns (siehe die Untersuchungen von Portmann), das charakterisiert ist durch eine lange Phase der Hilflosigkeit, in der die »biologische Mitgift« des menschlichen Individuums von allen Seiten geformt wird wie Erz in einem Schmelztiegel, aber die Umwelt schmilzt – um im Bild zu bleiben – nicht nur das Gegebene, sie fügt auch eigenes Material dem Erz im Tiegel hinzu. Freud hat die Entstehung von Körpersymptomen durch die verschiedenen Funktionen der erogenen Zonen deutlich beschrieben: »Kraft der Gemeinsamkeit der Lippenzone wird die Verdrängung auf den Nahrungstrieb übergreifen« (Bd. V, S. 83). Dies ist aber nur eine Möglichkeit, da »der Mund dem Küssen ebensowohl wie dem Essen und der sprachlichen Mitteilung dient« (Bd. VIII, S. 99). An anderer Stelle erweitert er diesen Gedanken: ». . . wir können auf die Vermutung gelangen, daß alle die Verbindungswege, die von anderen Funktionen her zur Sexualität führen, auch in umgekehrter Richtung gangbar sein müssen. Ist wie z. B. der beiden Funktionen gemeinsame Besitz der Lippenzone der Grund dafür, daß bei der Nahrungsaufnahme Sexualbefriedigung entsteht, so vermittelt uns dasselbe Moment auch das Verständnis der Störungen in der Nahrungsaufnahme, wenn die erogenen Funktionen der gemeinsamen Zone gestört sind.«

»Ein gutes Stück der Symptomatologie der Neurosen, ...
äußert sich in Störungen der anderen nichtsexuellen Körperfunktionen« (Bd. V, S. 107). Oder (Bd. V, S. 66) »Partialtriebe
sind die Symptombildner der Neurose« und (Bd. V, S. 63)
»die Symptome stellen einen Ersatz für Strebungen dar, die
ihre Kraft der Quelle des Sexualtriebes entnehmen«.

Soweit das Modell. Seine Bedeutung für Aggression, Narzißmus, für die Beziehung zwischen Libido und Ich, um nur
einiges zu nennen, was später hinzukam, ist groß, ändert aber
nichts an seiner Grundform. Den Teilen dieses Modells, sozusagen den Hobelspänen, die bei der Herstellung eines ganz
anderen Gegenstandes, der Neurosenlehre, abfielen, scheint
ein klassisches Schicksal beschieden zu sein: sie dienen den
nachfolgenden Generationen zur Herstellung eigener Gebäu-
de. Und es wird sich keiner, der angibt, woher seine Hobel-
späne stammen, schämen müssen, sein Material aus dieser
Werkstatt bezogen zu haben.

Die vorliegende Arbeit erwuchs aus dem Bedürfnis, die
Freudschen »psychosomatischen« Konzepte herauszuarbeiten, die bis heute nie zusammenfassend beschrieben wurden.
(Auch in den Standardwerken der psychosomatischen Medizin von Alexander, Dunbar, English und Weiss, Wittkower
und Cleghorn, wie in dem Sammelband, den F. Deutsch
herausgegeben hat, fehlt eine einheitliche Darstellung.) Dieser
Mangel führt dazu, daß sehr oft der Ausgangspunkt neuer
Denkansätze und Untersuchungen nicht im kritischen Sinne
bestimmt wird. Es gilt aber als Forderung der Wissenschaft,
daß die Grundlagen eines Faches in einem Modell vorliegen
müssen, einem Modell, das den Standort der einzelnen Teile
einer Lehre nach dem Grade ihrer empirischen Gesichertheit
markiert. Alle spätere Forschung hat von diesem Modell
auszugehen und ihre Schritte: Erweiterung, Verbesserung,
Kritik, Umänderungen, Abstriche usw. an ihm, stets im Bezug
auf es und mit Begründung zu vollziehen. Andernfalls droht
ihr eine diffuse Überschwemmung mit Empirie, ein Neben-
einander multipler Modelle – oder reine Spekulation. (Am
Einzelfall der Diabetesforschung [4] haben wir erfahren, wie
bedeutsam es ist, von derartigen Modellen auszugehen.) Das
angestrebte Ziel ist, in weiteren Untersuchungen das Schicksal
dieser Freudschen Grundgedanken zu verfolgen und zu sehen,

was Schüler, Modellverbesserer und Modellkritiker Neues dazu beigetragen haben. Eine so entstehende psychosomatische Konzeptenlehre könnte mithelfen, eine Synopsis heute noch getrennter Meinungen zu ermöglichen und neu entstehende Beiträge einer kritischen Auseinandersetzung zugänglich zu machen.

Anmerkungen

1 In diesem ersten Hysterie-Konzept sind bereits alle jene Punkte enthalten, die Freud erst viel später wissenschaftlich zu definieren lernte. Der Entwurf aber als Ganzes hat stets seine Gültigkeit bewahrt.

2 Zu beachten ist, daß Konversion und Projektion hier noch in einem sehr allgemeinen Sinne benutzt werden. Ein spezifischer Gebrauch wurde Freud erst nach 1915 (Differenzierung der Abwehrmechanismen) und letztlich erst nach 1923 möglich, nachdem er durch die Einsicht in den Strukturaufbau der Psyche – Ich und Es – befähigt worden war, die die Abwehr bewirkenden und ausführenden Instanzen genauer, d. h. topisch zu definieren.

3 An dieser Stelle wird eindringlich deutlich, welch anderer Geist mit Freud in die Psychiatrie hineinkommt. Während Janet die hysterischen Anfälle als ein großes Theater zur Schau stellte und der Arzt jener Zeit sich diesen Kranken gegenüber wertend verhält, beschreibt Freud unbefangen, sachlich, und ist nüchtern forschend um die ätiologische Fragestellung bemüht. Als Ergebnis dieser neuen Haltung gelingt es ihm zu beweisen, daß die als hysterisch bezeichneten Körpersymptome de facto Ausdruck bestimmter nachweisbarer seelischer Störungen sind. Damit wird erstmalig auch eine verläßliche Differentialdiagnose möglich: gelingt es nicht, die unbewußte Vorstellung und die an ihr hängenden Triebwünsche mit ihren Abwehrbestrebungen, aus denen das Körpersymptom erwächst, aufzudecken, d. h. die Organsprache in eine solche der Psychologie rückzuübersetzen, ist die Diagnose »Hysterie« nur eine phänomenologische.

4 Es sei an dieser Stelle vermerkt, daß dieses Konzept des Angstäquivalents die Cannonsche Vorstellung vorwegnimmt, daß bestimmte Affekte von bestimmten organischen Veränderungen normphysiologischerweise begleitet sind. Eine Theorie, die für die Entwicklung der Auffassung Alexanders von den psychosomatischen Erkrankungen als vegetativen Neurosen eine entscheidende Rolle gespielt hat. Es ist die

29

These: bestimmten Affekten sind bestimmte Organe oder Organsysteme zugeordnet.

5 Je deutlicher Freuds Einblicke in die dynamischen, ökonomischen und topischen Verhältnisse der Neurose wurden, desto klarer zeichneten sich die großen Krankheitseinheiten ab. Das Ergebnis davon ist, daß die Angstneurose nur sozusagen eine Unterform der Hysterie ist. Das bedeutet für unsere Untersuchung, daß bei denselben Kranken Symptome beiderlei Genese vorliegen können, also solche, die Repräsentant eines Erlebnisses, und andere, die Äquivalent eines psychischen Zustandes sind.

6 Auf die Symbolbedeutung bestimmter mit den erogenen Zonen verbundener Funktionen wie auf die Bedeutung dieser Symbole bei der Entstehung psychogener Körpersymptome (Magengeschwür) habe ich andernorts hingewiesen (2; 3). (Siehe die Beziehung zwischen Enuresis nocturna und Pollution bei Freud; Bd. V, S. 90.)

7 »... bei Mädchen in den Zeiten der Pubertät gibt es eine Neurose, welche die Sexualablehnung durch Anorexie ausdrückt; man wird sie in Beziehung zu dieser oralen Phase des Sexuallebens bringen dürfen« (Bd. XII, S. 141).

8 Den Vorgang der Regression aus der genitalen Phase auf die anal-sadistische Organisationsstufe schildert Freud an Hand der Darstellung einer infantilen Neurose eingehend. Hier geht er auch auf die mögliche Komplexität und Mehrdimensionalität der Darmsymptomatik ein (Bd. XII, S. 50 und 148).

9 Ein Beispiel dafür ist der von Freud als »Fixierungshysterie« bezeichnete Asthmafall, den Federn 1913 in einer Mittwochsitzung der Wiener psychoanalytischen Gesellschaft vortrug. (Die erste bekannt gewordene Psychoanalyse bei einer Organerkrankung.) Federn verstand die Ätiologie der Erkrankung so, daß hier eine starke Fixierung der Libido im Respirationstrakt vorläge. In der Ödipusphase sei es zu einer regressiven Verschiebung der Libido auf die Geruchszonen, die einmal als erogene Zonen eine starke Betonung erfahren hätten, gekommen. Freud stellte dazu in der Diskussion folgendes fest: »Es ist zweckentsprechend, solche Sexualneurosen, welche den gleichen psychischen Mechanismus wie die Hysterie haben, aber die Symptome nicht durch eigentliche Konversion bilden, sondern dazu eine organisch präformierte, abnorme somatische Reaktion benützen, als Fixierungshysterien zu bezeichnen und als besondere Gruppe den Konversions- und Angsthysterien beizuordnen.« (5)

10 Meng kam bei der psychoanalytischen Behandlung von Patienten mit Magersucht, Tuberkulose, Diabetes und Gallenleiden zu der Feststellung, daß es sich bei diesen Leiden um Organpsychosen handele. (Freud hat diese Mitteilung Mengs [8] mit Zurückhaltung aufgenommen.) Bei der Beschreibung seiner Fälle wird das Freudsche Modell der narzißtischen Neurose sichtbar.

11 Bei diesen Ausführungen drängt sich der von Bergmannsche Begriff der »funktionellen« Organstörung auf, und wir können feststellen, daß Freuds Gedanken über die Vorgänge in den Organen bei der Hypochondrie – »Es (das hypochondrisch erkrankte Organ, der Ref.) wird dann blutdurchströmt, geschwellt, durchfeuchtet und der Sitz mannigfaltiger Sensationen« (Bd. X, S. 150) – wie die von Bergmann über die Funktionsstörung die Zweiteilung der bisherigen Pathologie in morphologische Strukturerkrankung auf der einen Seite und eingebildetes oder hysterisches Krankheitsgefühl auf der andern Seite aufheben. Den zweiten Gedanken von Bergmanns – gestörte Funktion führt im Laufe der Zeit zur Pathologie der Morphe – kannte Freud nicht; wohl einer der Gründe mehr außer den schon genannten, die ihm die Weiterführung seiner Untersuchungen im somatischen Bereich unmöglich machten. Wir sind andernorts diesen Beziehungen im einzelnen nachgegangen. (9)

12 S. Federn, 5, Fußnote 10, Seite 9

13 Zum Verständnis dieses Konzeptes muß zur Freudschen Trieblehre nachgetragen werden, daß er hier einen autochthonen Aggressionstrieb neben dem Sexualtrieb vorschweben hat, der, wie der letztere, das Schicksal der Verdrängung erleiden kann (Bd. VIII, S. 230-238; Bd. X, S. 138-142; Bd. XIII, S. 1-69).

14 R. Brun (Allg. Neurosenlehre, Basel 1942, S. 245) nennt den Digestionstrakt den »Träger frühester Erotik«.

15 In der fünf Jahre früher liegenden Untersuchung über eine Teufelsneurose (Bd. XIII, S. 315), in der es ebenfalls um eine Anfallssymptomatik geht, fehlt dieser Aspekt der Introjektion des Objektes.

16 Bei Jung fehlt die qualitative Eigenschaft der Libido. Für Freud war aber gerade diese Eigenschaft bedeutsam, da erst die Umsetzungen der Sexualerregung – Lokalisation derselben an erogenen Zonen – ihre Bestimmbarkeit ermöglichen. Hier liegt einer der Gründe, warum die psychosomatische Medizin auf dem Boden der Psychoanalyse erwachsen ist: nur ein qualitativer Libidobegriff erlaubt kausal-genetische Forschung.

17 Freud hat die Trieblehre als das unfertigste Stück der psychoanalytischen Theorie bezeichnet (Bd. V, S. 67). Lampl-De-Groot (Psyche 1-3/X [1956]) hat darauf hingewiesen, daß Freud zwei Triebbegriffe benutzte, einen physiologischen und einen psychologischen.

Literatur

1 Bergmann von, G.: Funktionelle Pathologie, Berlin 1932.

2 Cremerius, J.: »Freud als Begründer der psychosomatischen Medizin«, Acta psychotherap. psychosomat. et orthopaedagog. 3/IV (1956).

3 – »Freuds Bedeutung für die psychosomatische Medizin« in »Lebendige Psychoanalyse«, München 1956.

4 – »Psychosomatische Konzepte des Diabetes mellitus«, Psyche 4/X (1956/57).

5 Federn, P.: »Beispiel von Libidoverschiebung während der Kur«, Int. Ztschr. ärztl. Psychoanal. 1:303 (1913).

6 Fenichel, O.: Hysterien und Zwangsneurosen, Wien 1931.

7 Meng, H.: »Das Problem der Organpsychose«, Int. Ztschr. Psychoanal. 20, 443 (1934).

8 – »Sigmund Freud, in Brief, Gespräch, Begegnung und Werk«, Psyche 9/X (1956/57).

9 Seitz, W. und Cremerius, J.: »Funktionelle Pathologie und Psychosomatische Medizin«, Klin. Wshr. Nr. 45/46 (1953).

10 Strauss, A.: »Unconscious Mental Processes and the Psychosomatic Concept«, Int. J. psychoanal. 36: 1-13 (1955).

11 Toman, W.: Dynamik der Motive, Frankfurt–Wien, 1954.

12 Weizsäcker von, V.: Körpergeschehen und Neurose, Stuttgart, 1947.

Freud als Begründer der
psychosomatischen Medizin

Die frühkindliche Entwicklungsgeschichte der Antriebe und
Bedürfnisse prägt den Charakter des Menschen. Dies ist
Freuds epochale Entdeckung. Aber auch die Organe und
Organfunktionen sind in diesen Ablauf mit einbezogen. Auch
sie unterliegen einem »Lernprozeß«, werden von Erfahrungen
geformt. Wir werden dies später noch verdeutlichen. Alle
primären Bedürfnisse sind zutiefst im Biologischen verankert.
Sie dienen zunächst der Erhaltung des Lebens. Auf Grund der
Hilflosigkeit, in der sich der Säugling noch lange nach seiner
Geburt befindet, ist er mit seinen Bedürfnissen völlig von der
Umwelt abhängig, die es vom ersten Tage an unternimmt,
diese Bedürfnisse und Antriebe, seine biologische Mitgift
sozusagen, zu formen, umzuwandeln und nach eigenen Leit-
bildern zu gestalten. Diese Formungen und Prägungen – ich
denke nicht nur an bewußte erzieherische Maßnahmen, sondern vielmehr an die tausend Kleinigkeiten, die das Verhalten
der Mutter als der entscheidenden Figur in diesen ersten
Lebensjahren bestimmen –, etwas schwer Faßbares, Schwe-
bendes, sehr Komplexes, darin analog etwa dem Phänomen
des Familienklimas, das ebenfalls kaum definierbar ist, setzen
an solchen Punkten am stärksten ein, an denen das Kind mit
seinen Bedürfnissen die Umwelt am intensivsten berührt.
Diese Punkte sind in den einzelnen Phasen verschieden, so
daß in jeder derselben bestimmte Störungen vorherrschen, die
man als phasenspezifisch bezeichnen kann. Im ersten Lebensjahr wird die Beziehung des Kindes zur Umwelt von der
Befriedigung des Hungers bestimmt. Im zweiten sind es die
Forderungen der Erziehung zur Reinlichkeit, die im Vordergrund stehen, im dritten das sich steigernde Verlangen des
Kindes nach Bewegung, ein Drang auf die Welt zu und heraus
aus den engen Bindungen an die Mutter, und im vierten das
beginnende Interesse für den eigenen Körper, vor allem für die
genitale Zone und für die Frage nach den Geschlechtsunter-
schieden. Hier liegen, um nur einige zu nennen, Schwerpunk-
te der Entwicklung, die zu Krisensituationen größten Ausma-

ßes werden können, wenn ihre Bewältigung nicht gelingt. Schon unter günstigen Verhältnissen sind sie für Kind und Mutter schwer zu meistern. Da es sich bei diesen Schwerpunkten des Kontaktes stets um biologische Grundbedürfnisse des Kindes handelt, Nahrungsaufnahme, Abgabe von Stuhl und Urin, Bewegungsimpulse, Liebes- und Zärtlichkeitsverlangen, werden die dazugehörigen Organe, Organsysteme und deren Funktionen tief in diese Probleme hineingezogen.

Der Charakter der Mutter, vor allem natürlich einer solchen mit stärkeren seelischen Störungen, gewinnt so Einfluß auf die Entwicklung des Körpers ihres Kindes und wird mitentscheidend für zukünftige Gesundheit oder Krankheit.

Wir werden dies etwas verdeutlichen. In einem guten Kind–Mutter-Verhältnis wird die Befriedigung des kindlichen Hungers stets so verlaufen, wie es den physiologischen Funktionen der mit der Verdauung beschäftigten Organe entspricht. Nun nehmen wir den Fall, eine Mutter ist aus neurotischen Gründen überängstlich. Bei jedem Schreien des Kindes, auch wenn dasselbe nicht aus Hunger geschieht, »zwingt« sie ihm Nahrung auf. Das Kind kann noch nicht Nein sagen, aber sein Magen. Es wird erbrechen. Kommt es nicht zur Entleerung, sieht sich der Magen vor der Aufgabe, plötzlich verdauen zu müssen, ohne darauf eingestellt zu sein. Das Ergebnis ist eine mangelhafte Aufschließung der Nahrung. Dies führt mit der Zeit zu Irritationen der Magenfunktion und des Darmes. Verdauungsstörungen treten auf und in deren Gefolge Ernährungsstörungen. Nun steigt die Angst der Mutter. Sie wird nicht wie eine andere gelassen zuwarten können, sondern übereilte und forcierte Dinge tun, zuletzt das Kind in eine Klinik geben. Hier kommt zu der Verdauungsstörung das Erlebnis der Trennung hinzu und hilft das primäre Symptom zu verstärken. Wählen wir aus der großen Zahl möglicher Störungen des Eßtriebes noch ein zweites Beispiel: Die Mutter verhält sich gerade gegenteilig wie die erste. Sie hält die Fütterungszeiten nicht ein, läßt das Kind oft lange schreien, da andere Dinge sie beschäftigen. Was geschieht physiologisch? Der Magen und die Verdauungsdrüsen sind auf Essen eingestellt und liefern die erforderlichen Säfte. Da nichts kommt, geschieht eine Leersekretion, die mit äußerstem Unbehagen, ja mit Schmerzen verbunden ist. Geschieht dies regelmäßig und über längere Zeit, kann es zu pathologischen Veränderungen der Funktion kommen. (Daß gelegentliche Unregelmäßigkeiten etc. vom Kind spielend gemeistert werden, braucht nicht besonders betont zu werden. Alles Gesagte bezieht sich auf sozusagen chronisch stattfindende Einwirkungen.)

Auch diese Art der Störung wird sich in Ernährungsschwierigkeiten zeigen. Ferner kann der Magen auch »resignieren«. Er stellt weniger und weniger geeignete Säfte zur Verfügung. Nun möchte ich noch auf eines hinweisen, was von großer Wichtigkeit ist. Für das Kind bedeutet der Ernährungsakt nicht nur Befriedigung des Hungers, sondern auch Liebeszuwendung. Ja, ich darf pointieren: Nahrung ist für den Säugling identisch mit Liebe. Es kann der Zustand eintreten, daß bei bester Ernährung unter besten hygienischen Bedingungen der Säugling doch zu kurz kommt, sein »Hunger« nicht befriedigt wird, er seelisch unterernährt bleibt. Die Folgen sind auch hier wiederum im Organischen aufzufinden, ja an ihnen sieht man sozusagen das Modell einer psychosomatischen Erkrankung. René Spitz untersuchte Säuglinge, die in einem Heim aufwuchsen, das zu wenig Pflegepersonal hatte, so daß die Kinder keinerlei Liebeszuwendung erhielten. Alles vom hygienischen Standpunkt Erforderliche bekamen sie ausreichend und regelmäßig. Blieben die Kinder diesem Zustand länger als fünf Monate ausgesetzt, so starb ein Viertel an irreparablen Ernährungsstörungen. Der Rest behielt für das ganze Leben schwere seelische und körperliche Dauerschäden. Spitz machte nun eine interessante Beobachtung: Vermehrte man die Zahl der Pflegerinnen, so daß jedes Kind beim Füttern aufgenommen werden konnte, und wandten sich die Pflegerinnen dem Kind lächelnd zu, so traten solche Störungen nicht auf, und die bestehenden verschwanden wieder, vorausgesetzt, daß sie nicht länger als fünf Monate bestanden hatten. In komplizierten Attrappenversuchen konnte er nachweisen, daß es gerade das Lächeln war, dessen die Kinder bedurften, um gesund heranzureifen. Es ist erstaunlich und wohl auch bezeichnend für die Entwicklung der letzten hundert Jahre, daß diesen Dingen so wenig Bedeutung zugemessen wurde. Man sah den Menschen wie eine Maschine, die, wenn sie nur guten »Brennstoff« erhielt und hinreichende »technische Überwachung«, hervorragend funktionieren mußte. Diese Entwicklung muß uns tragisch erscheinen, wenn wir bei Hufeland[1] bereits 1789 lesen, daß von den 7000 Kindern, die jährlich in das Findelhaus zu Paris gebracht wurden, nach 10 Jahren nur noch 180 überlebten. Hufeland erkannte, daß die Ursache dieser Sterblichkeit in der Trennung der Säuglinge von ihren Müttern und der lieblosen Behandlung im Findelhaus zu suchen war.

Greifen wir noch ein Beispiel aus einer Phase heraus, von Freud als die »anale« bezeichnet. Von einem gewissen Zeitpunkt ab werden die Kinder in unserer Kultur dazu angehalten, ihren Stuhl zu bestimmten Zeiten an einem bestimmten Ort abzusetzen. Sehen wir uns wieder eine der Störungsmöglichkeiten dieser Situation an: Die Mutter ist in ihrer Forderung zu hart, zu ungeduldig, es geht ihr nicht rasch genug oder sie verbietet, daß das Kind bei der Erledigung seines »Geschäftes« herumspielt. Sie vergißt dabei, daß das Kind aus einem Zustand absoluter Willkür kommend, jetzt erstmalig mit Regeln und Forderungen zusammentrifft, und daß es zunächst alles als Zwang und Einschränkungen empfinden muß. Das Ergebnis einer solchen Haltung kann sein, daß das Kind zu bocken beginnt. Wieder übernimmt, wie beim Erbrechen der Magen, ein Organ die Rolle des Opponenten. Der Darm sagt mit Hilfe der Stuhlverhaltung stellvertretend Nein. Das Kind wird obstipiert. Maßnahmen werden erforderlich, und eine pathologische Funktion kann sich einschleifen.

Alles dies bleibt im geschichtlichen Prozeß des Lebens lebendig, wirksam, sozusagen latent »virulent«. War die Schädigung schwer genug, kann das Symptom entweder gleich fortbestehen (das sind dann die Fälle, welche von jener Zeit an obstipiert bleiben), oder es tritt erst in Krisensituationen des späteren Lebens auf. Auch dieses Wissen ist nicht von gestern. Bei Goethe finden wir den Satz: »Niemand vermeine, die ersten Eindrücke seiner Jugend verwinden zu können.« Bei einem meiner Patienten hatte die Mutter aus der Reinlichkeitserziehung ein Bravourstück an Schnelligkeit gemacht. In den Jahren darauf stellte sich eine Obstipation von derartiger Hartnäckigkeit ein, daß dauernd Einläufe erforderlich wurden. Nach Verlassen des Elternhauses kam er in die freundliche und wohlwollende Atmosphäre der Familie seines Lehrherrn, dort regulierte sich allmählich die Darmfunktion. Später aber, als das Leben wieder fordernd wurde, und seine Frau, die viele Ansprüche stellte ohne in der Lage zu sein, ihm auch Wärme und Zärtlichkeit zu geben, ihn wie die Mutter zu beherrschen begann, traten die alten Beschwerden wieder auf. Sein Darm übernahm, wie in der Zeit seiner kindlichen Hilflosigkeit, die Rolle der Opposition, hielt fest und zurück, während er nicht in der Lage war, Geld und anderes, das seine Frau übermäßig von ihm forderte, zu verweigern und zurückzuhalten. Man sieht an diesem Beispiel, daß der Goethesche Satz auch für unsere Organe gilt. Auch sie sind nicht in der Lage, die ersten Eindrücke der Jugend zu verwinden.

Diese Entdeckungen Freuds, hier nur skizziert, sind die Grundlagen der psychosomatischen Medizin. Aber wir dürfen eines nicht vergessen: Nicht nur die Welt, wie sie dem Kind in den ersten Jahren begegnete, wird von der leib-seelischen Einheit nicht vergessen, sondern auch die frühkindlichen Methoden, mit ihr und den damaligen Konflikten fertig zu werden. Freud hat uns diese als Abwehrmechanismen beschrieben und aufgezeigt, daß sich der Erwachsene in Situationen, die solche der frühen Kindheit wiederholen, erneut derselben bedient. Stets geschieht dies unbewußt. Darin liegt die Wurzel unendlichen Leidens. Dieser Mensch vollzieht sein Handeln nicht mehr in dauernder Angepaßtheit an die Realität. Er ist bei seinen Versuchen zu wägen, zu entscheiden, zu überlegen, was er in dieser oder jener Situation am besten tun könnte, beherrscht von den blinden Automatismen seiner Vergangenheit, die für ihn permanente Gegenwart geblieben ist.

Wir wollen uns eines noch einmal vor Augen führen: Die biologischen Grundbedürfnisse des Menschen sind mehr als nur Triebabläufe. Sie verlaufen sozusagen zweigleisig. Stets ist z. B. die Befriedigung des Hungers auch zugleich Befriedigung des Liebesbedürfnisses; Stuhlzurückhalten auch zugleich trotzen, sich behaupten, Nein sagen und vieles andere mehr; Bewegungsimpulse befriedigen zunächst das Verlangen der Muskulatur nach Tätigkeit, Übung, Erprobung, zugleich aber auch ein Bedürfnis, den Raum kennenzulernen, Welt zu entdecken, zu suchen, zu forschen, sich selbst in der Freiheit von der Führung durch andere zu erproben und zu bestätigen. Ich will sagen, alle diese Vorgänge haben für jeden Menschen zugleich eine reale und eine symbolische Bedeutung, und beide bleiben durch das ganze Leben erhalten. Für jeden Gesunden bleiben Essen und Liebe lebenslänglich verknüpft. Wir sprechen von Liebeshunger, wissen, daß »die Liebe durch den Magen geht«, und unsere Zärtlichkeiten sind innig mit dem Mund verbunden, dem einmal mit der Milch zugleich der warme Strom des Liebens zuteil wurde. Und heute, fast 20 Jahre nach dem Tode Freuds, wissen wir Ärzte genau und verläßlich, bestätigt an Tausenden von Kranken, daß die Organe und ihre Funktionen diese symbolische Bedeutung beibehalten, und daß jener einmal erworbene symbolische Funktionsablauf im strengen Sinn zur Ursache von körperlichen Leiden werden kann. Ich erwähnte früher als Beispiel hierfür das kindliche Erbrechen, mit dessen Hilfe der Magen sich einer aufgezwungenen Speise entledigt. Diese Erfahrung, sich derart – und nun nehmen wir den Vorgang symbolisch – eines Unangenehmen entledigen zu können, behält das Organ, wenn es dies einmal gelernt hat, bei.

Ich erlebte dies einmal bei einer Frau, die wegen unstillbaren Schwangerschaftserbrechens, das so bedrohlich war, daß sie extrem abgemagert war, unsere Sprechstunde aufsuchte. Die psychoanalytische Behandlung zeigte, daß diese Frau das Kind unbewußt ablehnte, und ihr Erbrechen symbolisch diese Ablehnung zum Ausdruck brachte. Wir wollen auch hier im Auge behalten, wie bei jedem von uns, entsprechend der Formel Nahrung ist gleich Liebe, diese symbolische Bedeutung des Erbrechens stets wirksam bleibt. Ich meine nicht nur, daß jeder Mensch einmal realiter erbrochen hat, um damit etwas Unerträgliches symbolisch wie verdorbene Speise herauszuwerfen, sondern ich denke an eine mehr allgemeine Haltung, die in Formulierungen wie »der oder das ist mir zum Kotzen«, »etwas dreht mir den Magen um«, »mir wird übel, wenn ich nur daran denke«, etc. zum Ausdruck kommt.

Die geschilderte Durchdringung körperlicher Vorgänge mit symbolischen Bedeutungsgehalten hört während des ganzen Lebens nicht auf.

Zwar erfährt sie gegen das Ende der Pubertät zu eine starke Intensitätsverminderung. Bei primitiven Völkern bestimmt das Symboldenken alle Lebensvorgänge, die innerkörperlichen wie die außerhalb des Körpers stattfindenden. Eines jedoch, worauf Freud ebenfalls hingewiesen hatte, bleibt während des ganzen Lebens in unverminderter Stärke bestehen, das ist die Wirkung von Affekten auf Organfunktionen. Freud hat diesen Vorgang in seiner Bedeutung für die Entstehung körperlicher Störungen am Krankheitsbild der Angstneurose eingehend dargelegt. Der Physiologe Cannon konnte diese Zusammenhänge dann viele Jahre später experimentell nachweisen. Dabei zeigte sich, daß es keine Affekte gibt, die nicht mit Affektionen der Organfunktion einhergehen. Dies geschieht auch dann noch, wenn der Affekt ganz unterschwellig abläuft. Lachen, Weinen, Erröten sind bekannte Beispiele für das Gemeinte. Sie sind Modelle eines psycho-physischen Zusammenspieles. Dabei sind die Intensität des Affektes oder der Grad seiner Bewußtheit bedeutungslos, wie uns das Beispiel errötender junger Mädchen zeigt, die meist gar nicht sagen können, warum sie erröten. Im gleichen Sinn wie Lachen und Weinen ist die Reaktion auf eine akute Bedrohung zu verstehen, der sich der Mensch plötzlich gegenüber sieht.

Die Wahrnehmung der Angst und das Auftreten etwa des Herzklopfens geschehen gleichzeitig. Wir alle wissen aber auch, daß genau dasselbe geschieht, wenn die Gefahr nur vorgestellt wird. Ein Mensch liegt im Bett und erlebt eine gefährliche Situation des Vortages, sagen wir einer Autofahrt, wieder. Auch jetzt setzt das Herzklopfen ein. Aber auch im Schlaf, wenn unsere apperzeptiven und vorstellenden Funktionen ausgeschaltet sind, kann Gleichartiges geschehen. Ich denke an Träume, wie sie jeder schon einmal erlebt hat: wir werden verfolgt, der Fuß bleibt irgendwo hängen, der Verfolger kommt immer näher, gleich muß das Furchtbare geschehen – da werden wir wach. Als ob alles wirklich gewesen wäre, sind wir in Schweiß gebadet, atemlos, zitternd, erschöpft, und unser Herz jagt. Wie im Schlaf, so wirken auch die Vorgänge in unserem Unbewußten, also jene Kräfte, die einmal in der Kindheit aus bestimmten Gründen vom Bewußtsein abgespalten wurden, laufend auf die Organfunktionen ein. Hier liegt der Schlüssel zum Verständnis der Entstehung psychosomatischer Krankheiten wie Ulkus, Migräne, Hypertonie, gewisser Herzkrankheiten, Fettsucht, Magersucht, Basedow und vieler anderer. (Damit will ich nicht sagen, daß die aufgezählten Erkrankungen immer auf psychosomatischem Wege entstehen. Die Ursache muß in jedem einzelnen Fall erst herausgefunden werden.) Uns bewußt werdende Affekte haben keine krankmachenden Wirkungen, denn normalerweise findet der Mensch auf Grund seiner Freiheit von Instinktdeterminanten irgendeine Form der Affektabfuhr. Tiere sind hier weitgehend festgelegt. Werden sie hinreichend gereizt, so daß ihre Wut entflammt, bietet sich ihnen als Ventil für dieselbe ausschließlich der artspezifische Modus der Affektabfuhr im direkten Angriff an. Wird dieser unter künstlichen Bedingungen verhindert, so daß es zu Affektstauungen kommt, können auch Tiere neurotisch erkranken. Der Mensch kann seine Wut nicht nur im direkten Angriff loswerden, sondern auch in übertragener Form: in scharfen Worten, in diplomatisch versteckten Spitzen, in der Form der Ironie, ja noch in der Vorstellung, in der er seinen Gegner zunichte macht. Heine hat sich seine aggressiven Verse als Ventil erfunden, und Nietzsche baute ein ganzes philosophisches System auf, um seinen Ärger über gewisse Zeiterscheinungen abzureagieren. Und auf der anderen Seite – und hier geben angeborene und auch wieder frühkindliche Erfahrungen den Ausschlag – kann der Mensch sein Schicksal auch annehmen. Davon kündigt uns in ergreifender Weise jene große Traurigkeit der Hoffnungslosen und Entrechteten. Denken Sie an die Spirituals der Neger in der Sklaverei oder die Gesänge der Juden aus den Zeiten der Verfolgung, in denen die Verzweiflung in der Transzendenz nach Tröstung sucht.

Eine ganz andere Situation begegnet uns bei Menschen, bei denen eine Störung der Affektverarbeitung vorliegt. Nehmen wir noch einmal das Beispiel einer Bedrohung, auf welche der Mensch gesunderweise mit Wut reagiert. Im Körperlichen ereignet sich dabei gleichzeitig eine vegetative Umstellung mit Anstieg des Blutdruckes, Mobilisation des Zuckers aus den Depots und Anregung des Nebennierenmarks. Das ist eine biologische Ausgangsposition, wie sie höhere Tiere und der Mensch stets dann zeigen, wenn sie sich in einer Kampf- oder Fluchtsituation befinden, eine überindividuelle, phylogenetisch erprobte Zweckhaltung mit finaler Tendenz. Führt nun das Lebewesen eine dieser Tendenzen, Kampf oder Flucht, aus, erfährt die Spannung damit eine Abfuhr, und der Affekt wie die körperliche Bereitschaftshaltungen, Hypertonie etc. ebben ab. Bei den Untersuchungen an Kranken mit essentieller Hypertonie fiel uns auf, daß diese Menschen in derartigen Situationen Wut gar nicht, oder nur ganz unterschwellig, empfinden. Bei ihnen ist also dieser Teil des psychophysischen Affektganzen, dieser Szene sozusagen, verdrängt. Das heißt nun nicht, daß die ganze Szene einfach ausfällt. Im Gegenteil. Der Bedrohungscharakter der Situation wird unbewußt voll erlebt, aber verharrt, um im Bild zu bleiben, unsichtbar hinter der Bühne. Der andere Teil der Szene, die körperliche Repräsentanz des Geschehens, läuft voll und ganz ab. Es kommt also zur kompletten Ausbildung der Blutdruckerhöhung, der Zuckermobilisation und so fort. Ja, es geht sogar noch weiter. Der bewußte Affektanteil bleibt nicht nur hinter den Kulissen, er verwandelt sich sogar häufig. So sehen wir solche Menschen in derartigen Situationen sich völlig affekt-inadäquat verhalten: freundlich, ruhig und sachlich, bis gefügig und unterwürfig. Einer meiner Patienten hatte seit frühester Kindheit gelernt, solche inneren Vorgänge durch die Annahme einer Clownrolle zu überspielen. Man sagt sich jetzt vielleicht, das sind eben Menschen, die entweder auf Grund der Erbanlage nur eine schwache Aggressivität besitzen oder auf Grund von Lebensreife und Erfahrung ihre Aggressivität echt gemeistert haben. Nun berichte ich Ihnen aber weiter – und das verändert das ganze Bild –, daß einer dieser Patienten uns folgenden Traum erzählt: »Ich befinde mich auf einem Sklavenschiff, einem Segler des 18. Jahrhunderts, und gehe mit einer schweren Peitsche in der Hand über Deck. Immer, wenn einer der Negersklaven sich bei meinem Vorbeigehen nicht schnell genug verbeugt, schlage ich auf seinen nackten Oberkörper ein.« Dem Patienten, mehr befremdet als erschrocken von diesem Traum, fällt dann ein, daß er mit sechs Jahren, als die Mutter einmal nicht da war, seinen jüngeren Bruder, von dem er sich damals alles gefallen ließ, mit einem Leibriemen des Vaters in einem Wutanfall blutig geschlagen habe. Bis heute, berichtet er, litte er an solchen seltenen, aber dann um so heftigeren Ausbrüchen.

Das Besondere, und das ließ sich bei allen Hochdruckkranken dieser Gruppe als etwas Persönlichkeits-Spezifisches nachweisen, ist die Unfähigkeit der Affektwahrnehmung. Ein nicht empfundener Affekt kann natürlich auch keine adäquate Abfuhr erfahren, denn gerade dazu bedarf es einer genauen Kenntnis der Affektlage, es ist wie mit einem Gegner, den man nur erledigen kann, wenn man ihn genau sieht und erkennt. Diese Menschen bestreiten aber förmlich, auch diese »Seele in ihrer Brust« zu haben. Das Ergebnis dieser Abspaltung vom Bewußtsein ist Aufstauung. Während der »Gesunde« fließend Möglichkeiten der Entladung findet, sammelt sich hier ein unterirdischer Lavaherd an, der sich zuletzt nur noch eruptiv befreien kann. Diese Menschen gleichen einem Dampfkessel auf dem Feuer, an dem alle Ventile zugeschraubt sind. Der zunehmende innere Druck überträgt sich – und hier geschieht ein Stück normalen physiologischen Ablaufes – auf die Gefäße, deren Druck ansteigt, ohne – und hier beginnt die Pathologie – sich befreien zu können. Die Richtigkeit dieser Beobachtung konnte in korrelations-physiologischen Untersuchungen bestätigt werden: mißt man bei solchen Menschen zu einer Zeit, in der der Blutdruck noch nicht fixiert ist, denselben in derartigen Wutsituationen, deren sie sich nicht voll bewußt sind, so zeigt das Meßgerät einen Anstieg, der verglichen mit dem Gesunder größer ist und sich sehr viel langsamer zurückbildet. Gehen wir noch einen Schritt weiter. Freud wies nach, daß verdrängte Antriebe Angst erzeugen, und daß diese Angst nach außen projiziert wird, sich also die Psyche so verhalte, als wäre die Gefährdung nicht eine innere, sondern eine äußere. Das sieht bei den Hochdruckkranken so aus, daß sie, entsprechend der Menge aufgestauter Feindseligkeit, um sich herum gleich viel Feindseligkeit glauben wahrnehmen zu können. Die daraus resultierende Furcht erzeugt wieder neue Feindseligkeit und vergrößert das bereits bestehende unbewußte Reservoir. So baut sich ein gefährlicher circulus vitiosus auf, der in der Entstehung des Hochdruckleidens den entscheidenden krankmachenden Faktor bildet.

Ich möchte noch kurz auf die psychosomatischen Befunde bei bestimmten Formen des Magengeschwürs eingehen, um Ihnen die bereits geschilderte Durchdringung körperlicher Vorgänge mit in der frühen Kindheit erworbenen symbolischen Bedeutungsgehalten näherzubringen. So wie die Wut mit bestimmten Veränderungen an Organen einhergeht, so führt der Hunger in bekannter Weise zu einer Steigerung der

Bewegung des Magens und seiner Saftreaktion. Wir hatten gehört, daß für den Säugling Nahrung gleich Liebe ist. Es erhebt sich nun die Frage, ob auch der Magen diese symbolische Gleichsetzung mitvollzieht? Margolin konnte hierüber genaue Beobachtungen anstellen. Bei einer jungen Patientin, bei der wegen einer Undurchgängigkeit der Speiseröhre eine Magenfistel zur Ernährung angelegt worden war, hatte er Gelegenheit, das Verhalten des Magens im Zusammenspiel mit seelischen Erlebnissen zu studieren. Dabei wandte er neben den modernen physiologischen Untersuchungsmethoden auch die Psychoanalyse an, um den Einfluß der der Patientin unbewußt bleibenden seelischen Vorgänge auf die freiliegende Magenschleimhaut zu registrieren. Das Ergebnis stellte eine volle Bestätigung der von Freud auf psychologischem Wege gewonnenen Erkenntnisse dar. Wie beim Säugling zeigte der Magen, wenn in der Patientin unbewußte Wünsche nach Liebe, Geborgenheit und Sicherheit wachwurden, dasselbe Verhalten, das er auch zeigte, wenn die Patientin im konkreten Sinne hungrig war. Nun scheint bei dem derzeitigen Stand der Wissenschaft der Magensaft und seine Zusammensetzung für die Entstehung des Magengeschwürs von entscheidender Bedeutung zu sein. Beim Gesunden wird er generell nur dann mit hohem Säuregehalt abgegeben, wenn Hunger besteht. Nach Befriedigung desselben nehmen die Sekretion wie der Säuregehalt wieder ab. In den zwischen den Mahlzeiten liegenden Ruhezeiten, vor allem in der Nacht, ist der Magen weitgehend inaktiv. Beim Ulkuskranken ist das anders.

Sehen wir zunächst die psychologische Seite an. Während beim Hypertoniker die Aggressivität verdrängt ist, sind es hier Teile des oralen Strebens, d. h. der Fähigkeit, in angepaßter Weise nach Nahrung wie deren symbolischen Äquivalenten, Liebe, Sicherheit, Geborgenheit fordernd verlangen zu können, die vom Bewußtsein abgespalten sind. Meist werden diese Wünsche im Älterwerden durch ein überkompensierendes Streben nach Leistung, Genügsamkeit und Selbständigkeit überdeckt. Wie der Hypertoniker sind solche Menschen – aus Platzgründen muß eine zweite entgegengesetzte Gruppe hier ausgelassen werden – im Leben tüchtig und erfolgreich, gelten als ehrgeizig und nehmen im sozialen Bereich oft geachtete Positionen ein. Im Unbewußten bestehen aber die unbefriedigten, als unerlaubt geltenden Wünsche fort. Ihnen gegenüber verhält sich nun der Magen norm-physiologisch, wenn Sie dabei die Gleichsetzung von Nahrung und Liebe berücksichtigen.

Dies konnte durch Untersuchungen des Magensaftes bestätigt werden. Bei Aufkommen derartiger Wünsche nach Geborgenheit tritt eine Erhöhung der Magenfunktion ein. Vor allem in der Nacht, wenn durch den Wegfall der Kontrollfunktion des Bewußtseins die unbewußten Wünsche an Stärke zunehmen, zeigen diese Kranken das Maximum der Magensekretion.

Zeugen dieser inneren nächtlichen Vorgänge sind die Träume, welche bei diesen Kranken immer wieder das Thema der Geborgenheit in wechselnden Bildern darstellen. Einer meiner Patienten brachte als ersten Traum, daß er im warmen dämmrigen Bauch einer Kuh sei, wohlig umschlossen, und in demselben befanden sich mundnah alle seine Lieblingsspeisen. Man sieht auch hier die untrennbare Einheit des liebenden Geborgenseins mit der Nahrung, und ich darf noch einmal daran erinnern, wie dies für alle Menschen gültig ist. Haus und Herd, fassen wir beides ganz im ursprünglichen Sinngehalt, stehen seit Jahrtausenden für das Gemeinte. Eine Unterscheidung von gesund und krank ist jetzt nur noch quantitativ möglich; fließende Übergänge liegen dazwischen wie auch sonst in der Medizin. Zusammenfassend ist also das krankmachende Moment darin zu sehen, daß auch hier ein Affektganzes getrennt ist, und nur noch der Körper seine Rolle in der Szene zur Darstellung bringt. Dabei haben wir versucht, die symbolische Bedeutung der Funktion zu veranschaulichen. Betrachten wir noch eines: In beiden Fällen sind die biologischen Mechanismen, die zur Krankheit führen, in sich selber Ausdruck gesunder Funktion. Auch das war bereits eine der fundamentalen Erkenntnisse Freuds, daß sich im Symptom das vor aller Störung liegende gesunde Verlangen ausdrückt, und daß es eigentlich nur einen mißglückten Versuch darstellt, die aus äußeren Gründen verhinderten Wünsche dennoch zu befriedigen.

Der Versuch, Freuds Behauptung für die psychosomatische Medizin auf so engem Raum zu schildern, muß notwendig zu Vereinfachungen führen. Vereinfachungen stehen in der Gefahr, Tatbestände zu sehr zu abstrahieren oder sie zu simplifizieren. Es mußten viele wesentliche Aspekte, die für das Verständnis derart komplizierter Krankheiten wie der geschilderten unerläßlich sind, ausgelassen werden. Aber vielleicht konnte ich einen Eindruck von der Fülle neuer Gedanken vermitteln, die wir dem Manne verdanken, dessen 100. Geburtstag zu feiern uns ein Anliegen ist.

Anmerkung

1 »Die Kunst, das menschliche Leben zu verlängern« von D. Christoph Wilhelm Hufeland, Jena 1798.

Ist die »psychosomatische Struktur« der französischen Schule krankheitsspezifisch?

Nach einer lebhaften Phase, in der sich die europäische Psychoanalyse um das Verständnis der psychosomatischen Krankheiten bemühte und versuchte, sie psychoanalytisch – sei es mit der Standardmethode, sei es unter Einführung von Parametern oder sogar mit einer modifizierten psychoanalytischen Therapie (gratifizierend, stützend, bemutternd) – zu behandeln, ist es auf diesem Gebiet wesentlich stiller geworden. Die Skepsis und Resignation, die um die 50er Jahre die psychoanalytische Psychosomatik in den USA befiel, hat jetzt, 20 Jahre später, auch uns erreicht. Als Reaktion auf die Enttäuschung, Ätiologie un Pathogenese dieser Erkrankungen mit den Mitteln der Psychoanalyse nicht erkären zu können, beobachten wir jetzt eine starke Hinwendung zu psychophysiologischen und soziokulturellen Fragestellungen und Methoden. Auch scheint die Zeit der stürmischen Hypothesenbildungen (Alexander, Deutsch, Dunbar, Engel, Garma, Grinker, Kaufmann, Kubie, Margolin, Mitscherlich, Weiss, Wittkower, Wolfe, Wolff) auf diesem Gebiet beendet.

Rückschauend wundern wir uns über die hohen Erwartungsvorstellungen in bezug auf ein ätiologisches und pathogenetisches Verstehen psychosomatischer Krankheiten, weil der psychoanalytischen Forschung bis heute nicht einmal die ätiologische und pathogenetische Aufklärung der Psychoneurosen gelungen ist – einer Erkrankung, bei der ein so schwieriges Problem wie der »mysteriöse Sprung vom Psychischen ins Körperliche« (Deutsch) nicht zu lösen ist. 1926 sagt Freud dazu: »– – wir finden uns unversehens wieder vor der so oft gestellten Vexierfrage, woher kommt die Neurose, was ist ihr letzes, das ihr besondere Motiv? Nach jahrelangen analytischen Bemühungen erhebt sich dies Problem vor uns, unangetastet, wie zu Anfang« (1926 d, S. 180). In diese resignative Situation haben David, Fain, Marty, M'Uzan, nachfolgend als französische Autoren bezeichnet, seit 1960 neue Impulse hineingetragen. Dabei sind sie dem Problem der ätiologischen und pathogenetischen Ursachenforschung aus dem Wege gegangen. Ihr Ziel war es, eine spezielle Persönlichkeitsstruktur des psychosomatisch Kranken zu beschreiben. Ihnen waren auf dem Höhepunkt der amerikanischen Spezifitätsforschung Ruesch (1948) und MacLean (1949) vorausgegangen. Beide hatten, sozusagen als Antithese gegen Alexander u. a., beobachtet, daß allen Patienten, die an psychosomatischen Krankheiten leiden, ganz bestimmte Persönlichkeitszüge gemeinsam sind, unabhängig von der Art der jeweiligen Erkrankung.

Sie beschreiben eine »*psychosomatische Struktur*«, die sie mit der neurotischen Struktur, der genitalen Struktur, der perversen und der psychotischen Struktur vergleichen und von diesen unterscheiden. Als Merkmale der »psychosomatischen Struktur« nennen die Autoren folgende:

Das *operationale Denken:* Es ist gekennzeichnet durch mehr oder weniger ausgeprägte qualitative Armut des Beziehungssystems des Kranken den seelischen Objekten gegenüber – gleichgültig, ob es sich um innere oder äußere Objekte handelt;

Unfähigkeit zu phantasieren;

sprachliche Äußerungen erscheinen als banal und steril;

in kritischen Momenten treten anstelle einer Vorstellung leibliche Innervationen auf (Bewegung, Handlung, Schmerz, Symptom etc.);

während Neurotiker mit ihren Triebimpulsen in direkter oder abgewehrter Form in Verbindung stehen, ist es dem psychosomatisch Kranken nicht möglich, Triebwünsche und deren Abwehr bewußt werden zu lassen.

Ich-Störungen im Sinne partieller psychischer Unreife, rigider, aber brüchiger Abwehrorganisation;

mangelhafte Symbolisierungsmöglichkeit;

Objektbeziehungen sind durch »Beziehungs-Leere« gekennzeichnet;

die Patienten scheinen von ihrem Unbewußten abgeschnitten zu sein;

Spannungen scheinen oft unmittelbar, ohne durch psychische Prozesse hindurchzugehen, zu psychosomatischen Reaktionen zu führen.

Psychosomatische Regression auf ein primitives Abwehrsystem, das aggressive und autodestruktive Tendenzen somatisiert. Sie geht auf früheste Entwicklungsstufen des Somatischen – sogar bis auf die Interaktion zwischen Fötus und Mutter zurück (Marty).

Projektive Verdoppelung: Das Subjekt verneint seine eigene Originalität ebenso wie diejenige des anderen, in den es sich projiziert und in dem es eine genaue Entsprechung seiner selbst sieht. »Der Therapeut«, sagt Marty, »verspürt ein peinliches Gefühl vor einem Menschen, der anscheinend in keinerlei Beziehung eintritt. Der verbale Austausch scheint banal, steril, ohne Zukunft.«

Die psychosomatischen Patienten, stellen die Autoren fest, haben nichts zu sagen, weil alles »normal« ist. Sie erleben weder während der Behandlungsstunden, noch in der Zeit zwischen zwei Behandlungsstunden etwas, das sie für mitteilenswert halten, statt dessen berichten sie Konkretes, Reales – so z. B. Dinge, die sie getan, die sich ereignet haben.

Besonders auch im Schweigen zeigt sich der Unterschied gegenüber den Psychoneurosen. Es dauert oft sehr lange, füllt ganze Stunden aus, ist inhaltsleer, verbreitet Langeweile.

In *diagnostischer Hinsicht* finden sich Migräne, Allergie, Urticaria, essentielle Hypertonie und gastro-duodenales Ulkus, ferner funktionelle und konversionshysterische Syndrome. Daneben führen die Autoren das Glaukom und die Lungentuberkulose auf. Es fehlen die meisten der schweren psychosomatischen Erkrankungen wie Anorexia nervosa, Colitis ulcerosa, Diabetes, Asthma bronchiale, maligne Formen der Freß-Fettsucht und jene hypochondrischen Organsensationen als Ausdruck frühester narzißtischer Störungen des Körpererlebens.

In *soziologischer Hinsicht* besteht die Gruppe aus Patienten der unteren Bildungs- und Einkommensschichten.

Zu erwähnen sind ferner noch zwei methodische Besonderheiten: das Selektionsverfahren und die Art der Datengewinnung. Die *Selektion* geschieht in der Weise, daß die Patienten aus dem Krankengut der 3. Pflegeklasse der Pariser Kliniken für Innere Medizin, Chirurgie etc. zu einem Interview ausgesucht werden. Aufgrund der Struktur der Klinik und der französischen Tradition der öffentlichen Vorstellung der Patienten zu Lehrzwecken haben die Patienten wenig Möglichkeiten, die Vorstellung zu verweigern. Hier gleicht das französische System dem deutschen. Die *Datengewinnung* erfolgt im Rahmen einer öffentlichen Exploration im Beisein von Studenten und jüngeren Ärzten.

Jeder von uns kennt Kranke, die die genannte Struktur mehr oder weniger ausgeprägt zeigen. Sie findet sich ohne Zweifel unter psychosomatisch Kranken häufiger und ausgeprägter als unter Kranken mit anderen neurotischen Störungen. Wir finden sie aber auch dort – und nicht etwa als Seltenheit. Ich stelle nun die These auf, daß die von den französischen Autoren beschriebene »psychosomatische Struktur« nicht krankheitsspezifisch ist. Als Beweis lege ich zwei Vergleichsgruppen vor. Eine von psychoneurotischen Kranken ohne Körpersymptomatik derselben Einkommens- und Bildungsschicht, eine andere Gruppe von psychosomatischen Kranken der mittleren Einkommens- und Bildungsschicht aus meiner Privatpraxis. Die Gruppe der psychoneurotischen Patienten stimmt mit der französischen Gruppe nicht nur in der sozialen Zusammensetzung überein, sondern auch im Selektionsverfahren. In der Methode der Datengewinnung jedoch unterscheiden wir uns von den französischen Kollegen insofern, als wir die Exploration ohne Beisein anderer Personen in der intimen Arzt–Patienten-Beziehung durchführen. Die Gruppe der psychosomatisch Kranken aus meiner Privatpraxis werden von Ärzten direkt zu mir geschickt, oder sie kommen spontan. Sie erwarten Hilfe für ihre körperlichen und/oder seelischen Leidenszustände. Ich führe mit ihnen keine Exploration zur Gewinnung von Forschungsergebnissen durch, sondern beginne bereits das erste Gespräch in therapeutischer Absicht.

Zum Schluß meiner Untersuchung werde ich anhand von Verlaufsbeobachtungen die Frage stellen, ob die psychosomatischen Störungen im Sinne der französischen Schule eine Krankheitseinheit bilden – wie dort unterstellt wird – und deutlich von neurotischen Störungen unterschieden werden können oder nicht.

Ich stütze mich dabei auf meine Erfahrungen an Patienten aus drei verschiedenen Bereichen, die ich während meiner Tätigkeit als Psychoanalytiker im Bereich der Inneren Klinik und in dem der Privatpraxis gemacht habe. Mit meinen Mitarbeitern sah ich einmal Patienten, die die Medizinische Poliklinik oder andere Polikliniken und Kliniken wegen körperlicher

Beschwerden aufsuchten und die von den Ärzten unter dem Verdacht einer psychosomatischen Störung zur diagnostischen Klärung und eventuellen psychotherapeutischen Behandlung zu uns geschickt wurden, zum anderen Patienten, bei denen in nicht-psychiatrischen Polikliniken und Kliniken, die die Patienten wegen einer organischen Störung oder Erkrankung aufgesucht hatten, eine psychoneurotische Störung schweren Grades *neben* der organischen Krankheit gefunden worden war und solche, die aus der Psychiatrischen Poliklinik, von niedergelassenen Praktikern und Nervenärzten gezielt zur Behandlung einer Psychoneurose geschickt wurden. In meiner Privatpraxis behandelte ich sowohl psychoneurotische als auch psychosomatische Patienten.

Die Angehörigen der beiden Gruppen, die uns in die Psychosomatische Abteilung geschickt wurden, hatten oft nur geringe, manchmal keine Einsicht in die Beziehung zwischen der Erkrankung und Konflikten. Sie wußten vor allem in den ersten Jahren des Bestehens der Psychosomatischen Abteilung in München (1948-1960) nicht, was für eine Art Medizin wir betrieben und was eine psychotherapeutische Behandlung bedeutet. Die einweisenden Ärzte hatten sie nicht oder nur mangelhaft darüber aufgeklärt, was die Überweisung zu uns bezwecke. Von einer Bereitschaft zu einem Gespräch konnte häufig keine Rede sein. Die Patienten erlebten den Gang zu uns wie etwas, was man in einer Klinik befolgen muß, verspürten aber keine Motivation. Sie gehörten, die der ersten Gruppe mehr als die der zweiten, der unteren Einkommens- und Bildungsschicht an. Die Angehörigen der dritten Gruppe, psychosomatische Kranke der Privatpraxis, waren auf eigene Initiative zu mir gekommen oder mir von Kollegen im Einvernehmen mit dem Kranken geschickt worden. Sie gehörten der Mittelschicht an. Die meisten hatten einen Oberschulabschluß oder ein Hochschulstudium absolviert. (Angehörige der Oberschicht erschienen hier ebenfalls. Jedoch kam es bei ihnen – und kommt es auch heute noch – kaum je zu einer regelrechten mehrjährigen psychoanalytischen Behandlung.)[1]

1. Der Vergleich der Gruppe der französischen Autoren und der Gruppe der psychoneurotischen Patienten.

Hier zeigen sich, übersetzt man die Feststellungen der französischen Autoren über ihre psychosomatischen Kranken und meine (1975) über die psychoneurotischen Kranken der unteren Einkommens- und Bildungsschicht – nachfolgend als Unterschichtpatient bezeichnet – aus der Sprache der Interpretation in die der Beobachtung, folgende Übereinstimmungen in beiden Gruppen:

Psychosomatische Struktur	*Unterschichtpatient*
Qualitative Armut des Beziehungssystems seelischen Objekten gegenüber;	Die Kranken sprechen über sich, ihre Krankheit, ihren Körper, nahe Beziehungspersonen wie über Sachen;
Unfähigkeit zu phantasieren;	Phantasien werden nicht oder selten geäußert. Wenn sie geäußert werden, kann der Kranke nicht mit ihnen in einem seelischen Beziehungssystem umgehen;
sprachliche Äußerungen erscheinen banal und steril;	entsprechend;
in kritischen Momenten treten anstelle einer Vorstellung leibliche Innervation auf (Bewegung, Handlung, Schmerz, Symptom etc.);	in Krisensituationen steigert sich die Psychosymptomatik (Angst, Hemmung etc.) – häufig mit vegetativen Reaktionen verbunden.
Ich-Störungen im Sinne partieller psychischer Unreife;	schwaches, zur Autonomie unfähiges Ich;
brüchige Abwehrorganisation;	entsprechend;
mangelhafte Symbolisierungsmöglichkeit;	entsprechend;
Objektbeziehungen sind durch »Beziehungs-Leere« gekennzeichnet;	wird in der Form nicht beobachtet;
die Patienten scheinen von ihrem Unbewußten abgeschnitten zu sein;	entsprechend; es gibt aber auch das Gegenteil: die Überflutung mit Unbewußtem;
psychosomatische Regression auf ein primitives Abwehrsystem, das aggressive Tendenzen somatisiert;	schwere Formen von Regression; über den zweiten Punkt kann keine Aussage gemacht werden;
projektive Verdoppelung;	keine entsprechenden Beobachtungen, es sei denn die schwache, vor-

	sichtige, affektarme Beziehung zum Arzt;
die psychosomatischen Patienten haben nichts zu sagen, weil alles normal ist;	die Patienten erklären alles für normal, wenn nur das Symptom nicht wäre. Sie sprechen von Geschehnissen, nicht von Erlebnissen;
langes, inhaltloses Schweigen.	langes Schweigen, nicht inhaltsleer.

An drei Stellen können wir, wie diese Gegenüberstellung zeigt, die Beobachtungen der französischen Schule an unseren Patienten nicht bestätigen. Das ist einmal bei der »projektiven Verdoppelung«, weil, so glauben wir, es uns nicht gelungen ist, das Theoriestück in die Beobachtungsebene zu übersetzen, zum anderen bei der »Beziehungs-Leere«. Hier besonders, aber auch an vielen anderen Stellen, haben wir den Eindruck, daß es sich um ein Artefakt handelt, das durch die ungewohnte, dem Patienten schwer verständliche Untersuchungssituation der französischen Autoren zustande kommt. Hier spielen Unsicherheit, Scheu und vor allem Scham eine entscheidende Rolle an der, so würden wir das Phänomen nennen, Zurückhaltung. Bestätigend erfuhren wir dies in den Fällen, in denen es zu mehreren Gesprächen oder zu einer Therapie kam. Hier zeigte sich, daß hinter der »Beziehungs-Leere« eine durch soziokulturelle Faktoren bedingte Schwierigkeit liegt, eine offene, freie Beziehung mit einem Menschen, der anbietet, über Lebensprobleme, Konflikte etc. zu sprechen, aufzunehmen. Auch bei der dritten Abweichung, dem als inhaltlos interpretierten Schweigen, haben wir den Eindruck, daß es sich um eine Beziehungsstörung auf seiten des Arztes handelt, in die er durch das inadäquate, ihm Mühe und Erfolglosigkeit vermittelnde Verhalten der Patienten hineingerät. Auch Schneider sieht die Ursache für das Verhalten der Patienten in der Methode der Datengewinnung. Er stellt fest, daß die Situation, in der die Exploration stattfindet, nur als feindlich empfunden werden könne, primitive Abwehrmechanismen mobilisieren müsse und die Möglichkeit der Phantasiebildung verhindere. Das »operationale Denken« wie die »Übertragungshemmung« seien das folgerichtige Resultat dieser Prozedur (1973).

Während der 5 Jahre dauernden Studie fanden sich von den etwa 350 insgesamt explorierten Patienten nur etwa 20 zu einer Behandlung bereit (Cremerius, 1975). Bei keinem von ihnen kam es zu einem regelrechten analytischen Prozeßgeschehen mit Übertragung, Widerstand und Bearbeitung der unbewußten Phantasien. Die Gründe dafür lagen eindeutig in den Schwierigkeiten der Patienten, die den von den französischen Autoren beschriebenen ähnelten oder teilweise glichen. Die bis zu maximal 200 Stunden durchgeführten Therapien bestätigten diese Ergebnisse eindrücklich. So sagte eine Arbeiterin, die in kleinbäuerlichem Milieu auf einem kleinen Dorf lebte, nach 182 Behandlungsstunden dasselbe, was sie auch in der ersten gesagt hatte: »Meinem Mann kann ich nicht sagen, was ich möchte, weil ich Angst habe, daß er mich dann verläßt. Er hält ganz einfach zu seiner Mutter. Und die mag mich nicht, der kann ich nichts recht machen. Wir wohnen im Hause der Schwiegereltern, und die Schwiegermutter bestimmt alles so wie früher – als ob es mich gar nicht gäbe. Klage ich darüber bei meinem Mann, etwa darüber, daß ich nicht selber kochen darf, versteht er mich nicht. Er fände, sagt er, alles gut so wie es sei. Und gegen meine Schwiegermutter komme ich nicht an. Wenn Sie die kennen würden, würden Sie das verstehen.« (Die Patientin hatte eine solche Angst vor ihrem Mann und seiner Familie, daß sie 1½ Jahre heimlich oder unter Angabe falscher Gründe zu mir in die Klinik kam.

2. Ich komme jetzt zum *Vergleich der französischen Gruppe mit der Gruppe der psychosomatischen Kranken* meiner Privatpraxis, einer Art Gegenprobe gegen die vorhergehende Gruppe. Hier ist zuerst einmal festzustellen, daß sie in bezug auf die Analysierbarkeit weniger einheitlich ist als die vorige Gruppe. War dort nur in seltensten Fällen eine analytische Behandlung möglich, kommt sie hier bei vielen Patienten zustande. Das sind in der Regel jene Patienten, die bereits mit dem Wunsch nach Behandlung die Sprechstunde aufsuchen, oder bei denen er sich in den initialen Gesprächen bald einstellt. Viele dieser Patienten klagen außer über körperliche Beschwerden über Lebensschwierigkeiten und innere Konflikte. Bei ihnen fanden sich weder im Erstgespräch noch in den bis maximal 5 Jahre dauernden Behandlungen Anzeichen

für das Vorliegen der »psychosomatischen Struktur«. Nachfolgende Falldarstellung mag das belegen:

Der 48jährige Postbeamte, der stets schwarz gekleidet zu mir kommt, leidet seit der Pubertät ununterbrochen an einem Asthma bronchiale, das in den letzten Jahren zu Emphysem und Herzinsuffizienz geführt hat. Er steht dauernd in ärztlicher Behandlung und benutzt auch während der Behandlungsstunden einen Inhalator. In manchen Stunden sitzt er, weil er auf der Couch schlechter Luft bekommt. Er ist seit 12 Jahren verheiratet. Die Ehe ist willentlich kinderlos, weil er Angst vor der Zukunft hat, die er so düster und trostlos sieht, daß er sagt, in sie hinein dürfe kein Kind geboren werden. Er ist Einzelkind und hat seinen Vater, der auch bei der Post war, mit 16 Jahren verloren. Bis zur Eheschließung lebte er mit seiner Mutter zusammen. Erst nach ihrem Tode, den er als Befreiung empfand – die Mutter habe ihn verwöhnt und unterdrückt zugleich – schaute er sich nach einer Frau um. Bis dahin hatte er, von einigen Versuchen im Amt und bei Prostituierten abgesehen, keine Frauen kennengelernt. Die Abende, die Wochenenden und die Ferien verbrachte er mit der Mutter. – Das Asthma, sagte er, habe nach dem Abitur seine Absicht, Geschichte zu studieren, zerstört und ihn bestimmt, in die gesicherte Beamtenlaufbahn zu gehen. Dies alles erfahre ich leicht in einem flüssigen, beziehungsreichen Erstgespräch. Nach wenigen Stunden akzeptiert der Patient meinen Vorschlag, eine Analyse zu machen, weil er seine Ängste, seine pessimistisch-quälerische Einstellung zur Welt los sein möchte, vor allem auch seine Beziehung zu seiner Frau, die sehr unter seinen Launen, seiner Eigenbrötelei und seinen Quälereien zu leiden habe, klären und verbessern möchte. Im Verlauf dieser Analyse, in der es um die Haßliebe zur Mutter, die Problematik Abhängigkeit – Unabhängigkeit ihr gegenüber und zum Schluß um eine homosexuelle Ablehnung der Phallizität ging, war von den oben aufgeführten Merkmalen der »psychosomatischen Struktur« nicht viel zu merken. Der Patient entwickelte eine intensive Übertragung, die zeitweise stürmische homosexuelle Formen annahm, fand Zugang zu unbewußten Prozessen und zeigte ein lebendiges, phantasiereiches Denken. Ich würde sagen, die Therapie verlief im wesentlichen ähnlich wie bei einer Neurose. Mit einer Ausnahme: Auffallend und besonders beschwerlich zu handhaben waren zwei längere regressive Phasen, die beide Male in Situationen einsetzten, in denen der Patient aggressive Impulse in der Übertragung nicht zu bearbeiten vermochte. Wir hatten es über Wochen anstatt mit Affekten und Phantasien mit körperlichen Funktionen zu tun. Alle meine Deutungsangebote blieben wirkungslos oder erhöhten nur die regressive Tendenz. Zugleich wurde das Asthma so schwer, daß der Patient für 3 Wochen stationär behandelt werden mußte. Aber schließlich – nach einem langen Umweg über die Bearbeitung eines gnadenlosen Über-Ichs – konnte der Patient wahrnehmen, daß seine liebenswürdige Überangepaßtheit, hier wie in der Gesellschaft, seine Methode war, aggressiven Triebwünschen auszuweichen. Diese Bewegung führte uns zur Durcharbeitung der masochistischen Triebverarbeitung des Patienten, dessen Ich die Quälereien des Über-Ichs passiv-feminin genoß. Und damit waren wir wieder, jetzt von einer anderen Seite kommend, bei seiner Homosexualität. Die regressiven Phasen glichen in etwa dem, was die französischen Autoren als psychosomatische Regression beschrieben haben (Fain, 1966). Aber liegt hier etwas Spezifisches vor? Kennt nicht jeder von uns solche tiefen Regressionen bei neurotischen Patienten *ohne* Körpersymptomatik! Gegen Ende der 4jährigen Behandlung hatte der Patient auch viel über den »Umgang zwischen seinem Körper und seiner Seele« (Viktor v. Weizsäcker) gelernt. Ein Traum aus der Zeit der Bearbeitung seiner Abhängigkeits-/Unabhängigkeitsproblematik mag dies verdeutlichen: »Ich befinde mich in einem aquariumartigen Becken aus Glas, das oben fest verschlossen ist. Ich kann alles sehen, was draußen vorgeht, aber nicht aktiv daran teilnehmen. Der Zustand ist nicht unangenehm. Dann beginnt das Wasser im Becken zu steigen, und ich weiß, daß ich ertrinken, ersticken werde. Als das Wasser bis zum Kinn gestiegen ist, wache ich in schrecklicher Angst auf.«

Weil bei dem Patienten, wie bei Marcel Proust, Asthma und Homosexualität miteinander auftraten, las ich während der Behandlung in »Auf der Suche nach der verlorenen Zeit« und brachte eines Tages einen Einfall aus dieser Lektüre in eine Deutung ein. Darauf las auch der Patient den Roman, den er bis dahin nicht gekannt hatte. Seine Weise, damit differenziert, verstehend, mitfühlend, sich einbeziehend, auf sich reflektierend umzugehen, war das reine Gegenteil der von den französischen Autoren beschriebenen »psychosomatischen Struktur«.

Der andere Teil dieser Patienten aus der Privatsprechstunde unterscheidet sich deutlich von den zuerst beschriebenen. Sie kommen ohne klare Vorstellungen von der Psychoanalyse, sie erwarten, daß etwas mit ihnen gemacht werde, oder sie hoffen auf eine Beseitigung ihrer Beschwerden, ohne daß ihre neurotische Problematik bearbeitet werde. Manche, in der Regel Angehörige der höheren und höchsten Einkommensschichten, kommen häufig ohne ernsthafte Absicht, sich mit sich selber auseinanderzusetzen. Sie haben soviele Möglichkeiten der Ersatzbefriedigung und des gesellschaftlich kaum noch kontrollierten oder kontrollierbaren Ausagierens, daß sie ihren Leidensdruck leicht auf anderen Wegen, als dem einer Therapie, erleichtern können. – Bei diesem Teil der Patienten, mit denen nur selten eine psychoanalytische Therapie zustande kommt, finden sich viele Merkmale der »psychosomatischen Struktur«. Vor allem die Beziehungsarmut, die Unfähigkeit zu phantasieren, der fehlende Zugang zum eigenen Unbewußten, die Schwierigkeit, Triebimpulse zuzulassen, rigide Abwehrorganisation und Somatisation anstelle von Verbalisation und Kommunikation. Nie jedoch sah ich den vollausgebildeten Zustand der »psychosomatischen Struktur«, d. h. jenes Bild des prägenitalen Patienten. Der nachfolgende Fall kann das Gemeinte verdeutlichen:

Der 32jährige Industriekaufmann in leitender Stellung, verheiratet, eine Tochter von 5 Jahren, leidet seit etwa 10 Jahren zunehmend an einer Colitis, die jetzt von seinem behandelnden Arzt als Colitis mucosa klassifiziert wird. Er komme in die Analyse, weil sein Arzt ihm dazu geraten habe und weil er auch das noch – nach so vielen anderen Sachen – probieren wolle. Die »Eröffnung« der Behandlung möchte ich als typisch für eine bestimmte Gruppe von Patienten bezeichnen. Sie besteht darin, daß der Patient mitteilt, daß er eigentlich nicht wisse, worüber er sprechen solle. Es sei in seinem Leben alles in Ordnung, Probleme bestünden keine, Ehe, Beruf etc. befriedigten ihn – wenn nicht diese »blöde Darmgeschichte« wäre. So schleppten sich die Stunden hin. Mal sprach er von

Geschehnissen in der Familie, mal von solchen im Beruf, mal äußerte er sich im Konversationsstil zu Tagesereignissen in der Wirtschaft und der Politik. Die Schilderung seiner Darmerkrankung nahm einen großen Raum ein. Immer wieder machte er Angebote, mit mir darüber sprechen zu wollen, ob er diese oder jene Diät halten, dieses oder jenes Medikament probieren solle, ob ich meine, daß die heutige Verschlechterung damit zu tun haben könne, daß er gestern abend eine halbe Flasche Wein getrunken habe usf. Dann erwähnte er nach 6 Wochen, daß er auf seinen Geschäftsreisen – er unterbrach die Analyse deshalb 2- bis 3mal im Monat für 2, manchmal auch für 3 Tage – gelegentlich »Seitensprünge« mache. Meine Erwartung, daß jetzt vielleicht etwas in Gang kommen könne, wurde sofort enttäuscht. Es blieb bei der Erwähnung und der beiläufigen Bemerkung, daß das seinem ehelichen Leben keinen Schaden zufüge. Meine Lage wurde immer schwieriger, weil alle Versuche, an den Patienten heranzukommen, scheiterten. Ich fühlte mich von Langeweile und Leere befallen und hatte das Gefühl, daß diese Analyse nicht gelingen und bald enden werde. Mein Interesse für den Patienten nahm stark ab, und ich war es, der jetzt die Symptome der »Beziehungs-Leere«, der »Verarmung der Phantasie« etc. an mir bemerkte. In dieser Phase kam es zu folgendem Agieren des Patienten: Vor Beginn der Therapie hatte er mich gebeten, eine Bescheinigung für seine Krankenkasse auszustellen, die 150 Stunden mit etwa 70% des Honorars übernehmen wolle. Ich hatte das abgelehnt und vorgeschlagen, daß er die erste zwei Jahre selber finanzieren solle. Danach sei ich dann zu diesem Antrag bereit. Er hatte darauf verstimmt-brummelig reagiert. Als ich ihn darauf ansprach, versicherte er aber sofort, es mache ihm gar nichts, er sei einverstanden, und ich würde mich irren, wenn ich glaube, er sei verstimmt. Natürlich wäre es ihm anders lieber gewesen. Jetzt, die Analyse läuft etwa seit 70 Stunden, bittet er um eine längere Unterbrechung, weil er eine Geschäftsreise von 3 Wochen antreten müsse. Meinen Versuch, das Thema analytisch zu bearbeiten, weist er als unbegreiflich zurück: Eine Geschäftsreise sei eine Geschäftsreise, und die müsse einfach sein, da gäbe es nichts zu analysieren. 14 Tage nach seiner »Abreise« ruft mich seine Frau an und teilt mit, daß ihr Mann für 3 Wochen in ein

Sanatorium gegangen sei (der Leiter ist ein damals bekannter Modearzt, der mit fragwürdigen Verfahren Heilung von insbesondere chronischen Leiden versprach) und sie sich Sorgen um ihn mache. Sie habe ihn besucht und ihn in einem sehr schlechten Zustand angetroffen. Sie rufe mich an, um mich zu fragen, was sie tun solle oder ob ich etwas unternehmen könne. – Als der Patient am Ende der drei Wochen wiederkommt, er hat mittlerweile von seiner Frau erfahren, daß ich Bescheid weiß, spielt er die Geschichte runter und bagatellisiert sie. Als ich ihm am Monatsende gemäß unserer Absprache die Rechnung für den vollen Monat übergebe, wird er wütend darüber, daß ich für Stunden liquidiere, die ich gar nicht gemacht habe, und wirft mir vor, er habe etwas für seine Gesundheit tun müssen, weil ich ja bisher nichts erreicht hätte. Meine Deutung, die auf seine Ängste vor phallischer Deutlichkeit, Eindeutigkeit, Offenheit, Aggressivität und Aktivität abzielt, berührt ihn und leitet eine Phase ein, in der er akzeptiert, daß das, was sich in der Übertragung ereignet habe, gleicherweise in seiner Ehe geschähe: die Seitensprünge seien Ausdruck der Ohnmacht seiner Frau gegenüber, gegen die er sich nicht behaupten könne. Das sei so sein Charakter, er könne nicht direkt aggressiv sein. In der nun einsetzenden Arbeit an der Übertragung beginnt auch sein Darm mitzusprechen. Nachdem wir diesen Punkt erreicht haben, verläuft die Analyse – eine technisch nicht leicht zu handhabende Analyse – im großen und ganzen regelhaft.

3. Theoretische Überlegungen zu den bisherigen Ergebnissen

Meine Erfahrung der Privatpraxis deckt sich mit der jener Analytiker, die psychosomatische Patienten, die spontan zu ihnen kommen und der mittleren Bildungs- und Einkommensschicht angehören, in der Privatpraxis behandeln. Sie – Alexander, Garma, Monsour, Orgel, Oston, Sperling, um nur wenige Namen zu nennen, – verstehen diese Kranken wie ich als Neurotiker, führen die Analyse nach der Standardmethode aus und berichten von guten Erfolgen.

Das Ergebnis meiner Untersuchung ist, daß die sog. psychosomatische Struktur, so will ich sie von nun an nennen, nicht krankheitsspezifisch ist. Sie zeigt sich auch bei Patienten mit psychoneurotischen Störungen *ohne* Körpersymptomatik, und sie fehlt in der Regel bei allen psychosomatischen Patienten der Mittelschicht, die die Privatpraxis eines Analytikers wegen einer Therapie aufsuchen. Worin die Patienten, welche die sog. psychosomatische Struktur zeigen, jedoch übereinstimmen, ist die Zugehörigkeit zur gleichen sozialen Schicht. Ich stelle daher fest, daß es sich um ein schichtspezifisches Merkmal handelt. Ich wurde auf diese Fragestellung durch eine Untersuchung über die Schwierigkeiten bei der Anwendung der psychoanalytischen Therapie bei Unterschichtpatienten aufmerksam (1975). Die Gegenprobe mit der Gruppe der psychosomatischen Privatpatienten bestärkt meine These. Auch Overbeck kommt aufgrund seiner Untersuchung zu ähnlichen Ergebnissen, wenn er feststellt, daß die »psychosomatischen« Patienten keine krankheitsspezfisische, sondern eine soziale Sondergruppe darstellen (1975). Die Schichtspezifität von Symptombildern und Syndromen konnten Schwab und Mitarbeiter auch für die Depression nachweisen. Die Krankheit war, stellten sie fest, in den unteren Klassen nicht nur bedeutend schwerer, sondern zeigte auch andere Symptombilder als bei Patienten der Mittel- und Oberschicht (1967).

Meine Formulierung »schichtspezifisch« ist nur als Abkürzung für einen komplexen Tatbestand zu verstehen. Ich meine gerade nicht, daß es sich um gegebene Merkmale einer Schicht in dem Sinne handelt, wie man etwa von Merkmalen bei einer Tierart spricht. Vielmehr verstehe ich sie einerseits als geschichtlich-gesellschaftlich bedingt, andererseits als durch die Untersuchungssituation verursacht, in der die Eigenart einer Schicht mit den Maßstäben einer anderen, die dazu auch noch die Herrschaftsschicht ist, bestimmt werden soll. Dies hat die Ethnopsychologie bereits vor 50 Jahren als fehlerhaftes Vorgehen erkannt. Ich meine ferner nicht Verstehensschwierigkeiten im Sinne von Sprachbarrieren, wie sie Bernstein z. B. beschrieben hat. Die Verstehensschwierigkeiten sind eher nachfühlbar und verständlich, wenn man die Phantasiewelt der untersuchenden Analytiker zur Kenntnis nimmt. Sie ist selbst für einen Psychoanalytiker, der dieser Schule nicht angehört, fremd, erstaunlich und manchmal völlig unbegreiflich. Wie muß es da erst anderen Menschen gehen und wie vor allem den Angehörigen der unteren Bildungsschicht?

An dem Beispiel der jungen Arbeiterin, die ich kurz erwähnt habe, – wie an vielen anderen Patienten, die wir im Rahmen der genannten Untersuchung exploriert und therapiert haben – wird dies bereits deutlich. Die Schwierigkeiten, die sie im Umgang mit sich in der psychotherapeutischen Gesprächssituation hatte, spiegeln genau die soziokulturellen Momente wider, wie sie in ihrer Lebens- und Arbeitswelt herrschen: die Vorherrschaft der Eltern des Mannes über die junge Frau, die ins Haus zieht, die Dominanz des Ehemannes, die Unfreiheit der jungen Frau, die außerhalb der Ehe keine Existenzmöglichkeit sieht. So ist ihr Verhalten von ihren Ängsten, ihrer Unfreiheit, ihrem mangelnden Erwachsensein her voll und ganz zu verstehen. Was die französischen Autoren als Persönlichkeitsmerkmale beschreiben, ist also nichts Primäres, sondern Folge des soziokulturellen Zustandes. Dasselbe gilt für die Charakterisierung der psychosomatischen Patienten als »infantile Persönlichkeiten«, wie es Ruesch tat (1948).

Das andere Resultat meiner Untersuchung ist, daß eine Korrelation zwischen der sog. psychosomatischen Struktur und dem Selektionsverfahren besteht. Sie zeigt sich bei allen denen, die wir zur Untersuchung auffordern, vielleicht sage ich besser nötigen, weil wir sie für Lehr- oder Forschungszwecke brauchen, bei denen, die uns geschickt werden und bei denen, die uns aufsuchen in der Hoffnung, daß wir ihre körperlichen Beschwerden beheben, ohne an ihren neurotischen Hintergrund zu rühren. Diese Gruppe ist nicht an eine bestimmte Einkommens- oder Bildungsschicht gebunden. Das hier beschriebene Merkmal der fehlenden oder gestörten Beziehung zum Arzt, des Nichtverstehens des therapeutischen Angebotes, seine Ablehnung oder die Unfähigkeit, es zu akzeptieren, geht quer durch alle sozialen Schichten. In der höheren Bildungsschicht fällt es jedoch nicht so stark ins Auge wie bei Personen, die nur Volksschulabschluß haben. Der Umgang mit Literatur z. B. setzt sie in den Stand, über psychosomatische Fragen mit dem Arzt sprechen zu können. Auch verstehen sie intellektuell die Bedeutung der Phantasie für die Entstehung von Körperstörungen.

Eine Bestätigung dieser Beziehung zwischen Selektionsverfahren und Therapierbarkeit liefern die Erfahrungen, welche ich mit meinen Mitarbeitern bei der psychosomatischen Erforschung des Diabetes mellitus gemacht habe (1955, 1956, 1956/57). Es zeigte sich, daß die Fälle, welche wir von uns aus zur Behandlung aussuchten, d. h., denen wir eine solche nahelegten, eine solche ablehnten oder sie bald beendeten. Dagegen kam es wenige Male dazu, daß Patienten aus der Diabetes-Beratungsstelle der Klinik, die von unserer Arbeit gehört hatten, uns spontan ansprachen und fragten, ob wir sie nicht in Therapie nehmen wollten – nicht primär wegen ihres Diabetes, sondern wegen ihrer Konflikte und Lebensschwierigkeiten, an denen sie litten und von denen sie glaubten, daß sie den Diabetes ungünstig beeinflußten. Bei ihnen kam es zu – z. T. erfolgreichen – analytischen Behandlungen. Bemerkenswert ist, daß alle diese Patienten, die uns spontan aufsuchten, auch Angehörige entweder gehobener Bildungs- und/oder Einkommensschichten waren.

Das Moment der Bereitschaft, der »Fälligkeit«, erachte ich für besonders wichtig. Für die analytische Arbeit, vor allem für die Übertragung, ist es von entscheidender Bedeutung, ob jemand eine psychoanalytische Behandlung von sich aus wünscht, oder ob er die Notwendigkeit nicht verspürt. Die mangelnde oder fehlende »Fälligkeit« bringt die Behandlung in der Regel zum Scheitern – unabhängig davon, ob der Patient eine psychosomatische oder eine psychoneurotische Störung hat. Haben uns das nicht insbesondere die schlecht laufenden, wenig angreifenden Lehranalysen mit den Kandidaten gezeigt, bei denen außer der Ausbildungserfordernis keine persönliche Motivation vorliegt? Und von daher verstehen wir auch, daß es zwei gegensätzliche Erfahrungen gibt: die der Analytiker, die in ihrer Privatpraxis psychosomatische Kranke behandeln, welche sie mit dem Wunsch nach einer Therapie aufsuchen und die sie wie Psychoneurosen mit gutem Erfolg psychoanalytisch behandeln – und die der Analytiker, die für ihre Forschungsarbeit in Kliniken und Institutionen Patienten »fischen« müssen, die weder Einsicht in die Natur ihrer körperlichen Störung haben noch die Notwendigkeit einer Therapie verspüren und bei denen sie besondere Persönlichkeitsmerkmale und Nichttherapierbarkeit konstatieren. Da, wo diese Personen mitarbeiten, besteht der Verdacht, daß diese Mitarbeit bereits ein neurotisches Symptom ist, das der Forscher wiederum nicht erkennen darf, um sein Vorhaben nicht zu stören. So ist es denn auch nicht verwunderlich, daß wir alle, die wir solche Untersuchungen gemacht haben, mehr oder weniger ähnliche Merkmale wie die französischen Autoren an den psychosomatisch Kranken feststellen konnten. Ich verweise etwa auf die Ergebnisse von de Boor (1965) und von Rosenkötter (1968). Letzterer stellt bei einer Gruppe von amenorrhoischen Patientinnen fest, daß sie sagten, sie seien mit ihrem Leben zufrieden, wenn sie nur das Symptom nicht hätten; sie hätten keine Konflikte; sie würden nicht leiden. Sie kamen nicht aufgrund eigener Initiative in die Sprechstunde, sondern wurden von ihren Ehemännern, die sich Kinder wünschten, geschickt.

Wenn die sog. psychosomatische Struktur nicht krankheitsspzeifisch ist, sondern ein Merkmal einerseits der Unterschicht, andererseits jener Patienten, gleich welcher Schicht, welche die Beziehung zwischen krankhafter Störung und Lebensgeschichte nicht sehen oder akzeptieren können, bei denen also die Bereitschaft für einen therapeutischen Kontakt fehlt, so müssen wir uns fragen, was sie denn ihrer Natur nach ist? Zunächst muß ich noch einmal betonen, daß es sich hier z. T. um ein Artefakt handelt, das durch die Selektions- und Explorationsmethode der Autoren entstanden ist. Dadurch sind Persönlichkeitszüge der Kranken zur Karrikatur verzerrt worden. Was da als psychosomatische Struktur beschrieben wird, scheint viel eher aus der Pathologie der prägenitalen Störungen und aus der der schizophrenen Erkrankungen zu stammen. – Zum anderen muß klargestellt werden, daß es sich hier um ein komplexes Gebilde handelt, in dem sich Material aus der Beobachtungsebene mit Material aus der Interpretationsebene ohne Grenzmarkierungen vermischt. Das, was hier an Beobachtbarem vorliegt, läßt sich auf zwei Wegen konzeptuell ordnen. Einmal mit Hilfe ichpsychologischer Begriffe. Danach erscheinen die von den französischen Autoren genannten Merkmale als Abwehrbewegungen des Ichs, als Reaktionsbildung und Verdrängung mit dem Ziel, Affekte und Phantasien davon abzuhalten, bewußt zu werden. Es ist das Verdienst von Mitscherlich, auf dem empirischen Boden der psychoanalytischen Abwehrlehre geblieben zu sein und nicht nach spezifischen Persönlichkeitsmerkmalen gesucht zu haben. So konnte er entdecken, daß die psychosomatisch Kranken keine primär unterschiedliche Krankheitsgruppe bilden, sondern daß hier unterschiedliche Abwehrformen vorherrschen, nämlich eine »zweiphasische Verdrängung« (1954; 1965).[2] In welchem Ausmaß die Phänomene, welche die französischen Autoren als strukturspezifisch angeben, Ausdruck von Abwehrbewegungen gegen Affekte, Gefühle und Triebimpulse sind, schildert der nachfolgende Fall:

Der 25jährige Student der Naturwissenschaft stand, als er zu mir kam, seit 4 Jahren in ärztlicher Behandlung wegen einer essentiellen Hypertonie. Er wolle eine Psychoanalyse machen, sagt er, weil sein behandelnder Arzt ihm vor den Spätfolgen der Hypertonie Angst gemacht habe. Persönliche und Lebensschwierigkeiten habe er keine. Die Kontaktlosigkeit und Beziehungsleere, die ich an seiner Art des Umgangs mit mir spüre und die ich aus dem Bericht heraushöre, beklagt er nicht. Offensichtlich stören sie ihn nicht. Er ist ein schwieriger, spröder Einzelgänger, begabt, mit ausgezeichneten Studienleistungen. Das erste Jahr der Behandlung ist mir wegen seiner qualvollen Langeweile in lebhafter Erinnerung geblieben. Der Patient kam viermal in der Woche und sprach über die Ereignisse seines Lebens wie über die einer anderen Person. Er sprach nicht zu mir, sondern monologisierte, wobei er mich benutzte, wie man Apparate benutzt, etwa ein Telefon oder ein Bandgerät. Mir wurde allmählich seine anale Charakterstruktur deutlich, und ich verstand die Prägung der Situation durch den Mechanismus der Isolierung: Die Gefühle und Empfindungen waren von den Vorstellungen und Erlebnissen abgetrennt. Meine Versuche, diesen Widerstand zu beheben und an die abgespaltenen Gefühle heranzukommen, beantwortete er mit Verstärkung der Abwehr. Im Frühsommer, zu Beginn des zweiten Analysenjahres, entdeckte der Patient, daß er falsch lebe. Er müsse Sport treiben. Er sei eigentlich viel aktiver, motorischer und unternehmungslustiger als er sich gäbe und als ihm bewußt sei. Es käme ihm vor, als habe er bis jetzt mit einer »Muskelblockade« gelebt. Alles das brachte er eines Tages ohne Vorbereitung in die Stunde, stellte mich vor diese in »Heimarbeit« (ein Ausdruck, den wir später für diese Art, mit sich und anderen umzugehen, fanden) hergestellte

Idee und ihre Folgerung: Ich werde jetzt an den Wochenenden ins Gebirge gehen und bergsteigen. Am Ende des Sommers – die Stunden haben jetzt ein zusätzliches Thema, ohne daß sich etwas am Übertragungswiderstand ändert, nämlich das Gebirge und das Bergsteigen – überrascht er mich aufs neue. Dieses Mal mit der Eröffnung, er werde die Analyse abbrechen, weil sein behandelnder Arzt seit einigen Monaten stets normale Blutdruckwerte bei ihm festgestellt habe. Er habe ihm zu seinem Behandlungserfolg gratuliert. Er (der Patient) habe ihn in dem Glauben gelassen, daß es die Analyse gewesen sei, die genützt habe, weil er ihm ja dankbar sei, daß er ihn zu mir geschickt habe. Möglicherweise hätte er die Sache mit dem Bergsteigen ohne die Analyse nicht oder sehr viel später erst entdeckt. Meine entschiedene Weigerung, die begonnene Arbeit aufzugeben und weitere konsequente Widerstandsdeutungen führten nach einer Phase des Streitens und Rangelns zu einer Regression, die sich zunächst durch lange Schweigepausen ankündete, in denen wir den Kontakt miteinander verloren. Dann kam eine Zeit, in der der Patient die Ebene der »Grundstörung« erreichte. Er ging völlig willkürlich mit mir um. Auf totale Entwertung folgte grenzenlose Idealisierung. Er trug die gegensätzlichsten Wünsche an mich heran, setzte sich auf, legte sich wieder, schwieg stundenlang, redete dann lebhaft für mehrere Stunden – aber meist so, daß ich wenig oder gar nichts verstand. Sein Blutdruck stieg wieder an, was er anklagend gegen mich verwandte. Gelegentlich hatte er sogar Blutdruckkrisen. Das Bergsteigen hatte er aufgegeben und saß passiv, nörgelnd und unzufrieden zu Hause herum. Auch seine Studien ließ er schleifen. Meine Übertragungseinstellung wechselte zwischen Langeweile, Ärger und Hoffnungslosigkeit. Gelegentlich dachte ich, ich müßte besonders lieb und mütterlich zu ihm sein und etwas entdecken oder tun, was ihm helfen könne, was ihm unmittelbar wohl täte. Alle meine Kommunikationsversuche, es handelte sich mehr darum als um Deutungen, kamen nicht an, blieben ohne Wirkung. Schließlich deutete ich ihm seinen Sieg über mich, zeigte ihm, daß ich nichts mehr machen könnte, ganz ohnmächtig sei. Damit eröffnete sich eine Phase aktiven analen Agierens mit Versuchen, mich zu beherrschen, zu unterwerfen und zu quälen. Sprach ich diese Trieblust seines

Verhaltens an, kippte es um und der Patient bediente sich der Reaktionsbildung. Jetzt war er plötzlich freundlich, liebenswürdig und unterwürfig. Als wir das durchgearbeitet hatten und der Patient seine anale Aggression zulassen konnte, trat die Analyse in eine normale Verlaufsphase. Die Durcharbeitung der analen Trieb-Abwehrwelt machte den Weg für die Erkenntnis frei, daß sie dem Zwecke gedient hatte, den Patienten vor der phallischen Entwicklung mit ihren Phantasien und Gefühlen zu schützen, die mit infantilen Kastrationsängsten verbunden waren.

Zum anderen läßt sich das Beobachtbare mit Hilfe entwicklungspsychologischer Begriffe ordnen. Danach erscheinen die Merkmale als Störungen der Sozialisation. Diese Menschen haben die übliche Verbindung zwischen Emotionen und Worten nicht entwickelt und leiden demzufolge an der Unfähigkeit, innere emotionale Vorgänge in Worten oder Phantasien auszudrücken.

Für beide Faktoren gilt, daß sie bei allen Neuroseformen, zwar in unterschiedlichem Ausmaß, in der Ätiologie eine Rolle spielen. Aufgrund meiner vergleichenden Untersuchungen der beiden genannten Kollektive kann ich jedoch feststellen, daß die Sozialisationsstörung als Ursache der sog. psychosomatischen Struktur bei Unterschichtpatienten häufiger ist als bei Patienten der Mittelschicht. Daß eine Korrelation zwischen der Schicht und Krankheitsart besteht, haben auch die mit statistischen Methoden arbeitenden Sozialpsychiater aufgedeckt (Hollingshead und Redlich, 1958; Pflanz, 1962; Häfner, 1969). Sie zeigten, daß Unterschicht und psychosomatische Erkrankung einerseits und Oberschicht und psychische Erkrankung andererseits korrelieren. Freedman und Hollingshead (1957) geben folgende Zahlen an: Von den Angehörigen der beiden oberen Sozialschichten (die Autoren arbeiten mit einer Einteilung in 5 Klassen) geben 4% körperliche Beschwerden an, von den Angehörigen der beiden niedrigsten Schichten 59%. – Daß, wenn einmal ein psychosomatisches Leiden vorliegt, das Verständnis für dessen neurotische Natur schwerer zu gewinnen ist als für das von psychoneurotischen Symptomen wie Angst, Trauer, Gehemmtheit, Unsicherheit, liegt auf der Hand. Hier wird vom Patienten eine zweite Verstehensleistung gefordert. Diese wiederum, die

Übersetzung aus der Körpersprache in die Wortsprache, kann von gebildeten Patienten – von Literatur lesenden Patienten vor allem – leichter und besser geleistet werden als von jemandem, der diese Dimension nie kennengelernt hat.

Der obige Fall des hypertonen Studenten soll zeigen, daß die genannten Merkmale sehr wohl neurosenpsychologisch, d. h. in der Sprache der Trieb–Abwehr-Dynamik, der Regression, der Objektbeziehung etc. interpretiert werden können, und daß es dazu nicht der Hypothese eines besonderen Persönlichkeitstypus bedarf. Er soll ferner zeigen, daß auch in Fällen, wo die analytische Behandlung zu scheitern scheint, doch oft noch nach der klassischen Methode verfahren werden kann, wenn es gelingt, die besonderen Schwierigkeiten zu meistern. Im übrigen möchte ich an dieser Stelle fragen, ob wir überhaupt berechtigt sind, das Kriterium der Nicht-Analysierbarkeit und der schlechten Prognose für die psychosomatischen Kranken zu monopolisieren? Wissen wir mittlerweile nicht, daß wir sehr häufig gerade an der Neurose scheitern, die einmal als Modell für die psychoanalytische Behandlung schlechthin gegolten hat, an der Hysterie? Wenn ich die Aussagen der französischen Autoren über das Übertragungsverhalten ihrer Exploranden betrachte, so frage ich mich, ob es ihnen mit diesen Kranken nicht so geht wie den Analytikern der 20er Jahre, die mit dem Konzept der Übertragungsunfähigkeit an die Psychosentherapie herangegangen sind. Müssen sie nicht auch solange scheitern, bis sie neue Zugangswege gefunden haben – und heißt das nicht, bis sie ihre Übertragungsreaktionen verstanden haben und damit umgehen können?

Meine Frage ist, ob wir aus den Feststellungen der französischen Autoren den Schluß ziehen dürfen, daß die psychosomatischen Kranken eine andere Struktur haben als die Neurosen? Tun wir das, dann haben wir als nächstes zu deklarieren, worin sich ein analysierbarer, übertragungsfähiger Neurotiker mit einer psychosomatischen Krankheit von den ersteren unterscheidet.

Es sei an dieser Stelle daran erinnert, daß es nicht zwingend erscheint, eine besondere Persönlichkeitsstruktur des psychosomatisch Kranken anzunehmen. Es gibt eine Reihe von Konzepten, die in der Lage sind, einige Besonderheiten dieser Kranken zu erklären – und dies innerhalb des bereits vorhandenen Theorierahmens. Da ist einmal der von Federn unternommene Versuch, die psychosomatischen Krankheiten als Folge von frühen Fixierungen und Regressionen auf die Fixierungsstellen zu erklären. Federn hatte diese Beobachtungen an einem Asthmakranken gemacht und in der Mittwochgesellschaft vorgetragen. (Übrigens die erste bekanntgewordene Analyse einer Organkrankheit.) Freud ordnete das Phänomen in der anschließenden Diskussion wie folgt in sein nosologisches System ein: »es ist zweckentsprechend, solche Sexualneurosen, welche den gleichen psychischen Mechanismus wie die Hysterie haben, aber die Symptome nicht durch eigentliche Konversion bilden, sondern dazu eine organisch präformierte, abnorme somatische Reaktion benützen, als Fixierungshysterien zu bezeichnen und als besondere Gruppe den Konversions- und Angsthysterien beizuordnen« (Federn, 1913).

Da gibt es ferner die These von Deutsch (1953) und Rangell (1959), neuerdings erneut von Albrecht klinisch überprüft (1961), derzufolge der Mechanismus der Konversion auch unter dem Konfliktdruck früherer Phasen der libidinösen und Ich-Entwicklung als der ödipalen in Funktion gesetzt werden kann. Das hat zur Folge, daß symbolische Ausdrucksgehalte entsprechend der prägenitalen Phase auch an viszeralen Organen in Erscheinung treten können. Brun hat auf dieses Phänomen entschieden hingewiesen (1947). Mit diesem Konzept wird die von Alexander und Grinker so scharf gezogene Grenze, auf deren einer Seite die Konversionshysterie mit symbolhaftem Ausdruck im Bereich der Willkürmotorik und der Sinnesorgane, auf deren anderer Seite die vegetativen Neurosen als physiologische Begleiterscheinungen von Affekten, Bereitstellungen für Gestimmtheiten an viszeralen Organen stehen, wieder fragwürdig. Erinnert sei auch an die frühe Beobachtung von Ferenczi über die unscharfe Grenze zwischen Konversionshysterie und Organneurose (1926). Es war Abraham gewesen, der anläßlich der Diskussion über Ferenczis Tic-Arbeit (1921) als erster entdeckte, daß es Konversionsmechanismen auf präödipalen Organisationsstufen der Libido gibt (1921). Und schlußendlich sollte Freuds eigenes psychosomatisches Konzept nicht vergessen werden (Cremerius, 1957), das von Fenichel in so großartiger Weise fortgeführt und theoretisch geklärt worden ist (1945).

Rücken die psychosomatisch Kranken, wie es bei den französischen Autoren geschieht, in die Nähe der Prägenitalen und der Psychotiker, so ist zu fragen, wo der Unterschied zwischen beiden Gruppen liegt? An den nachfolgenden Charakteristiken der psychosomatisch Kranken: ihr Denken habe keine historisch-psychische Dimension (Fain und Marty, 1964), oder: die Regression gehe bei ihnen mit dem Abbau historisch-psychisch determinierten, strukturierten, visuell-imaginären Raumes und mit einer Reaktualisierung des taktilen Körperbildes einher (Sami-Ali, 1969), kann ich ihn nicht erkennen.[3]

Was beinhalten solche Definitionen noch, die sich ganz offenkundig auch nicht mehr mit der allgemeinen Lebenserfahrung decken? Sind z. B. die Dichter und Künstler, sind z. B. unsere Freunde und Bekannten, unsere psychoanalytischen Kollegen, alle die, die wir als Träger einer psychosomatischen Krankheit kennen, psychosomatische Strukturen ohne Phantasie- und Symbolisierungsmöglichkeit, durch Beziehungsleere, projektive Verdoppelung und archaisch-primitive Regressionsvorgänge charakterisiert? Mir fallen der asthmatische Marcel Proust und der von Migräne und funktionellen Herz-Kreislaufstörungen geplagte Sigmund Freud ein.

Meine Überlegungen beendend, stelle ich fest, daß die sog. psychosomatische Struktur der französischen Autoren nicht krankheitsspezifisch ist. Was sie beobachtet haben, läßt sich besser in Begriffen der Abwehrtheorie und der Sozialisationspychologie beschreiben. Ein wesentliches Moment für die Konstruktion der sog. psychosomatischen Struktur liegt ohne Zweifel darin, daß die Autoren Patienten untersucht haben, die durch die Befragungssituation verängstigt waren, die nicht verstanden, was man von ihnen wollte und die keinerlei Notwendigkeit für ein therapeutisches Gespräch verspürten.

4. Der Begriff der psychosomatischen Struktur der französischen Schule im Lichte der Verlaufsforschung

Die Verlaufsforschung erlaubt uns·zu erkennen, ob eine neurotische Erkrankung eine stabile neurotische Struktur oder nur eine der vielen mobilen Manifestationsformen der Neurose ist. Mit stabiler neurotischer Struktur meine ich neurotische Formationen mit Strukturcharakter, d. h. festen, nur noch wenig plastischen Konturen wie etwa eine anale Struktur, eine Perversion, eine zwangsneurotische Charakterneurose u. a. Als mobile Manifestationsformen bezeichne ich die mehr oder weniger kurzfristigen und äußerst wandlungsfähigen Symptombildungen der neurotischen Grundstruktur. Am vertrautesten sind sie uns von der Hysterie, die sich wie ein Chamäleon verwandeln kann. Verfolgt man den Verlauf psychosomatischer Krankheiten – auf diese beschränke ich mich hier und bezeichne damit alle Formen neurotischer Erkrankung, die mit Störungen von Körperfunktionen oder des körperlichen Wohlbefindens einhergehen – bei Erwachsenen über längere Zeiträume, so zeigen sich mannigfache Formen der Umwandlung. Manchmal sehen sie wie Spontanheilungen aus, was sie in den seltensten Fällen bei genauer Nachprüfung auch wirklich sind. Die Wandlungsquote ist für die einzelnen Krankheitsbilder sehr verschieden. Ich will darauf hier im einzelnen nicht eingehen. Das habe ich andernorts getan (1968). Hier sei nur allgemein festgestellt, daß

funktionelle Syndrome in organische Erkrankungen übergehen können (z. B. das funktionelle Magensyndrom in ein gastroduodenales Ulkus), in psychoneurotische und psychosoziale Krankheitsbilder, aber auch in ein anderes psychosomatisches Syndrom;

konversionshysterische Syndrome sind faktisch unbegrenzt in alle möglichen Formen verändern können;

psychosomatische Krankheiten im körperlichen Bereich bleiben, aber das Manifestationsorgan wechseln können (nach einem gastroduodenalen Ulkus tritt z. B. ein Asthma bronchiale auf), in den psychoneurotischen Bereich übergehen und wir jetzt statt des Asthma bronchiale eine Angstneurose, statt des Ulkus z. B. eine Depression finden, oder in den psychosozialen Bereich wechseln, wo wir jetzt z. B. statt des Ulkus Alkoholismus, statt der Migräne z. B. soziale Schwierigkeiten finden. Und es gibt auch Übergänge in psychotische Zustände und echte Psychosen, so z. B. bei der Anorexia nervosa (Cremerius, 1965).

Was wird nun aus der sog. psychosomatischen Struktur nach

dem Verschwinden der psychosomatischen Erkrankung oder einer Spontanheilung – was immer das im Einzelfall auch sein mag: Flucht in die Gesundheit, symptomfreies Intervall, unerkannter Krankheitswechsel etc.? Bleibt sie hinter der neuen Symptomatik bzw. der Symptomfreiheit verborgen, oder zeigt der Kranke jetzt auch die psychischen Merkmale der neuen Erkrankung?

Aufgrund meiner 10- bis 15jährigen Verlaufsbeobachtungen – nicht nach Krankheitsbeginn, sondern meist nach Stellung der neurosenpsychologischen Diagnose – kann ich zeigen, daß der Wandel der Symptomatik mit einem Wandel des psychischen Verhaltens einhergeht. Ich denke etwa an einen Colitis-Kranken während einer symptomfreien Phase, der in dieser Zeit übersensibel wurde, stark sensitiv-paranoide Züge entwickelte, von Phantasien in einem Maße bedrängt wurde, daß das Realitätsdenken eingeschränkt wurde und dessen Mitteilungsbedürfnis stark zunahm. Er sprach jetzt, im Gegensatz zu vorher, lebhaft und lebendig und konnte Gefühlsinhalte mitteilen. So äußerte er sich ausführlich und differenziert über das, was er mit seiner Frau mitmachen müsse, von der er sich ausgenützt und mißbraucht fühlte. Oder ich denke an eine durch Freßlust extrem übergewichtige Frau, die immer dann, wenn sie durch diätetische Maßnahmen an Gewicht verlor, in einen Zustand von Traurigkeit verfiel, in dem sie anlehnungsbedürftig, sensibel und mitteilsam wurde. Jetzt sprach sie von Ängsten, Kindheitserinnerungen, Phantasien. Die Abwehrorganisation lockerte sich so stark auf, daß unbewußtes Material, wie z. B. Triebwünsche, durchdringen konnte. Eindrucksvoll ist auch dieser Fall:

Die bei der Nachuntersuchung 40jährige Patientin leidet seit ihrem 23. Lebensjahr an Kopfschmerzen. In diesem Jahr hatte sie geheiratet. Vor der Eheschließung, so berichtet sie, habe sie stark an Gewicht abgenommen, weil sie keinen Appetit gehabt hätte. Auch habe sie häufig erbrechen müssen. Ihr Mann, den sie gegen den Willen ihrer Eltern unbedingt hätte haben wollen, wäre für sie eine große Enttäuschung gewesen. Das eheliche Zusammensein mit ihm sei für sie stets eine Qual gewesen. Als ihr Mann gemerkt habe, daß sie mit ihm unzufrieden sei und für ihn nichts empfinde, sei die Ehe ein dauernder Streit geworden. Der Mann habe immer damit gedroht, zu seiner Frau, von der er sich ihretwegen hatte scheiden lassen zurückzukehren, habe es aber nie getan. Beruflich sei er ein Versager gewesen und wenn sie nicht mitgearbeitet hätte, säßen sie heute noch auf den zwei Zimmern, in denen ihre Ehe begonnen hatte. Aus diesem Grunde habe sie das Heft in die Hand genommen und einen Zeitschriftenvertrieb eröffnet und daraus im Laufe der Jahre etwas gemacht. Erst als das Geschäft gutgegangen sei, habe ihr Mann seine Stellung als Angestellter aufgegeben und bei ihr mitgemacht. (Aus ihrer Schilderung wird deutlich, daß sie ihn als »Mädchen für alles« in ihre Dienste genommen hat.) Zu diesem Zeitpunkt hätten ihre Kopfschmerzen aufgehört und seien seit 4 Jahren nicht wieder aufgetreten.

Aus ihrem weiteren Bericht wird deutlich, daß der Moment, an dem sie ein eigenes Geschäft zu führen übernahm, eine Peripetie in ihrem Leben darstellt. Während sie bis dahin streitend, hassend, quälend an ihren Mann gebunden gewesen war – nur in den Stunden schwerster Kopfschmerzen durfte sie ihm gegenüber schwach und hilflos sein, konnte sie sich versorgen und liebevoll pflegen lassen – war der Akt der Geschäftsgründung eine definitive Loslösung von ihm. Von nun an lebte sie ein aktives, energisches Leben, erfüllt von Plänen, wie sie das Geschäft ausbauen könnte. Die charakterneurotische Störung zeigte sich in ihrem Bericht sehr eindrucksvoll, wenn sie von ihrem Umgang mit dem männlichen Personal und mit Männern sprach, mit denen sie täglich zu tun hatte. Ihr Ehrgeiz bestand darin, ihnen ihre Ohnmacht zu beweisen. Die Folge davon war die, daß sie dauernd Personalschwierigkeiten hatte, weil keiner lange bei ihr aushielt und sie ferner überall aneckte.

Auch ich bekam meinen Teil von ihr ab. Während sie zunächst erzählt hatte, wie gut es sei, eine solche Nachuntersuchung zu machen und alles daraufhin anlegte, mich für sich einzunehmen, wurde sie gegen Ende der Besprechung immer kritischer, um schließlich unverblümt mitzuteilen, daß die Art, wie ich es mache, recht unzulänglich sei und daß man es viel besser machen könne.

Wir können also mit Sicherheit feststellen, daß es sich hier nicht, wie die französischen Autoren meinen, durchgängig um Strukturen handelt. Bei den meisten der von ihnen aufgeführten Krankheitsbildern, so den funktionellen Syndromen und den konversions-hysterischen Symptomen, wird man besser von beweglichen Manifestationsformen einer Neurose sprechen. Dagegen haben Urticaria, Allergie, Migräne, essentielle Hypertonie und gastro-duodenales Ulkus in der Regel langdauernde stabile Verläufe. Hier könnte die Frage der Struktur diskutiert werden. Aber auch hier überwiegen die Zweifel. Ich habe schon auf den Wandel des psychischen Verhaltens bei Ulkuskranken, bei denen das Ulkus von einer Depression oder von Alkoholismus abgelöst wurde, hingewiesen. Ich verweise ferner auf die symptomfreien Vorphasen der Erkrankungen – von denen wir in den Fällen erfahren, wo der Patient zuerst als Psychoneurose in unsere Sprechstunde kam und wir ihn erst Jahre später als essentielle Hypertonie, Asthma bronchiale oder Magengeschwür kennenlernten. Ich erinnere aber auch an die Patienten, bei denen es zur »Spontanheilung« kommt und die wir Jahre später aus anderen Gründen in der Sprechstunde sehen. In allen diesen Fällen, wo also die frühere oder spätere psychosomatische Erkrankung Strukturcharakter zu haben scheint, konnte ich in den Vor- oder Nachphasen nichts von einer sog. psychosomatischen Struktur entdecken.

Von all diesen Aspekten der psychosomatischen Erkrankungen ist in das Konzept der französischen Autoren nichts eingegangen. So glaube ich, daß die Auffassungen von Mitscherlich über die zweiphasige Verdrängung (1954), von v. Uexküll (1963), der von einer Skala gleitender Übergänge spricht, die von den funktionellen Syndromen über Ausdruckskrankheiten (Konversionshysterien) zu den Bereitstellungskrankheiten (vegetative Neurosen) führen, wobei jeweils eine Verminderung von Angst durch eine Zunahme körperlicher Störungen erkauft wird, von Ernst, der von einer Bewegung »von der Gebärde zur Beschwerde« (1959) spricht, und insbesondere von Schur den Sachverhalt adäquater beschreiben.[4] Schur (1955) geht von der Vorstellung aus, daß das reife Ich in bedrohlichen Situationen (z. B. bei Angstentwicklung) versuche, mit »gedanklicher« Arbeit, d. h. mit Hilfe von Sekundärprozessen und unter Verwendung neutralisierter Energie, »Herr der Lage« zu bleiben. Bei einer beginnenden neurotischen Entwicklung treten Phantasieleistungen ohne Realitätsbezug (primäre Halluzinationen und Omnipotenzphantasien) an die Stelle der Gedankenarbeit. Bei der psycho-somatischen Symptombildung aber befreie sich das Ich völlig aus der Konfliktspannung, indem der Affekt resomatisiert werde. Dies geschehe auf die Weise, daß jetzt ein Denken in Primärprozessen vorherrsche unter Anwendung von deneutralisierter Energie. Dem Vorgang der Resomatisierung liegt nach seiner Auffassung ein für frühkindliche Entwicklungs-phasen typischer Mechanismus der Somatisierung zugrunde, der mit Hilfe von Besetzung vegetativ-somatischer Funktionen Affekte (vor allem Angst) zu mildern vermag. Der Begriff der Resomatisierung ist also aufs Engste mit dem der Regression verknüpft, weil es dabei zu einer Wiederbelebung älterer Arbeitsweisen des Ichs kommt und zugleich frühere Positionen der Libido-Entwicklung erneut bezogen werden.

Nach diesem Konzept wären die Spätzustände funktioneller Syndrome das Ergebnis von zwei einander entgegenlaufenden Kräften im Ich, deren eine die Resomatisierung aufrechterhalten und deren andere (von gesunden Ich-Anteilen ausgehend) den abgewehrten Affekt wieder der Bearbeitung zugänglich machen will, d. h. eine Desomatisierung herbeiführen möchte. Hier ist ein dynamischer Prozeß beschrieben, der im Trieb-Abwehr-Feld stattfindet und zur Somatisierung wie aber auch zur Desomatisierung führen kann. Beides sind Möglichkeiten des Ichs. Dieses Konzept steht in vollem Einklang mit den Erfahrungen der Verlaufsforschung und erklärt die beobachteten Phänomene des Wandels.

Ich denke, das Phänomen der sog. psychosomatischen Struktur ist noch nicht geklärt – vielleicht ist es nur ein Artefakt oder ein Merkmal für etwas ganz anderes wie z. B. die Zugehörigkeit zu einer bestimmten Schicht oder die Einsicht in die Notwendigkeit einer Therapie. Hier sind noch viele Probleme offen. Auch, und vor allem, die Abgrenzung dieser Struktur gegen den Bereich der prägenitalen Störung, die ja in der Regel ohne Körpersymptomatik einhergeht. – Auf diese offenen Fragen habe ich aufmerksam machen wollen.

1 Vgl. dazu meine Untersuchungen über Schwierigkeiten mit der Anwendung der Psychoanalyse bei Oberschichtpatienten (in Vorbereitung).

2 Für die abwehrtheoretische Erklärung der hier genannten Phänomene spricht auch die Beobachtung, daß bei der Behandlung von Psychosen und schweren Zwangsneurosen im Prozeß der Lockerung erstarrter Abwehrmechanismen psychosomatische Reaktionen aufzutreten pflegen. Sie gelten als Besserungszeichen.

3 Es scheint so, als ob Mengs These, daß Magersucht, Tuberkulose, Diabetes und Gallenleiden eigentlich Organpsychosen seien (1934), hier wieder zur Geltung kommt. Ich glaube, wir täten gut daran, Freuds Zurückhaltung diesem Konzept gegenüber, die er Meng brieflich mitteilte, solange beizubehalten, bis gewisse Grundfragen geklärt sind (Meng, 1956/57).

4 Aber auch hier sind nicht alle Einwände beseitigt. Was ist mit den Erkrankungen, die keine funktionellen Vorphasen haben, keine neurotischen Zwischenstücke (etwa eine Konversionshysterie) erkennen lassen?

Literatur

Abraham, K. (1921): Beitrag zur ›Tic-Diskussion‹. Int. Z. Psa. VII, 393-395.

Albrecht, W. (1961): Konversionssymptom und Organneurose – eine Relation. Acta psychotherapeutica *9*, 281-293.

Balint, M. (1970): Therapeutische Aspekte der Regression – die Theorie der Grundstörung. Stuttgart (Klett).

Boor, C. de (1965): Strukturunterschiede unbewußter Phantasien bei Neurosen und psychosomatischen Krankheiten. Psyche *18*, 664-673.

Brun, R. (1947): Die Innervationsvorgänge bei den Neurosen. Ärztl. Mh. berufl. Fortbild. *3*, 509-523.

Cremerius, J. (1957): Freuds Konzept über die Entstehung psychogener Körpersymtome. Psyche *11*, 125-139.

ders. (1965): Zur Prognose der Anorexia nervosa. Arch. Psychiat. u. Z. f. d. ges. Neurol. *207*, 378-393.

ders. (1968): Die Prognose funktioneller Syndrome. Stuttgart (F. Enke).

ders. (1969): Schweigen als Problem der psychoanalytischen Technik. Jahrbuch der Psychoanalyse *6*, 69-103.

ders. (1975): Schichtspezifische Schwierigkeiten bei der Anwendung der Psychoanalyse. Münchner Med. Wochenschr. *117*, 1229-1232.

Cremerius, J., S. Elhardt u. W. Hose (1956/57): Psychosomatische Konzepte des Diabetes mellitus. Psyche *4*, 785-794.

Deutsch, F. (1953): Symbolization as a formative stage of the conversion process. In: Deutsch, F. (Hrsg.): The psychosomatic concept of psychoanalysis. New York (Int. Univ. Press).

Elhardt, S., J. Cremerius u. W. Hose (1956): Beitrag der psychosomatischen Medizin zur Therapie des Diabetes mellitus. Psyche *12*, 881-894.

Ernst, K. (1959): Die Prognose der Neurosen. Berlin–Göttingen–Heidelberg (Springer).

Fain, M. (1966): Régression et psychosomatique. Rev. franç. Psychanal. *30*, 451-456.

Fain, M. u. P. Marty (1964): Perspectives psychosomatiques sur la fonction des fantasmes. Rev. franç. Psychanal. *28*, 609-622.

Federn, P. (1913): Beispiele von Libidoverschiebung während der Kur. Int. Z. ärztl. Psa. *1*, 303-315.

Fenichel, O. (1945): Nature and classification of the so-called psychosomatic phenomena. In: Fenichel, O.: The collected papers. Vol. II, 305-323. New York 1954 (Norton).

Ferenczi, S. (1921): Psychoanalytische Betrachtungen über den Tic. Int. Z. Psa. VII, 33-62.

ders. (1926): Organneurosen und ihre Behandlung. Bausteine zur Psa. Bd. III, 294-301. Bern 1939 (Huber).

Freedman, L.-Z. u. A.-B. Hollingshead (1957): Neurosis and social class. Am. J. Psychiatr. *113*, 769-786.

Freud, A. (1945): Indication for child analysis. Psa. Study Child *1*, 127-145.

Freud, S. (1926 d [1925]): Hemmung, Symptom und Angst. Ges. W. Bd. 14, 111; Stud. Ausg. Bd. 6, 227.

Häfner, H. u. a. (1969): Inzidenz seelischer Erkrankungen in Mannheim 1965. In: Sozialpsychiatrie, Göttingen (Hogrefe).

Harnack, G.-A. v. (1960): Das im Kindesalter erworbene Asthma bronchiale. In: Linneweh, F. (Hrsg.): Die Prognose chronischer Erkrankungen. Berlin–Göttingen–Heidelberg (Springer).

Hollingshead, A.-G. u. Redlich, F.-C. (1958): Social class and mental illness. New York (Wiley and sons).

Hose, W., Cremerius, J., Elhardt, S. u. Kilian, H. (1955): Ergebnisse der psychosomatischen Diabetesforschung. Psyche *8*, 815-840.

MacLean, P. D. (1949): Psychosomatic disease and the »visceral brain«. Psychosom. Med. *11*, 338-345.

Marty, P. (1951): Aspect psychodynamique de l'étude clinique de quelques cas de céphalgies. Rev. franç. Psychanal. *15*, 216-252.

ders. (1958): La relation objectale allergique. Rev. franç. Psychanal. *22*, 5-35.

Marty, P. u. M. de M'Uzan (1963): La »pensée opératoire«. Rev. franç. Psychanal., numéro spécial, *27*, 345-356.

Marty, P., M. de M'Uzan u. Ch. David (1963): L'investigation psychosomatique. Paris (Presses Universitaires de France).

Meng, H. (1934): Das Problem der Organpsychose. Int. Z. Psa. *20*, 443-468.

ders. (1956/57): Sigmund Freud in Brief, Gespräch, Begegnung und Werk. Psyche *10*, 517-528.

Mitscherlich, A. (1954): Zur psychoanalytischen Auffassung psychosomatischer Krankheitsentstehung. Psyche *7*, 561-578.

ders. (1965): Über die Behandlung psychosomatischer Krankheiten. Psyche *18*, 642-663.

M'Uzan, M. de u. Ch. David (1960): Préliminaires critiques à la recherche psychosomatique. Rev. franç. Psychanal. *24*, 19-39.

Nemiah, J. C. und P. E. Sifneos (1970): Affect and fantasy in patients with psychosomatic disorders. In: Modern Trends in Psychosomatic Medicine – 2, Butterworths & Co., Ltd. London, 26-34.

Overbeck, G. (1975): Objektivierende Untersuchungen zur Ich-Struktur und Objektbeziehung von Patienten mit psychosomatischen Störungen. Habil.-Schrift, Universität Gießen.

Pflanz, M. (1962): Sozialer Wandel und Krankheit. Stuttgart (F. Enke).

Rangell, L. (1959): The nature of conversion. J. Am. Psa. Ass. *7*, 632-648.

Rosenkötter, L. u. a. (1968): Psychoanalytische Untersuchungen an Patientinnen mit funktioneller Amenorrhöe. Psyche *22*, 838-852.

Ruesch, J. (1948): The infantile personality: The core problem of psychosomatic medicine. Psychosom. Med. *10*, 134-139.

Sami-Ali (1969): Préliminaire d'une theorie psychanalytique de l'espace imaginaire. Rev. franç. Psychanal. *33*, 25-76.

Schneider, P.-B. (1973): Zum Verhältnis von Psychoanalyse und psychosomatischer Medizin. Psyche *27*, 21-49.

Schur, M. (1955): Comments on the metapsychology of somatization. Psa. Study Child *10*, 199-218.

Schwab, J. J. et al. (1967): Sociocultural aspects of depression in medical inpatients. II: Symptomatology and Class. Archives of General Psychiatry *17*, 539-543.

Stephanos, S. (1973): Analytisch-psychosomatische Therapie. Bern–Stuttgart–Wien (H. Huber).

Uexküll, Th. v. (1963): Grundfragen der psychoanalytischen Medizin. Hamburg (Rowohlt).

Funktionelle Pathologie und
Psychosomatische Medizin

Psychosomatische Medizin unterliegt, wenn sie den Anspruch erhebt, eine wissenschaftliche Disziplin zu sein, den Forderungen, die an jede Wissenschaft gestellt werden müssen: »Methodische Erkenntnis, deren Inhalt zwingend gewiß und allgemein gültig ist« (Jaspers). Die beiden wissenschaftlichen Disziplinen, nämlich die Naturwissenschaft wie auch die Psychologie, denen die psychosomatische Medizin mit ihrer biologischen und psychologischen Fragestellung angehört, arbeiten mit zwei prinzipiellen wissenschaftlichen Erkenntnismethoden, der erklärend kausalen und der verstehend finalen. In der kausalen Erkenntnis geht es um Erfahrungen, die sich unter gegebenen Bedingungen jederzeit reproduzieren lassen. Kausale Forschung fragt nach dem, was geschieht, wenn ich in dem und dem Sachverhalt eine bestimmte Variable isoliere. Finaler Erkenntnis dagegen geht es um Einsichten, die auf das Verständnis eines Vorganges in seiner Komplexität abzielen. Diese Frage nach dem Sinn von irgend etwas richtet sich jedoch nie auf einen Sinn schlechthin. Der Sinn, nach dem ich frage, ist eine wissenschaftliche Hypothese, die sich nur in einem streng definierten Bezugssystem, das stets nur *den* Sinnzusammenhang ins Auge fassen darf, den ich fragend und forschend bestätigen will, gegen unverbindliche Willkür oder bloßes Glauben in ihrer wissenschaftlichen Qualität erweisen kann. Alles, was vor einer solchen Festlegung des Begriffes als psychosomatische Medizin benannt wurde, ist nur ein Wort für eine bestimmte Denkungsart, ein bestimmtes Interesse. Will man den Begriff im Sinne der Kriterien der Wissenschaft zur Anwendung bringen, muß die vorwissenschaftliche Hypothese, »körperliche Krankheiten können unter anderem auch seelisch bedingt sein«, eingeengt werden auf die Frage nach dem Wie und Wozu (kausal und final). Dabei erhält also der Begriff der psychosomatischen Medizin zunächst eine heuristische Qualität. Woran lag es nun, daß psychosomatische Medizin so lange außerhalb der sonst in der medizinischen Wissenschaft üblichen Denkungsart verblieb? Zwei

Schwierigkeiten standen einer Einordnung entgegen. Die erste lag darin, daß die Ergebnisse der neueren psychologischen Forschung, vor allem der Psychoanalyse, nur langsam Eingang in das Denken des Arztes fanden. Die zweite bestand in der wissenschaftstheoretischen Auffassung der Medizin selbst, daß 1. Krankheit ausschließlich ein lokalisiertes pathologisch-anatomisch dokumentiertes Geschehen darstelle und 2., daß »der Organismus keine geschlossene Einheit sei« (Virchow). Seit Virchow sind die Zellen der Sitz der Krankheit. Aufgabe der Klinik war es, diese Veränderungen, wie sie der Pathologe post mortem zu sehen bekam, bereits während des Lebens festzustellen. Krankheit wurde eine meßbare, physikalisch-chemische Störung der Struktur. Das uns heute so ausgedehnt vorliegende Gebiet der funktionellen Störungen verschwand im großen Topf des »Nur-Nervösen« und der »Neurose«, wenn nicht gar von Einbildung und Hysterie gesprochen wurde, oder wurde als *Folge* einer Strukturstörung verstanden. Die 2., oben erwähnte Grundthese Virchows hatte eine rein lokalistische Betrachtung zur Grundlage, welcher der Gedanke, daß dieses physikalisch-chemische Geschehen eines pathologischen Prozesses einem Menschen als einem lebendigen Wesen geschehe, fremd war. Ein Patient, der angab, seine Gallenkolik nach einem Ärger bekommen zu haben, wurde ausgelacht. In dieselbe Richtung weist ein Ausspruch des Berliner Internisten Ewald: »Hypnose, wie jede seelische Heilbehandlung sei abzulehnen, denn auf das Gemüt wirken könne jeder Prolet.«

Gehen wir nun direkt auf unser Thema zu und fragen, welche neuen Erkenntnisse und Wissenschaftstheorien waren es, die diese Epoche beendigten, so stoßen wir auf die funktionelle Pathologie, von der G. von Bergmann sagte, sie sei eine Reformation der Medizin. Im folgenden wollen wir nachweisen, wie sie im einzelnen die Voraussetzung für eine psychosomatische Medizin als Wissenschaft in dem eingangs skizzierten Sinn geschaffen hat. Dabei beschränken wir uns in der Darstellung auf die Herausarbeitung der Grundbegriffe am Beispiel des menschlichen Colon. Diesem Organ gebührt eine Sonderstellung insofern, als es historisch das erste war, von dem G. von Bergmann die Erkenntnis der funktionellen Pathologie ableiten konnte, und an dem auch alle später an anderen Organen nachweisbaren Faktoren bereits aufgezeigt werden konnten. Es geht uns also um den Nachweis – nicht mehr daß – sondern wie emotionale Konflikte und körperliche Krankheitssymptome im Zusammenhang stehen, um die Frage, wie können »tatsächliche« Feststellungen die psychophysische Einheit erweisen.

Irritiert von dem Wort »Pathologische Physiologie«, prägte G. von Bergmann den Begriff »Funktionelle Pathologie« mit der Forderung, daß sich die Klinik zu sammeln habe um die biologischen Leistungen krankhaften Geschehens, und ferner, daß krankhafte Äußerungen des Menschen unter dem Gesichtspunkt der gestörten Funktion zu sehen seien. Am Colon bewährte sich mit Hilfe der Bauchfensterbeobachtung funktionelles Denken experimentell und klinisch. Ohne Zerstörung von Nervensträngen konnte hier ein intaktes Organ in der Ganzheit seiner biologischen Funktion erkannt werden. Das Ergebnis dieser ersten Untersuchung war die Feststellung, daß die Haustren des Dickdarmes nicht, wie die Anatomen gelehrt hatten, etwas fest Präformiertes seien, sondern in der Zahl variabel und abhängig vom Tänientonus. Ferner, daß die Fülle der verschiedenen Formungs- und Bewegungsarten zweckbestimmt seien, insofern, als sie zugleich den Zielen der fermentativen, resorptiven und transportativen Darmfunktion dienen. Danach konnte erwiesen werden, daß das, was für das muskuläre Darmrohr erkannt war, auch für die Darmschleimhaut galt, d. h.: die Funktionseinheit und die Zweckbestimmtheit. In zahlreichen röntgenologischen Reihenuntersuchungen gelang es analog der Bauchfensterbeobachtung, ein Bild zu erhalten von Form und Bewegung der Schleimhautfalten. Anschließende pharmakologische Versuche mit Pilocarpin und Atropin bestätigten die völlige Übereinstimmung der obigen Beobachtung am Darmmuskelrohr mit denen an der Schleimhaut. Hier wie dort erwies sich die gleichsinnig zugeordnete Reaktion des gesamten Darmrohrs auf den pharmakologischen Reiz.

Der erste große Schritt kann also zusammenfassend dahin formuliert werden, daß durch Beobachtungen am »intakten Organ« dem Kliniker erstmalig klare funktionelle physiologische Vorstellungen vermittelt wurden:

a) Von der Funktionseinheit des Darmrohres[1].

b) Von der normphysiologischen Tätigkeit des muskulären Darmrohres wie der Schleimhautfalten als einem sich wandelnden Funktionsverhalten im Sinne einer neuromuskulären Harmonie, der Eukinese.

c) Von der Zweckmäßigkeit dieser biologischen Aktion als Antwort auf verschiedenste Reize (finaler Aspekt).

d) Von der Vielfalt der Reize (Vorstellung eines Nahrungsmittels, Nahrungsaufnahme, andersartige physische Reize), auf welche die Reizantwort stets die gleiche ist, d. h. monoton in ihrer Spezifität: Hyper- oder Hypofunktion.

e) Von der nachweisbaren Wirkung psychischer Faktoren auf ein Organ.

Nachdem so eine funktionell-physiologische Vorstellung geschaffen worden war, galt es zu untersuchen, wie sich diese Funktionseinheit unter störenden und pathogenen Einflüssen verhält. Wenn physiologische Organreaktionen als Ausdruck eines zusammenhängenden Funktionskreises gesehen werden, als unteilbares Ganzes, wird auch die Betrachtung der Störungen von dieser Funktionseinheit auszugehen haben. Hier fand sich am Darm der Begriff der Dyskinesie, der weittragende Bedeutung auch für andere Organsysteme erlangte.

Es zeigte sich, daß Krankheit ein Leistungswandel der Organe, Organsysteme und des Gesamtorganismus darstellt. Die beim Gesunden harmonisch verlaufenden Regulationen und ihre Störungen werden am Beispiel der Neuromotorik in den von von Bergmann geschaffenen Begriffen Eukinesie und Dyskinesie besonders deutlich. Es wird der Begriff der funktionellen Betriebsstörung gefunden. Dieser subsummiert die vor dieser Einsicht liegende Vielzahl von Aspekten (organisch, nervös, neurotisch, psychogen), die zur Erklärung krankhafter Störungen erforderlich war. Zugleich ermöglicht er, von einem »ens morbi« zu sprechen und die Klinik von der Unzahl deskriptiver, nach dem Symptom gefaßter Diagnosen zu befreien (nervöse Dyspepsie, Sekretions- oder Motilitätsstörung des Magens u. a.).

Kriterium der Krankheit ist jetzt nicht mehr ausschließlich die gestörte Struktur (Morphe). Wenn man nämlich die biologische Person nicht als eine starre Einheit auffaßt, sondern als ein sich in weiten Grenzen selbst einregulierendes einheitliches und ganzes Funktionssystem im ständigen Funktionswandel, dann kann eine Strukturveränderung im biologischen Aufbau einreguliert und kompensiert werden, ohne daß ein Versagen eintritt. »Nicht jede gestörte Struktur ist Krankheit. Die ›functio laesa‹ aber ist in jedem Falle Krankheit.«

Es gibt Krankheiten, namentlich in ihrem Beginn, die sich anatomisch nicht dokumentieren lassen (Angina pectoris vasomotorica, Diabetes, Colica mucosa u. a.). Es gibt fließende Übergänge von der Betriebsstörung zum anatomischen Dokument. Die Betriebsstörung kann den Umbau des Betriebes bewirken[2]. Zuletzt greift dann die Pathologie der Funktion hinüber in die Pathologie der Struktur: Irritation → Hyperirritation → Colitis mucosa → Colitis ulcerosa gravis.

Krankheit eines Organs ist nicht ausschließlich Lokalerkrankung: »Weder Ulcus noch Gastritis ist und bleibt Lokalerkrankung, sondern ist Ausdruck eines wechselnden Gewebsverhaltens auf Grund von ererbter oder erworbener Verfassung. Auch der Magen kann nicht isoliert im Verhalten zum Gesamtorganismus gesehen werden, auch die Entzündung seiner Schleimhaut kann nicht so äußerlich gedeutet werden, daß sie nur die Reaktion auf eine Berührung ex ingestis darstellt.«

Wir wollten nachweisen, wie die funktionelle Pathologie im einzelnen die Voraussetzungen für eine psychosomatische Medizin als Wissenschaft geschaffen hat. Dies mußte, ohne daß alle Gesichtspunkte berücksichtigt werden konnten, formelhaft geschehen. Die Hypothese psychosomatischen Denkens lautet: Körperliche Erkrankungen können unter anderem auch Ausdruck seelischer Störungen sein, oder seelische Störungen können im körperlichen Bereich als Krankheit in Erscheinung treten. Methodisch wollten wir sie einengen auf die Frage nach dem Wie des Geschehens. Solange man in der Krankheit eine physikalisch-chemisch faßbare Strukturstörung sah, mußte die These absurd erscheinen, das Wesen des Menschen, seine Geschichte wie seine Aktualität mit seiner Krankheit in Beziehung zu bringen. Der Diphtherieerreger – als Beispiel etwa jener alten Modellvorstellung – löst die Diphtherie aus, nun ist es bedeutungslos, wer der *Mensch* war oder ist, den dieser bakteriologische Krankheitsprozeß trifft.

Nachdem die funktionelle Pathologie die Lehre von der Zelle oder dem Organ als Sitz der Krankheit mit der Einsicht von der Funktionseinheit der Organe überwunden hatte, erkannte sie, daß das Funktionsverhalten dieser Einheit auf einer breiten Skala wandelbar ist, vom Gesunden zum Kranken, von der leichtesten Irritation über Zwischenstufen bis zum morphologischen Defekt. Krankheit ist zunächst Leistungswandel von Organen und Organsystemen und erst zuletzt bewirkt die Betriebsstörung den Umbau des Betriebes. Die Betriebsstörung ist nie Lokalerkrankung, sondern Ausdruck eines wechselnden Gewebsverhaltens. Die Ursachen des Leistungswandels sind mannigfaltig. Auf die Vielzahl der Reize sind die Reaktionen des Organismus in seinem Kranksein spärlich, ja monoton, im Vergleich zur unbegrenzten Vielheit der Bedingungen, die einzeln oder miteinander kombiniert, die relativ wenigen Reaktionen »Krankheiten« auslösen. Ist auf noch so viele ätiologische Momente hin das, was der Organismus hervorbringt, ein einheitliches Etwas, so ist dieses als Ausdruck einer pathologischen Leistung die Einheit, das »ens morbi«, wie es Asthma, Colica mucosa und andere sind. Unter der Vielzahl ätiologischer Faktoren werden psychische grundsätzlich auch als solche anerkannt. (»Zweifellos kann schon als Ausdruck einer seelischen Depression ein vorübergehender Magensaftstreik vorhanden ein.«)

Wir können nun aufweisen, wie auf dem Boden dieser Forschungsergebnisse, die Hypothese »körperliche Erkrankungen können unter anderem auch Ausdruck seelischer Störungen sein« wissenschaftlich verifiziert werden kann, wobei die Frage nach dem Wie des Geschehens mitbeantwortet wird. Nehmen wir an, die exakte, auf objektive psychologische Beweise gestützte psychosomatische Diagnose findet als ätiologischen Faktor bei irgendeiner Erkrankung eine seelische Störung, einen emotionalen Konflikt oder eine unbewußte Problematik. (Es wird also die zitierte psychosomatische Hypothese nicht zum Dogma erhoben, sondern im Rahmen mehrdimensionaler Diagnostik neben der guten Anamnese und den klinischen Verfahren der Untersuchung einschließlich der technischen Methoden auch eine tiefenpsychologische Exploration heranzuziehen sein, wenn es der Fall erforderlich macht. Auf die Indikation zu einer solchen, wie auf die Technik derselben kann hier nicht eingegangen werden.) – Im Anfang ist dieser Ausdruck allgemein in Form unspezifischer

Beschwerden, verdeutlicht sich dann als funktionelle Störung und kann bei Fortbestehen zur Strukturveränderung führen. Das entstehende Krankheitsbild ist nicht spezifisch, da die Reizantwort des Organismus monoton ist, d. h. es unterscheidet sich nicht von einem durch andere ätiologische Faktoren ausgelösten Krankheitsbild. Sein Zustandekommen haben wir uns, wenn wir hier aus didaktischen Gründen dualistisch vorgehen (in Wirklichkeit handelt es sich stets um ein Gleichzeitigkeitskorrelat, wie die Grundexperimente bewiesen), so vorzustellen, daß die primäre Harmonie gestört wird und gewisse nervöse oder sonstige Elemente (vegetatives Nervensystem oder Endokrinium) dysharmonisch reagieren. Die Frage, warum gerade dieses Organ oder Organsystem befallen wird, kann seine Beantwortung sowohl vom Biologischen wie vom Psychologischen her erfahren. Die heute im psychosomatischen Bereich geltende Zuordnungslehre ist – wenn auch noch nicht in ganzer Breite erarbeitet – so doch für die bereits erforschten Gebiete als gesichert zu betrachten. Sie hat sich empirisch bestätigt, und es gelingt bereits in gewissen Grenzen vorauszusagen, welches Organsystem bei einer bestimmten psychischen Strukturstörung voraussichtlich erkranken wird. Dies ist noch nicht durchgängig für alle psychosomatischen Krankheiten aufweisbar, und es wird noch weiterer Forschung bedürfen, um dies zu können. Aber grundsätzlich können wir feststellen, daß das Wie der Entstehung körperlicher Erkrankung aus seelischer Störung bewiesen ist – und zwar über die verschiedenen Stufen funktioneller Betriebsstörung – und damit psychosomatische Medizin als Wissenschaft innerhalb der Medizin in dem eingangs von Jaspers geforderten Sinne »methodische Erkenntnis, deren Inhalt zwingend gewiß und allgemeingültig ist«, Geltung beanspruchen darf. Ein weiterer Beweis dürfte aus der Therapie zu erbringen sein, die bei richtiger Indikationsstellung in der Lage ist, auf rein psychischem Wege das krankhafte Geschehen rückgängig zu machen.

Finden sich nun in der neueren Forschung im Bereich der psychosomatischen Medizin selbst »tatsächliche« Feststellungen, welche die psychophysische Einheit wissenschaftlich erweisen können? Dies kann bejaht und auf eine große Zahl derartiger Forschungsergebnisse verwiesen werden. Hier sei nur auf zwei amerikanische Arbeiten Bezug genommen[3], deren eine von Margolin bei der Untersuchung des Verhaltens des Magens (es lag eine Magenfistel vor) zeigen konnte, wie durch psychoanalytische Methoden das Zusammenspiel der Magenfunktion verändert werden konnte[4] und wie gegebene Konstellationen im Unbewußten sich mit spezifischen Funktionsweisen des Magens verbanden, die sich jederzeit gleichartig reproduzieren ließen und voraussagbar waren.

Es sollte gezeigt werden, wie die Forschungsergebnisse der funktionellen Pathologie für die psychosomatische Medizin Grundlagen geschaffen haben, von denen aus ihre Arbeitshypothese beweisbar und objektiv verifizierbar wurde. Damit waren die Voraussetzungen – die psychologischen lagen in Form einer Neurosenlehre bereits vor – gegeben für methodische Erkenntnisse, deren Inhalt für jeden nachprüfbar wird, der dieselben beherrscht. Das erste Ergebnis, daß »wir im Prinzip körperliche und seelische Erkrankungen nicht unterscheiden können« (G. von Bergmann), sollte zum Arbeitsprinzip der Medizin schlechthin werden. Die Gleichzeitigkeit eines psychosomatischen Geschehens könnte zu einer Gleichzeitigkeit psychosomatischen Forschens führen. Das Ziel eines solchen wäre es, in jedem konkreten Einzelfall genaueste psychische *und* somatische Diagnostik zu betreiben. Wenn im Gefolge eines solchen Arbeitens der Arzt eines Tages vom Menschen als Menschen soviel wissen wird wie er heute von ihm als physikalisch-chemischem Objekt weiß, wird er sein Kranksein tiefer verstehen und ihm vermehrt helfen können.

Wir wissen, daß, wenn wir die Kriterien wissenschaftlicher Erkenntnis an den Menschen als Ganzes anlegen, ein Versuch mit unzureichenden Mitteln unternommen wird. Den Menschen in seiner subjektiven Wirklichkeit und seiner Spontaneität mit kausaler Deutung im Sinne der Objektivierbarkeit eines Stückes Natur erfassen zu wollen, kann nicht unternommen werden. Aussagen über die psychophysische Einheit können nur in genau festgelegten Grenzen eines Experimentes zu einer ganz bestimmten Fragestellung gemacht werden. »Der Mensch als Ganzes wird nie Gegenstand der Erkenntnis. Es gibt kein System des Menschseins. In welcher Ganzheit wir auch immer den Menschen zu fassen meinen, er selbst ist uns entschlüpft. Alle Erkenntnis vom Menschen geschieht in partikularen Aspekten und zeigt jedesmal eine Wirklichkeit, aber nicht die Wirklichkeit des Menschen« (Jaspers). Eine so verstandene Forschung aber, die nicht Weltanschauung sein will, ist notwendig, wenn nicht die Hypothese von der Leib-Seele-Einheit für die Medzin weiterhin unverbindliche Spekulation bleiben soll[5].

Anmerkungen

1 Zum kausalanalytischen Denken muß sich das synthetische als der Schlüssel zur Funktionspathologie finden. Das harmonisch-motorische Verhalten des Verdauungsrohres und dazu das sekretorische Verhalten der großen Verdauungsdrüsen (Leber, Bauchspeicheldrüse) und die hydrolytische Spaltungsaktion der Verdauungsfermente, endlich die Aktion der Darmwand, ist als ein zusammenhängender Funktionskreis mit einleuchtenden Zuordnungen anzusehen. Sein Verhalten ist ein unteilbares Ganzes.

2 Das anatomische Substrat ist gewissermaßen die morphologische Epikrise zu einer oft vieljährigen Betriebsstörung.

3 Wolf, St., u. H. G. Wolff: Human gastric function. New York 1947. – Margolin, S. G.: Das Verhalten des Magens während der psychoanalytischen Behandlung. Psychosomat. Quat. 20 (1951).

4 Dies ist nicht im Sinne von Ursache und Wirkung gemeint – gerade diese Vorstellung wie auch die eines psychophysischen Parallelismus muß zurückgewiesen werden – sondern als ein gleichzeitiges Geschehen, in dem untrennbar und ohne daß Körper oder Seele *ursächlich* aufeinander einwirken, das eine stets mit dem anderen zugleich in Erscheinung tritt. Es ist, wie Th. v. Uexküll es ausdrückt, ein »Werk«, welches sich aus vielen Einzelfunktionen zusammensetzt. Wenn wir didaktisch vom einen oder andern in dualistischer Weise sprechen, so handelt es sich stets nur um zwei Blickrichtungen, aus welchem dasselbe Objekt, das Individuum Mensch, gesehen wird.

5 Die im Text gebrachten Zitate sind, wenn nicht besonders erwähnt, stets von G. von Bergmann.

Ätiologische Gedanken zur Entstehung psychosomatischer Krankheiten

Bei jeder Krankheit, über deren Ätiologie wir uns Gedanken machen, stoßen wir zunächst auf verschiedene äußere Faktoren, die als mögliche Ursache in Frage kommen. So fiel den Ärzten bei der Erforschung der Gallenerkrankungen z. B. zunächst einmal auf, daß gewisse Speisen und die Aufnahme kalter Getränke anfallauslösend wirkten. Dann fand man Steine in der Gallenblase und bestimmte Arten von Bakterien und glaubte hier die Ursache des Leidens an der Wurzel gefaßt zu haben. Dann aber entdeckte man eines Tages, daß weit mehr Menschen Steine in der Gallenblase haben, als an Gallenkoliken erkranken und daß auch die als spezifische Ursache erkannten Bakterien bei Menschen gefunden werden, die keinerlei Gallenbeschwerden haben. Diese Art des ätiologischen Denkens, die wir die kausalistische nennen, muß nun andere Wege suchen. Der eine ist der, daß man die Annahme, die bereits gefundene Noxe, sagen wir hier die Bakterien in den Gallenwegen, sei doch die Ursache der Störung, nicht aufgibt, sondern versucht, weiter zu differenzieren. Dem verdanken wir etwa die Kenntnis von der unterschiedlichen Vitalität und Toxität von Erregern. Der andere sucht die Ursachen in entgegengesetzter Richtung. Man wendet das forscherische Suchen dem Menschen zu, der mit der schädigenden exogenen Noxe in Berührung gekommen ist. Das führt zur Konstitutionsbiologie. Bei den Gallenerkrankungen führte das zu der Entdeckung, daß die pyknische Konstitution mit eine Voraussetzung dafür sein kann, daß ein Krankheitsprozeß in Gang kommt. Da dieser Rahmen sich bald als zu weit erwies, wurde das dispositionelle Moment stark in den Vordergrund gerückt. Hierher gehört die Erfahrung, daß ein ganzes Bündel von individuellen Faktoren in dem Prozeß der Berührung des Menschen mit der Noxe wirksam wird und darüber entscheidet, ob die in den Körper eingetretenen Erreger die entsprechende Krankheit entstehen lassen oder nicht, und ob sie in besonders heftiger oder besonders milder Weise verläuft. Es ist hier etwa an Pettenkofers klassisches Experiment mit Choleraerregern zu erinnern.

Beim Dispositionellen angekommen, trennt uns nur noch ein Schritt von den Faktoren, die in der psychosomatischen Betrachtungsweise bedeutsam sind. Es ist die Erweiterung des Blickes über die biologische Einmaligkeit dieses Kranken hinaus auf seine einmalige und höchst individuelle Art des Menschseins. Während in der Forschungsrichtung, die die ätiologischen Momente außerhalb des Kranken sucht, der Mensch Objekt eines unverständlichen und geheimen Schicksals ist, das einmal begonnen, mit der Autonomie von Naturgesetzen sich vollzieht, wird er jetzt Subjekt, das sich selber um ein Verstehen seines Krankseins bemüht.

Diese hier sichtbar werdende Verlagerung des Interesses, schildert folgende Geschichte, die sich vor dem Weltkrieg an einer Berliner Klinik ereignete. Eine Frau mit Gallenkoliken wurde vorgestellt und der Vortragende demonstrierte an ihr den Unsinn subjektiver Angaben der Kranken. Er berichtete, daß die Frau sage, ihre Anfälle träten immer dann auf, wenn sie sich aufrege, und er bewies die Unsinnigkeit dieser Angaben mit dem Hinweis auf den Steinbefund in der Gallenblase.

Das bis jetzt Gesagte macht die Entwicklungsgeschichte der psychosomatischen Medizin am Gegenstand des ätiologischen Denkens deutlich. Das war zunächst eine umwälzende Entdeckung in deren Gefolge das Schlagwort von der Krise der Medizin entstand. Ein ganz neues, vertieftes und bald auch therapeutisch fruchtbar werdendes ätiologisches Denken begann sich zu entfalten. Es gab den Nährboden ab für das revolutionierende Buch von Bergmanns, »Die funktionelle Pathologie«. Das ätiologische Denken sucht jetzt nicht mehr ausschließlich auf dem Sektionstisch nach kausalen Faktoren. Es wendet sich dem Prozeß des Lebens selber, der Funktion, zu. Wo aber gestörte Funktion zur vorbereitenden Ursache des späteren morphologischen Defektes wird, da wird die Frage nach dem, was die Funktion beeinflußt, zum zentralen Anliegen des Arztes.

Zunächst erging es der psychosomatischen Medizin nicht anders als der Organmedizin. Auf der Suche nach den die Funktion störenden seelischen Noxen stieß sie zunächst auf grobe äußere Faktoren. Da war die Frau, die ihre Kopfschmerzen immer bekam, wenn sie einen Streit mit dem Ehemann hatte. Da sah man Männer, die an Herzangst litten, weil sie berufliche Schwierigkeiten nicht bewältigen konnten. Man entdeckte auch, daß es oft weit zurückliegende Dinge waren, etwa seelische Traumen der frühen Kindheit, die als Ursache nachwirkten. Diese Betrachtungsweise wurde in dem Augenblick problematisch, in dem man erkannte, wie allgemein doch letztlich diese Dinge waren, und die Frage tauchte auf, warum der eine Mensch erkrankte und der andere nicht. Man kann sich einfühlen, daß dieses unbemerkte Von-hinten-Beobachtetwerden sehr unangenehm ist. Man kann sich aber auch Frauen vorstellen, die ihrer Weiblichkeit so sicher sind und wegen ihrer Arbeitsleistung keine Skrupel haben, denen diese Art der Aufsicht nichts ausmacht. Ich bin überzeugt, daß diese keine Kopfschmerzen bekommen. Damit verschiebt sich die ätiologische Frage von exogenen auf endogene Ursachen. Wir würden etwa erfahren, daß die erkrankten Arbeiterinnen aus bestimmten frühen Erlebnissen heraus selbst unsicher und ängstlich sind und daß sie auch sonst im Leben leicht mit Angst reagieren.

Ich kann Ihnen das Gemeinte vielleicht dadurch verdeutlichen, daß ich Ihnen von Untersuchungen berichte, welche Anna Freud während des Krieges in London durchgeführt hat. In den Monaten, in denen die deutschen V-Geschosse auf die Stadt niedergingen, kamen viele Mütter und berichteten, daß ihre Kleinkinder, mit denen sie die Nächte im Keller verbrachten, während der Angriffe schwere Angstreaktionen zeigten und an Zuständen von Durchfällen, Erbrechen, Atemnot und Zittern litten. A. Freud untersuchte nun verschiedene Kinder aus demselben Keller und stellte fest, daß andere in derselben Situation ruhig auf dem Schoß der Mütter weiterschliefen und auch sonst in ihrer Entwicklung keinerlei Störungen hatten. Es zeigte sich, daß die Kinder, die mit Symptomen reagierten, schon vorher auf Grund einer schlechten Mutter–Kind Beziehung verängstigt waren und daß die Bomben diese Beunruhigung nur verschärften. Ferner konnte sie unmittelbar beobachten, daß es die Mütter selber waren, die diese Zustände in den Kindern auslösten: die Mütter gerieten selber in Angst oder Panik oder wurden aus Abwehr gegen diese Empfindungen nervös, gereizt und ungeduldig. Die Beobachtungen von Renée Spitz haben gezeigt, wie solche Störungen der Kind–Mutter-Beziehungen über die aktuelle

Situation hinaus auf die kindliche Entwicklung einwirken und welch schreckliche Folgen solche Früherfahrungen des Ungeborgenseins für die biologische und seelische Existenz des Kindes haben. Das hier Beschriebene wäre etwa eine Analogie zu dem, was wir vorher als Dispositionelles bezeichnet haben und von dem wir sagten, daß es darüber entscheidet, ob eine Noxe krankheitsauslösend wirkt oder nicht.

Nun möchte ich noch auf einen Punkt zu sprechen kommen, der in der Ätiologie der psychosomatischen Krankheiten besonders wichtig ist. Sie alle sehen immer wieder Fälle von Hochdruck, Asthma, Ulkus, Herz- und Kreislaufstörungen usw., bei denen auch bei eingehendem Befragen seelische Störungen als Ursachen nicht zu ermitteln sind. Hier ist es notwendig, auf ein Phänomen aufmerksam zu machen, daß das Verständnis psychosomatischer Krankheiten für den Nicht-Fachmann besonders erschwert: das Unbewußte. Darunter versteht die Psychoanalyse, daß jeder Mensch mehr oder weniger Erinnerungen, Gefühle, Phantasien, Handlungsimpulse und Erlebnis- und Verhaltensweisen in seiner Brust beherbergt, von denen er nichts oder nur sehr wenig weiß. Diese aufgeführten Inhalte gehören der frühen Kindheit an und sind mit Triebimpulsen verbunden, die wegen einer entweder extrem verwöhnenden oder extrem verbietenden Erziehung nicht zur gesunden Entfaltung gekommen sind. Reste dieser Impulse bleiben so in einer Form weiterbestehen, die für bestimmte Entwicklungsphasen des Kindes spezifisch sind. Sie liegen aber nicht wie Urgestein in der Tiefe, sondern sind wie eingeschlossene Magmaherde unter der Erdoberfläche, von woher es immer wieder zu Ausbrüchen kommt. Oder anders formuliert: Diese Kräfte sind wie die unsichtbaren Fäden, welche die Marionette dirigieren. Bei schweren Störungen kann es dazu kommen, daß der Kranke weitgehend von dorther geleitet wird und wie eine Marionette in der Hand eines ihm unbekannten fremden Spielers existiert. Die Oberfläche eines solchen Menschen kann ganz intakt aussehen. Erst die psychoanalytische Methodik der Traumanalyse ermöglicht es, an diese Regionen heranzukommen und die verborgenen Kräfte bewußt zu machen. Am eindrucksvollsten kennen Sie dieses Phänomen von der Angstneurose. Der Patient, der nicht über die Straße gehen kann, ist nicht in der

Lage zu berichten, wovor er sich fürchtet und es gelingt nicht, äußere seelische Ursachen für diese Angst aufzufinden. Die Quelle derselben liegt im Kranken selber, ihm fremd und unzugänglich. Von hier aus können Sie sich vorstellen, daß ein gleichartiger Mechanismus auch die so häufig beklagten Herzanfälle mit Tachykardie auslösen kann. Wenn im Unbewußten aktivierte Triebimpulse sich regen, dem Betreffenden selber unbewußt, die dann mit Angst beantwortet werden, so ist es verständlich, daß das Herz mit seiner physiologischen Reaktionsweise antwortet. Denn für das Herz bedeutet es keinen Unterschied, ob die Angst vor etwas besteht, was innen oder außen ist. Es reagiert in festgelegter Weise.

Wenden wir uns einem konkreten Krankheitsbild zu. Ich wähle die essentielle Hypertonie, weil dieselbe in vielerlei Richtung erforscht worden ist. Es handelt sich um eine Erkrankung, die erst nach vielen Jahren funktioneller Betriebsstörungen Veränderungen der Morphe herbeiführt. Bis zu diesem Zeitpunkt sind keine organischen Ursachen der Störung erkennbar. Man nimmt an, daß der erhöhte arterielle Druck durch eine Konstriktion der Arteriolen innerhalb des gesamten Gefäßsystems verursacht wird. Über die Entstehung dieser Gefäßverengung ist nichts bekannt. Wir wissen aber, daß seelische Vorgänge einen entscheidenden Einfluß auf die Blutgefäße ausüben. Ich erinnere an das Erröten und Erblassen, wie an die kalten Hände im Zustand seelischer Erregung. Auch für den Blutdruck ist dieser Einfluß bekannt. Schon physiologischerweise unterliegt er Änderungen, die eng mit Erlebnisvorgängen verbunden sind. Im Zustand der Anspannung, Wut, des Kampfes und sexueller Erregung steigt er an, in dem der Ruhe, der Entspannung, des friedlichen Geborgenseins sinkt er ab. Cannon konnte dies eindrucksvoll bei Tieren in Wut und Fluchtsituationen studieren. Beim Hypertoniker ist dieses Ansprechen auf äußere Reize wesentlich gesteigert. Ich erinnere an den Kältepressorreflex. Vor allem berichten uns unsere Kranken immer wieder selber wie sehr ihr Blutdruck in verschiedenen Lebenssituationen schwankt.

Die psychoanalytische Forschung konnte an Blutdruckkranken zeigen, daß sie dauernd unter starkem inneren Druck, unter seelischer Spannung stehen. Was jedem Menschen als physiologische Reaktion mitgegeben ist, nämlich auf äußere wie innere Reize bestimmter Natur mit Blutdruckanstieg zu antworten, ist bei den Hochdruckkranken nicht mehr Reaktion, sondern Dauerzustand. Nun wäre es sicher falsch, wie es heute so oft geschieht, bei den erwähnten Spannungen an Außenreize zu denken. In allen Zeitungen liest man, daß es jetzt eine neue Krankheit gibt, deren Opfer die verantwortlichen Führer des wirtschaftlichen und politischen Lebens seien. Die riesige Arbeitsbelastung, das Tempo, das Telephon, der Mißbrauch von Tabak, Kaffee und Alkohol seien die Ursachen des Leidens. Sicherlich sind alle aufgeführten Momente nicht gerade gesundheitsfördernd, aber jeder von uns weiß, daß Arbeit, auch sehr viel Arbeit, nicht gesundheitsstörend oder krankmachend sein muß, – ja eher im Gegenteil. Aber wir wissen, daß es darauf ankommt, wie einer arbeitet, wie er zur Arbeit eingestellt ist, was Arbeit für ihn bedeutet: bloßes Mittel zu Vermögenserwerb, zur Befriedigung des Ehrgeizes, zur Bestätigung des Selbstbewußtseins oder – und so wird Arbeit kaum als pathogen verstanden werden können – ein Schaffen aus Lust an der selbstgewählten Aufgabe. Belastungen ausgesetzt sein gehört zum Menschen. Das Faktum der Belastung oder eine spezielle Art derselben – natürlich denke ich nur an die üblichen mittleren Belastungen – kann nie pathogen sein. Selbstverständlich gibt es im Seelischen wie im Körperlichen bestimmte Arten oder Grade von Belastung, die in jedem Falle eine Schädigung herbeiführen. Hier entscheidet dann nur noch die individuelle Spielbreite über das Ausmaß des Schadens. Davon ist hier aber nicht die Rede, sondern von den durchaus alltäglichen, üblichen Dingen, für die der Ausdruck Belastung schon keine generelle Gültigkeit mehr hat. Dem einen erscheint als Belastung, was dem anderen selbstverständlich ist oder sogar Entlastung. Ich denke hier z. B. an Menschen, die ihre Militärdienstzeit als ausgesprochene Entlastung empfanden und die in dieser Zeit oft jahrelang bestehende chronische körperliche Beschwerden verloren, um sie dann bei der Rückkehr in ihren gewohnten Lebensbereich prompt wiederzubekommen. Das Umgekehrte, daß jemand den Militärdienst als Belastung empfand und hier erst bestimmte körperliche Störungen entwickelte, ist uns allen vertraut. Kehren wir zurück zu den Belastungen des täglichen Lebens, die jetzt als die Verursacher der Managerkrankheit angeschuldigt werden. Ich würde meinen, daß hier das Entscheidende doch darin liegt, wie der Mensch sich zu seiner Umwelt einstellt. So sehen wir denn auch, daß viele der Männer in führenden und verantwortlichen Stellungen durchaus frei von Managersymptomen sind. Fragen wir uns also, was es ist, das den Hypertoniker innerlich so verspannt, so müssen wir nach Ursachen in ihm selber forschen. Wir können diese innern Vorgänge vereinfachend etwa so darstellen: Der Kranke leidet an einer Unfähigkeit bestimmte Antriebe und Impulse frei zum Ausdruck zu bringen. Dabei handelt es sich um die Qualitäten des Sich-Durchsetzens, Sich-Behauptens, die wir etwa mit dem Oberbegriff Aggressivität erfassen. Es handelt sich dabei nicht um einen bestimmten Persönlichkeitstyp, sondern bei ganz verschiedenen Typen findet sich diese Störung im Sinne eines Kardinalsymptoms. Dabei handelt es sich durchaus nicht um konstitutionell schwache Typen. Im Gegenteil sind die Kranken meist vitalstarke intensive Persönlichkeiten mit einer aktiven leistungswilligen Zuwendung zur Welt. Der pyknische und athletische Habitus herrschen vor.

Sehen wir uns einen solchen Kranken einmal näher an. Ein jetzt 40jähriger, kräftiger und sonst gesunder Mann leidet seit Jahren an einem Hochdruck. Er ist ein angesehener Angestellter in einem großen Betrieb und hat eine verantwortungsvolle Position. Diese hat er sich, ohne über die entsprechende Schulausbildung zu verfügen, durch jahrelanges privates Studium, durch Ausdauer und Zähigkeit erkämpft. Aus kleinen Verhältnissen vom Lande stammend, hat er viele Jahre unter Verzicht auf die altersgemäßen Vergnügungen seine ganze Kraft in die Erreichung dieses Zieles gesteckt. Er sagt von sich selber, er habe seine Jugendjahre dem Ehrgeiz geopfert. Er empfand seinen Aufstieg als hart und neigte dazu, in Widerständen Ablehnung seiner Person zu sehen. Viele Schwierigkeiten erschienen ihm als Demütigungen, die die herrschende Klasse ihm als dem Aufsteigenden antat. Bei der Besprechung seiner jetzigen Berufssituation berichtet er, dieselbe sei weitgehend spannungsfrei und er habe dort eigentlich nie Schwierigkeiten. Bei der Schilderung seiner Arbeit fällt jedoch auf, daß er sich dort dauernd benachteiligen läßt und immerwährend einstecken muß. Sein autoritärer Chef kommt oft um die

Zeit des Dienstschlusses noch mit Arbeiten zu ihm. Auch wenn der Patient sich für den Abend bereits etwas vorgenommen hat, übernimmt er dieselben ohne etwas zu sagen. So verhält er sich immer: unfähig, seine Meinung kund zu tun oder zu widersprechen, gibt er stets nach. Auch von seinen Mitarbeitern wird er oft überfahren. Auf meine Frage, ob er sich denn da nie ärgere, antwortet er mit Nein. Ferner äußert er, es wäre ja wohl auch unklug, sich aufzulehnen, da er dann seine Stellung verlieren könnte. Sein Verhalten bei der Arbeit erscheint freundlich, bescheiden und entgegenkommend. Nur manchmal, berichtet er, platze ihm der Kragen und dann käme es meist wegen irgendeiner Kleinigkeit zu einem Wutanfall.

Wie können wir nun die Entstehung seines Hochdruckes begreifen? Natürlich hat der Patient recht, wenn er sagt, es wäre ja unklug, sich gegen seinen Chef aufzulehnen. Er sieht aber nicht, daß zwischen Nachgeben und Sich-Auflehnen noch ein breiter Spielraum für mögliche andere Verhaltensweisen liegt. Dieser Mann unterscheidet sich von einem anderen in gleicher Situation befindlichen dadurch, daß er seine Wut und Ärgerempfindungen gar nicht voll bewußt wahrnimmt. Er verdrängt sie bereits im Moment der Entstehung, und da sie für sein Bewußtsein unterschwellig bleiben, nimmt er sich die Möglichkeit, die problematische Situation, die ohne Zweifel vorliegt, sinnvoll und den Verhältnissen entsprechend zu verarbeiten. Hier sehen wir nun eine dauernde Belastung, eine permanente Spannung auf den Patienten einwirken, an der wir nun auch verstehen, daß sie im Grunde nur wenig mit äußeren Ursachen zu tun hat. Die Ursache liegt ausschließlich in ihm. Erst durch seine Gehemmtheit wird die Spannung zum pathogenen Faktor. Wir haben eingangs bemerkt, daß Wut und Ärger den Blutdruck ansteigen lassen und daß ein Schwinden der furchterzeugenden Situation, ein Aufhören derselben, ihn wieder absinken läßt. Unser Patient befindet sich aber unter einem dauernden Druck, da er ja kein Ventil findet, ihn abzulassen. Nun unterliegen wir alle in unserer Gesellschaftsordnung, der eine mehr, der andere weniger, dem Zwang, unsere aggressiven Impulse zu beherrschen. In der Kindheit wird viel Erziehungsarbeit darauf verwandt, diese Antriebe zu zügeln. Sie werden sozusagen in gesellschaftsfähige Formen gebracht. Eine direkte Befriedigung der Wut durch einen Akt physischer Gewalt ist von einem gewissen Alter an heute durchweg ausgeschlossen. Auch die Flucht steht dem Menschen, der durch seine Arbeit meist an einen festen Platz gebunden ist, nicht offen. Er muß in dem Milieu, in dem er sich befindet, und das meist für Jahrzehnte seine Umwelt bedeutet, zurecht kommen. Im Unterschied zu unserem Kranken ist diese Hemmung beim Durchschnittsmenschen aber so geartet, daß er seine aggressiven Impulse voll empfindet und dann in einem zweiten Akt entscheidet, was in dieser Situation zu tun möglich ist. Da gibt es dann eine Fülle von Ventilen, über die Druck abgelassen werden kann und dies auch in Formen, die in der Gesellschaft akzeptiert werden. Man kann z. B., um beim Falle unseres Patienten zu bleiben, einen Weg suchen, das Thema der Überstunden sachlich zu besprechen. Man kann Meinungen äußern, etc. Und auch noch da, wo dies nicht ratsam wäre, gibt es andere Wege. Denken wir z. B. daran, wie sich beim Militär der Untergebene behauptet. Etwa an den alten Spruch, sich den Vorgesetzten in der Unterhose vorzustellen. Oder an das bagatellisierende Lied, »in 50 Jahren ist alles vorbei«. Oder etwa an Schulkinder, die auf die Schulmauer schreiben, »der Lehrer ist doof«. Zusammenfassend können wir also sagen, daß auf Grund einer seelischen Gehemmtheit, unser Patient nicht in der Lage ist, eine menschentümliche Emotion voll zu erleben und zum Ausdruck zu bringen. Er befindet sich dadurch in einem Zustand der Erregung, wie er für die Vorbereitungsphase des Kampfes spezifisch ist. Dieser Kampf findet aber nie statt. Nun müßte ich den Zeitfaktor noch näher bestimmen. Wenn ich sage, der Patient befindet sich immer im Zustand der Spannung, so heißt das, daß er in Zeiten der Ruhe und des Schlafes nicht zu voller innerer Gelöstheit findet. Ja, es ist gerade so, daß in diesen Zuständen die Spannung besonders stark zur Wirkung kommt. Darüber wissen wir Genaueres aus den Träumen der Kranken, in denen sie sich mit diesem Problem herumschlagen. Daß auch im Schlaf und auch im Traum die psycho-physische Einheit des Menschen erhalten bleibt, daß auch hier wie am Tage keine seelischen Ereignisse ohne die ihnen zugehörigen körperlichen Reaktionen ablaufen, weiß jeder aus eigener Erfahrung. Denken wir etwa an das Aufwachen aus einem Angsttraum: die Atmung ist beschleunigt, das Herz klopft und der Träumer ist in Schweiß gebadet. Wie bedeutsam und gefährlich diese unbewußt weiterlaufenden nächtlichen Spannungszustände sind, geht auch daraus hervor, daß z. B. Herzinfarkte häufig in der Nacht auftreten. Weiss konnte an 43 frischen Infarktpatienten nachweisen, wie hier bestimmte seelische Schwierigkeiten in den Schlaf hinein weiterwirkten.

Warum, werden Sie fragen, können diese Menschen ihre Aggression nicht äußern? Vielleicht haben sie gar keine oder sind besonders sanfte, weiche Naturen, wäre eine mögliche erste Antwort. Daß dies nicht der Fall ist, wissen wir aus der Biographie dieser Menschen. Hier taucht immer wieder etwas Typisches auf: Als Kinder waren sie lebhaft, wild und von normaler Aggressivität. Und regelhaft erfahren wir dann, daß eines Tages eine einschneidende Temperamentsänderung stattgefunden hat, nach der das Kind sich so verhält als sei es verschüchtert. Auffallend bleiben dann nur gelegentliche Wutausbrüche, die der Umwelt unverständlich sind. Von dieser starken Grundschicht einer einst vorhandenen Vitalität berichten in der Behandlung des erwachsenen Hypertonikers die Träume. Wir sind jetzt bereits an die Antwort auf die Frage nach dem Grund der Unfähigkeit, Aggressionen zu äußern, herangekommen. Es sind ganz bestimmte Erlebnisse der frühen Kindheit, welche die ursprüngliche gesunde Fähigkeit des Sich-behauptens und des Sich-durchsetzens stören, ja auch zerstören können. Sie hängen mit allzu großer erzieherischer Härte zusammen. Ich kann hier nicht ins Einzelne gehen, da die Entstehungssituation dieser Gehemmtheit sehr komplexer Natur ist.

Wie bedeutsam dieser Faktor der Unterdrückung bei gleichzeitiger Unfähigkeit, sich des Druckes zu entledigen ist, zeigt auch folgendes: Während unter afrikanischen Negern der Hypertonus außerordentlich selten ist, kommt er bei nordamerikanischen Negern sehr oft vor, ja sogar häufiger als bei der unter gleichen sozialen Bedingungen lebenden weißen Bevölkerung. Damit hat sich die ursprüngliche Hypothese, daß es sich um ein rassenspezifisches Krankheitszeichen handele, als falsch erwiesen. Auch die andere Theorie, daß die Ernährung entscheidend sei, hat keine absolute Gültigkeit. Wohl scheint es, daß die Völker, die vornehmlich von Reis leben, einen anderen Blutdruck haben. Untersucht man aber dieselbe Rasse an der amerikanischen Westküste, wo sie in großen geschlossenen Siedlungen weiterhin ihre heimatlichen Gebräuche, vor allem ihre Essensgewohnheiten beibehält, so stellt man fest, daß sie ebenso häufig an Hypertonie erkranken, wie die Weißen derselben Gegend. Auch der Gedanke, daß dies etwa damit zu tun haben könnte, daß durch Zusätze zur Reisernährung die Ernährung üppiger geworden sei, hat sich als falsch erwiesen. Diese Beobachtungen bestätigen unsere Auffassung, daß dem Druck, dem hier beide Gruppen als Minoritäten unterliegen, eine wesentliche ätiologische Bedeutung zukommt. Die Erfahrungen der psychoanalytischen Therapie weisen in dieselbe Richtung: Gelingt es bei Kranken, deren Hypertonus noch nicht fixiert ist, die Gehemmtheit der Aggression aufzuheben, so normalisiert sich der Blutdruck. In gleicher Weise erklären wir die Beobachtungen, die wir an Geistesgestörten gemacht haben. Von 200 Anstaltsinsassen hatten 43 bei Beginn der Psychose eine Hypertonie. Fünf Jahre später war der Blutdruck bei 40 dieser Kranken, ohne daß eine spezifische Behandlung stattgefunden hätte, völlig normal. Der Wegfall der Gehemmtheit und die Möglichkeit, in der Psychose aggressive Tendenzen zu erleben, mag die Erklärung dafür abgeben. Interessanterweise kehrte mit der Besserung der Psychose der Hochdruck zurück.

Ich möchte Ihnen den für die Hypertonie geschilderten Vorgang, wie ein chronisch gehemmter Antrieb auf die Dauer das ihm physiologisch zugeordnete Organsystem stört, noch am Krankheitsbild des Magengeschwürs verdeutlichen. Auf bestimmte physiologische Reize hin, etwa Hunger, antwortet der Magen mit einer Sekretionsphase. Dies tut er aber auch unter bestimmten seelischen Einflüssen. Diese Beobachtung veranlaßte von Bergmann bereits im Jahre 1913, vom Ulkus als von einer funktionellen Magenneurose zu sprechen. Der Vorgang ist der, daß, wie bei der Hypertonie, über gehemmte und verdrängte Antriebe, eine Dauerstimulation des Magens zustande kommt, so daß sich derselbe nie in völligem Ruhezustand befindet. Palmer konnte dies dadurch unter Beweis stellen, daß er feststellte, daß die Ulkuskranken das Maximum der Magensekretion während der Nacht haben. Taylor glaubt auf Grund seiner gastroskopischen Befunde, die zeigten, daß die Ulcera stets in einer Magenschleimhaut zu finden sind, die im Sinne einer Gastritis verändert ist, daß dem Ulkus die Gastritis als Schrittmacher vorausgeht. Wie richtig diese Auffassung ist, zeigten jüngere Beobachtungen an Trägern von Magenfisteln. Hier wurde die Reagibilität der Schleimhaut dem Auge direkt zugängig. Es zeigte sich, daß bestimmte seelische Vorgänge zu spezifischen Veränderungen führten.

Wolf und Wolff machten an einem Mann, bei dem nach einer Verätzung des Oesophagus eine Magenfistel angelegt worden war, folgende Beobachtungen: Im akuten Zustand von Ärger, wütender Gereiztheit oder Angst traten erhöhte Durchblutung, Schwellung und Sekretionserhöhung der Mucosa ein; Trauer und Schrecken ließen andererseits die Schleimhaut erblassen und die Sekretion versiegen. Eines Tages, als die Ärzte gerade dabei waren, die Fistel zu versorgen, betrat der Chef der Klinik schimpfend, und nach Krankenblättern suchend, das Zimmer. Der Patient, der im Krankenhaus die Stelle eines Labordieners bekleidete, hatte die Krankenblätter verlegt und fürchtete durch die Entdeckung seiner Nachlässigkeit seine Stelle zu verlieren. Er wurde bewegungslos und bleich. In diesem Augenblick blaßte auch seine Magenschleimhaut ab. (Abb. 1). An diesem Patienten, der unter dem Namen Tom in die Geschichte der Ulkusforschung eingegangen ist, konnten die Autoren die Entstehung von frischen Ulcerationen in einer bestimmten seelischen Krisensituation beobachten. Es war ihnen gelungen, Tom über längere Zeit in ärgerlich, ängstlicher Stimmung zu halten. Nach einiger Zeit zeigten sich dann kleine Erosionen an der Magenschleimhaut, die nach Lösung der affektiven Spannung wieder verschwanden. Wolf und Wolff sahen sich daraufhin berechtigt, in chronisch wirksamen affektiven Erregungszuständen, denen simultan ein Überwiegen der sekretorischen Tätigkeit und eine Intensivierung der Durchblutung wie der Peristaltik entsprach, Voraussetzungen der Ulkusentstehung zu erblicken.

Wesentlich genauere Ergebnisse konnte Margolin an einem Parallelfall dadurch erzielen, daß er nicht wie Wolf und Wolff beobachtete, welche Wirkung künstlich gesetzte Affekte hervorriefen, sondern dadurch, daß er mit dem Patienten eine psychoanalytische Behandlung durchführte und die Physiologen jeweils nach der Behandlung den Zustand des Magens

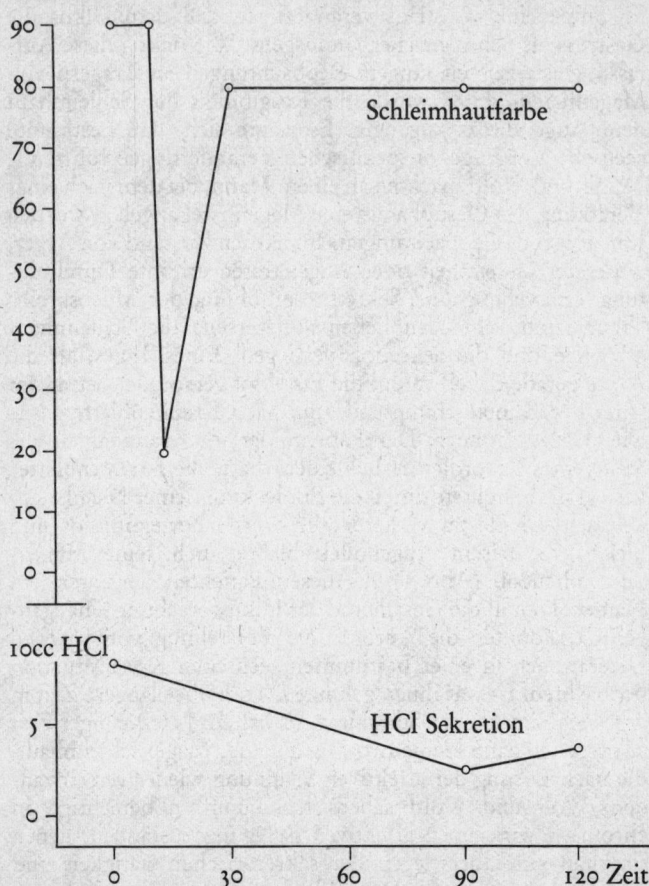

Abb. 1: Veränderung der Magenschleimhautdurchblutung und der Säuresekretion bei plötzlicher Furcht. (Aus: Wolf und Wolff, »Human Gastric Function«, London, New York, Toronto, Oxford, Univ. Press 1947.)

untersuchten. Die Kranke war eine Negerstudentin, die bei einem Selbstmordversuch eine Verätzung der Speiseröhre erlitten hatte. Das von Margolin angewandte Verfahren erlaubte eine Beobachtung der Korrelation psychischer und physiologischer Abläufe, die weitgehend der Realität entsprechen dürften. Wie sehr dies zutrifft, bewiesen die Autoren dadurch, daß sie die Verhältnisse, wie sie am Magen nach Scheinfütterung beim Gesunden auftreten, mit denen der Patientin verglichen. Dieser Hinweis ist deshalb wichtig, da er eventuelle Einwände gegen die Richtigkeit nachfolgender Darstellungen (Abb. 2) entkräften kann. Es wäre ja denkbar, daß bei der Patientin, sei es wegen der bestehenden anatomisch-physiologischen Veränderungen, oder wegen einer massiven psychischen – wir haben gehört, daß die Patientin einen Suicidversuch gemacht hatte – abnorme Verhältnisse am Magen bestanden, und daß nachfolgende Darstellungen nur Ausdruck dieser Abnormität seien. Die beiden nachfolgenden Abbildungen geben Veränderungen der Magenfunktion wieder, welche bestimmten seelischen Situationen der Patientin zugeordnet auftraten. Beide

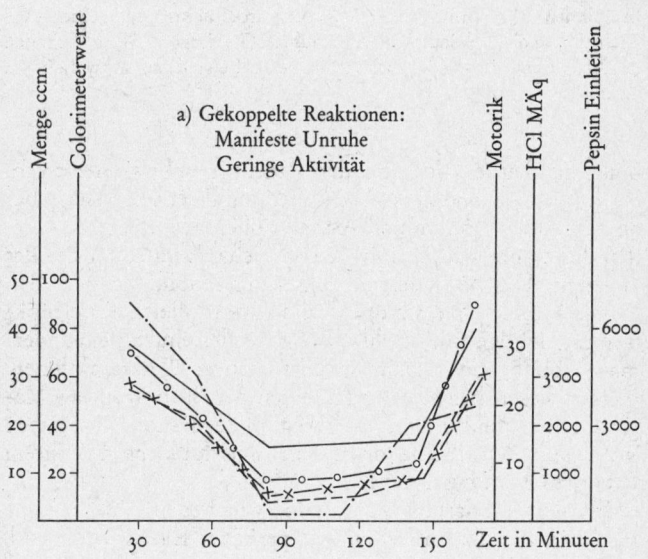

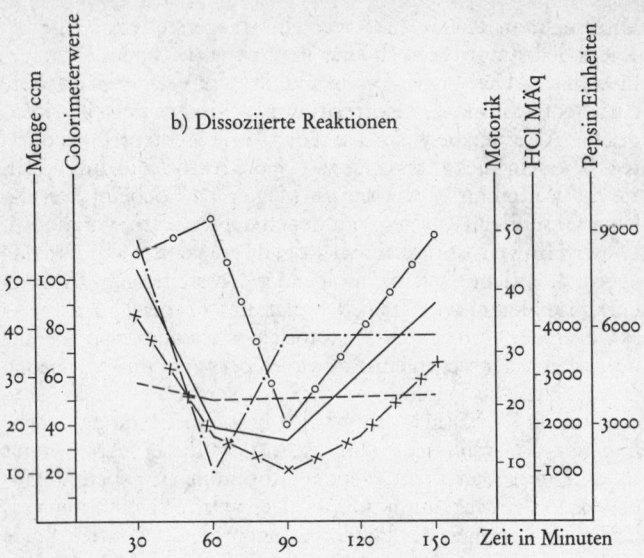

Abb. 2 a und 2 b: a) Koordiniertes Verhalten der verschiedenen Partialfunktionen; b) Koordinationsverlust der Partialfunktionen in einer kritischen Phase der Behandlung. (Aus: Sidney G. Margolin »Das Verhalten
des Magens während der psychoanalytischen Behandlung«, Psyche 1952,
443 f.)

Male handelt es sich um der Patientin unbewußte innere
Vorgänge, die eine höchste Gefährdung ihrer Lebenslage bedeuten. Über Träume und Assoziationen aus jener Zeit wurden diese unbewußten Inhalte dem behandelnden Analytiker
zugängig. Das Besondere an den beiden Abbildungen ist, daß
einmal (Abb. a) physiologisch eine koordinierte Unterfunktion im Gefolge eines seelischen Zustandes eintritt, ein andermal (Abb. b) eine maximale Dissoziation aller Funktionen.
Neben diesen beiden Möglichkeiten der Störungen des Magens, Unterfunktion und Dissoziation der Funktionen, haben
Wolf und Wolff eine dritte, die Überfunktion bei ihrem
Patienten Tom beschrieben.

Mir ging es darum, zu zeigen, wie bedeutsam seelische
Faktoren für die Entstehung körperlicher Krankheiten sind.

Dabei war es mir wichtig, Sie mit dem Phänomen des Unbewußten bekannt zu machen, dessen Auswirkungen in der Ätiologie körperlicher Erkrankungen oft eine entscheidende Rolle spielen. Daraus folgt, daß Untersuchungen, wie sie von der Affektphysiologie unternommen werden, meist den Kern des seelischen Geschehens nicht exakt erfassen, sondern sich mit oberflächlichen Aspekten begnügen müssen. Aus der Wirksamkeit unbewußter Faktoren in der Entstehung psychosomatischer Erkrankungen folgt, daß eine beruhigende stützende oder ermutigende Psychotherapie unwirksam bleiben muß. Nur eine die verborgenen Inhalte aufdeckende Behandlung, also eine im strengen Sinne kausale Therapie, kann Aussichten auf Erfolg haben.

II
Zur Psychodynamik
einiger psychosomatischer
Erkrankungen[1]

Hier wird einmal über psychosomatisch-psychoanalytische Konzepte berichtet, mit deren Hilfe versucht wird, Licht in die Ätiologie des Diabetes mellitus zu bringen, die bis dahin nur unter dem Gesichtspunkt der Vererbung betrachtet worden war. Zum anderen werden Ergebnisse der psychosomatischen Diabetesforschung für die somatische wie die psychische Therapie dieser Krankheit mitgeteilt.

Am Beispiel des Altersdiabetes wird die Bedeutung einer gestörten oralen Objektbeziehung für die Ätiologie dieser Spezialform des Diabetes aufgezeigt. Bemerkenswert ist dabei die Beobachtung, daß enge Beziehungen zwischen dem Diabetes und der Depression bestehen. In einigen Fällen konnten wir beobachten, daß eine Besserung des Diabetes zum Auftreten einer klinischen Depression führte.

Bis heute haben wir die Ergebnisse der psychoanalytischen Therapie von 11 Diabetes-Kranken, die wir mit der psychoanalytischen Standardmethode wie mit Variationen derselben behandelt haben (Behandlungsdauer einige Wochen bis zu 4 Jahren pro Fall), nicht publizieren können. Hier sei darüber nur soviel mitgeteilt, daß wir die geringsten Veränderungen in Richtung auf eine Besserung der Stoffwechsellage beim jugendlichen Diabetes, die stärksten Veränderungen beim Altersdiabetes beobachten konnten.

Bei den Diabetikern, die nach der Pubertät erkrankten, war das Ergebnis zufriedenstellend. Sie lernten ihre unbewußten Probleme soweit bearbeiten, daß sie wesentlich angstfreier und autonomer wurden. Das ermöglichte ihnen, ihre Lebensweise zu verändern: mehr körperliche Bewegung, offeneren und aggressiveren Umgang mit der Welt, Verminderung der regressiven Rückzüge auf orale Kompensation von Frustrationen. Diese Veränderung schlug sich in einer weitgehenden Unabhängigkeit vom Insulin nieder.

Besonders bewährt hat sich die psychoanalytische Behandlung bei zwei Gruppen von Diabetikern: Bei den Kranken, die mehr Insulin benötigten als z. B. bei Ausfall des Pankreas substituiert werden müßte und bei jenen, bei denen es immer wieder zu gefährlichen Stoffwechselkrisen kam. Im einen Fall ließ sich die Insulinmenge auf die normale Substitutionsdosis reduzieren, im anderen Falle gelang es, eine Stabilisierung der Stoffwechsellage herbeizuführen.

Unser Ergebnis ist also durchaus ermutigend, vor allem, wenn man beachtet, daß die zuletzt genannten Erfolge – Reduktion des Insulins und Stabilisierung des Stoffwechsels – schon mit kurzfristiger psychoanalytischer Therapie (einige Wochen bis Monate) erreicht werden konnten.

Anschließend wird die Psychodynamik der rheumatischen Muskel- und Gelenkerkrankungen dargestellt. Dabei wird, ausgehend von dem Konzept der funktionellen Pathologie (G. von Bergmann), versucht, die Krankheitssymptome mit Hilfe eines psycho-physiologischen Modells zu verstehen.

Die letzte Arbeit dieses Kapitels beschäftigt sich mit der Frage, ob das Verhalten von Ulkuskranken während der stationären Behandlung wegen eines Ulkusleidens gleich dem während der stationären Behandlung wegen einer anderen, nicht mit dem Ulkus zusammenhängenden Erkrankung ist. Das heißt, es wird gefragt, ob das bei Ulkuskranken während der stationären Ulkusbehandlung zu beobachtende, von Franz Alexander herausgearbeitete Verhaltensmuster auch durch jede andere stationäre Behandlung ausgelöst werden kann; ob also die Kliniksituation und eine bestimmte therapeutische Angebotshaltung der Institution Auslöserfunktionen haben.

Anmerkung

1 Die hier vorgelegten Untersuchungen über die Psychodynamik des Diabetes mellitus sind Teil einer fünfjährigen Forschungsarbeit, die ich in den Jahren 1953-1958 in der Medizinischen Poliklinik der Universität München mit meinen Mitarbeitern S. Elhardt, W. Hose, H. Kilian, durchgeführt habe.

Ergebnisse der psychosomatischen
Diabetes-Forschung

Die Frage nach der Bedeutung psychischer Faktoren beim Diabetes mellitus (Zuckerkrankheit) hat die Medizin seit langem beschäftigt. Bereits Willis, der in der Neuzeit (vor etwa 200 Jahren) den süßen Geschmack des Harns beim Diabetiker wiederentdeckte, äußerte die Auffassung, daß der Diabetes durch langandauernde Sorgen verursacht sein könnte. Gleiche oder ähnliche, jedoch sehr unspezifische Auffassungen und entsprechende Beobachtungen wurden auch in der Folgezeit immer wieder dargestellt, u. a. von v. Frerichs (33) und Naunyn (100).

Versuche, mit Hilfe von experimentellen Untersuchungen zu exakteren Vorstellungen über den *psychischen Einfluß auf den Kohlenhydrat-Stoffwechsel* (KH-Stoffwechsel) zu kommen, gehen auf Boehm und Hoffmann (7) zurück, die 1877 bei Katzen Glykosurie (Harnzuckerausscheidung) erzeugen konnten, indem sie die Tiere festbanden, in Wut brachten und ihnen Schmerzen zufügten (»Fesselungsdiabetes«). Entsprechende Ergebnisse wie Boehm und Hoffmann bei Katzen, fanden Eckhard (28) bei Kaninchen und Loewy und Rosenberg (76) bei Hunden. Cannon, Shol und Wright (13) fanden, daß sie eine sog. emotionale Glykosurie bei Katzen schon durch bloßes Festbinden ohne Schmerzzufügung erzielen konnten, und daß die Höhe der Glykosurie sich proportional zur Wut des Tieres verhielt. Nahezu die gleichen Ergebnisse erzielten Scott (123) mit seinen Blutzuckeruntersuchungen bei Katzen, Hirsch und Reinbach (53, 54) bei Kaninchen und Hunden, und Fujii (34) und Jacobsen (59) bei Kaninchen. Lediglich Stewart (126) konnte im Gegensatz hierzu mit den gleichen Methoden bei seinen Untersuchungen an Katzen keine Hyperglykämie (erhöhter Blutzuckerspiegel) erzeugen. Beobachtungen über emotionale Glykosurie bei Menschen wurden in der Literatur seit langem immer wieder mitgeteilt. Folin, Denis und Smillie (30) berichten, daß 18% von 33 Medizinstudenten und 17% von 36 Studentinnen nach einem Examen geringe, aber unverkennbare Spuren von Zucker im Urin zeigten. Malmivirta und Mikkonen (80) fanden, daß 11 von 19 Studenten während eines fünftägigen Examens vorübergehend und drei dieser Studenten sogar an jedem der fünf Tage eine Glykosurie zeigten. Bucciardi (10) untersuchte 12 Examenskandidaten vor und nach dem Examen und fand bei allen in der Erregung vor dem Examen erhöhte Blutzuckerwerte. Cannon (12) berichtet über gemeinsame Untersuchungen mit Furthermore und Fiske, bei denen bei 12 von 25 Mitgliedern einer Fußballmannschaft nach einem Wettkampf Zucker im Urin gefunden wurde. Unter den 12 positiven Fällen fanden sich sogar 5 Ersatzspieler, die gar nicht aktiv am Spiel teilgenommen hatten. Ebenso fand sich bei erregten Zuschauern Zucker im Urin. Schultze und Knauer (119) beschreiben den Fall eines Bankiers, der jedesmal nach Überarbeitung und Ärger einen hohen Zuckerbefund, verbunden mit ausgesprochenen Angstzuständen, hatte.

Weitere Beobachtungen emotionaler Glykosurie z. B. bei Militärfliegern vor dem Start, Schauspielern vor dem Auftritt, Patienten vor einer Operation und ähnlichen Streß-Situationen stammen von Marañon (81), Calisov und Molukalo (11), Hackebusch (40), Scheer (116) und Bowman und Kasanin (8). Wittkower (133), bei dem noch weitere Literatur angeführt wird, konnte in seinen eigenen Untersuchungen über a) Veränderungen des Blutzuckerspiegels während des »echten« Affektes, vorwiegend Angst, b) Unterschiede zwischen den Blutzuckerkurven von Normalen und Neurotikern bei Belastung mit Kohlenhydraten, c) Beeinflußbarkeit der Blutzuckerkurve durch Affekte, keine eindeutigen Ergebnisse erzielen. Er unterließ es, Schlüsse aus seinen Befunden zu ziehen und hielt weitere Versuche für angebracht.

Als besonders ergiebig für die psychophysiologische Forschung erwies sich vor allem die *Hypnose*. Mit Hilfe dieses Verfahrens wurden in den zwanziger Jahren eine ganze Reihe von experimentellen psychophysiologischen Veränderungen des Blutzuckerspiegels erzielt, die sich bei gleichen Versuchsbedingungen wiederholen ließen und damit die Mindestvoraussetzungen einer exakten wissenschaftlichen Methodik erfüllten.

Den entscheidenden Anstoß zu diesen Versuchen gab H. Marx (85), dem es 1925 gelungen war, durch hypnotische Suggestion eine Polyurie hervorzurufen und den Blutcalciumspiegel zu senken. Marcus und Sahlgren (83) berichten noch im gleichen Jahre, daß es ihnen bei mehreren Patienten gelungen sei, die blutzuckersteigernde Wirkung einer Adrenalininjektion zu unterbinden, indem sie während der Injektion suggerierten, es handle sich um Wasser. Ohne diese Suggestion stieg der Blutzuckerspiegel bei der gleichen Adrenalingabe regelmäßig um ungefähr 50 mg%. Mit derselben Methode erreichten Marcus und Sahlgren auch eine Hemmung des Insulineffektes. – Eine entgegengesetzte Wirkung erzielte der russische Pawlow-Schüler Savchenko (115) sogar im Tierversuch, indem er die Methode des Einschleifens eines bedingten Reflexes verwendete. Er gab Hunden Insulin und ließ gleichzeitig einen Pfeifton ertönen. Nach nochmaliger Wiederholung trat auf bloßes Pfeifen auch ohne Insulingabe die gleiche Blutzuckersenkung auf wie vorher mit Insulin. In einer zweiten Versuchsreihe konnte auch der blutzuckersteigernde Adrenalineffekt in Form eines bedingten Reflexes eingeschliffen werden.

Andere Autoren, darunter vor allem Schuster (121) und Povorinsky (107), nahmen bei ihren Patienten Trinkversuche mit Wasser vor und suggerierten in der Hypnose einmal einen Wunsch nach viel Süßigkeit, ein anderes Mal »das ist süßes Wasser«. Dabei ergab sich eine »erhebliche« Steigerung des Blutzuckerspiegels, während umgekehrt die zu erwartende Steigerung nach der Verabreichung von 50 g Glukose völlig ausblieb, sobald gleichzeitig suggeriert wurde, das Getränk sei nichts als geschmackloses Wasser. Der Blutzuckeranstieg blieb auch aus, wenn die Mundhöhle vorher anästhesiert worden war, woraus man schloß, daß möglicherweise der Geschmacksinn bei der Übertragung psychischer Erregungen auf die Regulation des KH-Stoffwechsels eine Rolle spiele (71). Wittkower (133), Nielsen und Geert-Jörgensen (101) versuchten diese Trinkversuche zu wiederholen und gaben an, daß ihnen dies trotz mehrfacher Ansätze nicht gelang. Sie erzielten auch bei der Suggestion eines heftigen angstgetönten Schmerzes keine Veränderung des Blutzuckers – im Gegensatz etwa zu Mirsky (93), der mehrfach bei seinen Diabetespatienten einen starken Blutzuckeranstieg auslösen konnte, indem er ihnen mittels Hypnose intensive Angstaffekte suggerierte. Schuster (121) betont im Hinblick auf den Mißerfolg von Wittkower, Nielsen und Geert-Jörgensen, das Gelingen solcher Hypnoseversuche hänge weitgehend von der Technik des Hypnotiseurs ab. Nach seinen eigenen Erfahrungen könne man bei der Anwendung einer adäquaten Technik den Blutzuckerspiegel in den meisten Fällen nach Belieben heben und senken. Allerdings gebe es auch Unterschiede in der Suggestibilität der verschiedenen Versuchspersonen, die sich auf das Resultat auswirken könnten. Nach den Angaben anderer Autoren scheint es, daß namentlich Patienten mit einer labilen Regulation des KH-Stoffwechsels stark für gezielte blutzuckersteigernde und -senkende Suggestionen empfänglich sind. Deshalb sind die aufschlußreichsten Hypnoseversuche solche, die an Patienten mit diabetischer oder transitorischer Glykosurie vorgenommen wurden. So berichtet Rasch (110) über einen Neurotiker mit »ausgeprägter Affektlabilität«, bei dem eine transitorische Glykosurie auftrat, deren Stärke weitgehend von der jeweiligen emotionalen Spannung abhing. Als er diesem Patienten in der Hypnose traurige bis stark depressive Gefühle suggerierte, stieg sowohl der Blutzucker als auch der Harnzucker merklich an. Grafe und Mayer (38) machten ganz ähnliche Beobachtungen an zehn Patienten, darunter einigen Jugendlichen, denen sie u. a. den Tod der Mutter und eine eigene schwere Erkrankung suggerierten. Dabei ergab sich in einzelnen Fällen eine Steigerung der katabolischen Stoffwechselprozesse um maximal 25 %.[1]

Ein Gegenstück zu diesen Fällen geben Gigon, Aigner und Brauch an (35), die bei vier Fällen von schwerem Diabetes eine Blutzuckersenkung herbeiführen konnten, indem sie ein Gefühl von Geborgenheit und Entspannung suggerierten. In einem dieser Fälle betrug der hypnotisch induzierte Blutzuckerabfall über 60 mg%. F. Mohr (96) ist es schließlich gelungen, die Zuckerausscheidung eines Patienten völlig zum Verschwinden zu bringen, dessen Krankheit »von verschiedenen Autoritäten als voll ausgebildeter Diabetes mellitus angesehen worden war«. Anfangs hatte die Erkrankung jeder Diätbehandlung getrotzt, bis Mohr dem Patienten vorschlug, ihn auf hypnotischem Weg von seiner großen Affekterregbarkeit gegenüber bestimmten Menschen seiner Umgebung zu befreien. Schon das nächste Mal war er zuckerfrei. Als ihm dann in der Hypnose gesagt wurde, er werde sich an den folgenden Tagen noch einmal über die betreffenden Menschen erregen, hatte er bei der nächsten Untersuchung wieder 2½% Harnzucker. Mohr gibt an, diesen Versuch im ganzen viermal wiederholt zu haben, immer mit dem gleichen Erfolg.

Die Schlußfolgerungen, die sich aus diesen verschiedenen Versuchen ziehen lassen, sind wohl hinsichtlich der Bedeutung psychischer Einflüsse auf den KH-Stoffwechsel eindeutig. In ihnen bestätigt sich eine Aussage von J. H. Schultz über die Reichweite des Seelischen (117): »Der psychische Einfluß kann so weit reichen, wie der Bereich der Fähigkeit eines Organs zu seinen verschiedenen Verrichtungen (der »Funktionen«) überhaupt im menschlichen Organismus sich erstreckt. Nur wenn der Organismus weitgehend funktionsunfähig gemacht ist, schaltet der psychische Faktor aus.«

Es gehört seit langem zum Erfahrungsgut der Ärzte, daß psychische Schwierigkeiten einen Diabetes verschlimmern können, wenn der Frage nach dem *Einfluß psychischer Faktoren auf den Verlauf des Diabetes* in der umfangreichen Diabetesliteratur auch meist nur am Rande Aufmerksamkeit gewidmet wurde. Eingehender befaßte sich F. Hoff (55) mit diesem Thema. Müller (98) beschreibt eine Patientin, die an einem leichten Altersdiabetes litt (30 E Insulin). Sie entwickelte in einer für sie schwierigen Lebenssituation ein bedrohliches Zustandsbild mit Insulinresistenz (selbst bei 216 E Insulin nur leichte Abnahme der Hyperglykämie und Glykosurie). Erst nachdem in vielen psychotherapeutischen Stunden auf die Lebensgeschichte der Patientin eingegangen worden war, konnte eine Besserung des Krankheitsbildes erreicht werden. Die Patientin brauchte schließlich nur noch 10 bis 20 E Insulin, und in einer Beobachtungszeit von drei Jahren kam es zu keinem Rückfall.

Mieth (89) trug eine Reihe von Fällen aus der Literatur zusammen, in denen der psychische Einfluß auf einen bestehenden Diabetes aufgezeigt wurde.

Eindrucksvoll ist folgende Erfahrungstatsache, über die Stolte berichtet[2]: Zum Weihnachtsabend beurlaubte die Breslauer Universitätskinderklinik alle diabetischen Kinder für die Feiertage nach Hause. Eine diabetische Vollwaise wurde in einer Pfarrersfamilie untergebracht. Aus Versehen wurde den Pfarrersleuten keine Mitteilung vom Bestehen des Diabetes gemacht. So kam es, daß das Kind große Mengen von Nahrungsmitteln und vor allem Süßigkeiten zu sich nahm. Trotzdem kam es zu keinerlei Störung des KH-Stoffwechsels. Im Gegenteil wurden, nachdem das Kind nach den Feiertagen in die Klinik zurückkam, dort normale Blutzuckerwerte festgestellt. Stolte hat diesen Effekt darauf zurückgeführt, daß das Kind in der Pfarrersfamilie zum ersten Mal in seinem Leben Wärme und Geborgenheit erlebt habe.

Von Noorden (102) berichtet über einen Bankier, dessen Diabetes gut eingestellt war, und der im Anschluß an eine stürmische Vorstandssitzung in ein Koma geriet. Von Bruch (9) wurden an 37 diabetischen Kindern Untersuchungen angestellt. Sie fand, daß eine Wechselwirkung besteht zwischen psychischen Faktoren, speziell dem häuslichen Klima, und dem klinischen Verlauf des Diabetes.

Rosen und Lidz (112) befaßten sich mit den emotionalen Faktoren bei Patienten mit wiederholter diabetischer Azidose, ohne dabei jedoch auf den direkten Einfluß der Emotionen auf den Stoffwechselprozeß einzugehen. Bei allen zwölf dargestellten Fällen wurde die Azidose als Fluchtversuch vor unerträglichen Lebenssituationen benutzt, indem die Patienten ihr diabetisches Regime aufgaben.

Hess (43) berichtet über einen Patienten, der bei gleichmäßiger Diät und 25 E Insulin täglich regelmäßig einen Nüchternblutzucker von 90 bis 100 mg% aufwies. Am Morgen nach einem Autounfall und einige Wochen später nach einem Fabrikbrand stieg der Nüchternblutzuckerwert auf 200 bzw. 300 mg% an. Von Hattingberg (41) schildert einen 32jährigen Diabetiker, bei dem die enge Verflechtung zwischen der Entwicklung seiner Persönlichkeit einerseits und der Erkrankung andererseits besonders anschaulich zutage trat, und bei dem der KH-Stoffwechsel immer dann aus dem Gleichgewicht geriet, wenn sich in seinem Leben Entscheidungen, speziell beruflicher Art, anbahnten, die ihn beunruhigten. Dolger (21) sah ein erwachsenes Mädchen auf der Abteilung einer Klinik, das in einer Konfliktsituation innerhalb von sechs Stunden eine so schwere Ketonurie entwickelte, daß sie zur Wiederherstellung über 400 E Insulin bedurfte.

Während eine einheitliche Meinung darüber besteht, daß seelische Faktoren einen großen Einfluß auf einen bereits bestehenden Diabetes haben (31, 36, 64, 66), wird eine Anerkennung *seelischer Faktoren als ätiologisches Moment beim Diabetes* im allgemeinen negiert. Trotzdem wurden immer wieder Fälle beobachtet, bei denen ein zeitlicher Zusammenhang zwischen einem seelischen Trauma und dem Ausbruch des Diabetes bestand. Durch die bis vor wenigen Jahren bestehende einseitige erbbiologische Betrachtung des Diabetes sind anscheinend derartige Fälle nur selten und nur von jenen Forschern gesehen worden, deren Blickfeld nicht von der herrschenden Doktrin für die Erfassung der empirischen Wirklichkeit verstellt war. Daß sie viel häufiger sind, fanden auch wir bei der Untersuchung von 150 Diabetikern bestätigt. In zehn Fällen bestand ein unmittelbarer zeitlicher Zusammenhang zwischen psychischem Trauma und Ausbruch des Diabetes, ohne daß bei einem der Fälle eine familiäre erbliche Belastung nachweisbar war. So berichtet z. B. Naunyn (100) über einen Patienten, bei dem Diabetes einsetzte, nachdem ihm ein Ehebruch seiner Frau bekannt wurde. Einen gleichartigen Fall teilt Menninger (87) mit: Eine 40jährige Frau bekam eine Glykosurie, nachdem der Ehemann ihr untreu wurde. Durch diätetische Behandlung verschwand die Glykosurie, trat jedoch immer dann wieder auf, wenn der Ehemann nachts wegblieb oder sie sonstige seelische Erregungen hatte.

Grafe (37) schildert folgende Fälle: a) ein Soldat wurde 24 Stunden nach dem Untergang des U-Bootes als einziger der Besatzung gerettet. Acht Tage später trat ein Diabetes auf. Die Frage der Wehrdienstbeschädigung (WDB) wurde in diesem Fall von der medizinischen Klinik in Würzburg bejaht. b) Während eines schweren Fliegerangriffes 1943 geriet das Kind einer Frau in große Gefahr, während sie selbst untätig in schwerer Sorge auf dem Arbeitsplatz einer Luftwaffendienststelle verharren mußte. Nach wenigen Tagen brach bei ihr der Diabetes aus. Grafe erkannte hier die WDB an mit der Begründung, daß das psychische Trauma schwer genug war, um einen in der Anlage vorhandenen Diabetes manifest werden zu lassen. c) Ein Soldat legte sich zum Schutz gegen Beschuß unter sein Geschütz. Nach einem Volltreffer wurde er bewußtlos und mit schweren Verbrennungen aufgefunden. Im Anschluß daran trat ein Diabetes auf. Auch hier wurde die WDB anerkannt[3]. Von zahlreichen weiteren Autoren, wie

Naunyn (100), Rosenbach (113), Falta (29), Grote (39), Lichtwitz (74) und Schliack (116 a) wird die Frage des ätiologischen Zusammenhangs bejaht und z. T. durch kasuistisches Material belegt. Von Grafe wurden diese Erfahrungen als Stütze für seine oben beschriebenen Entscheidungen im gutachterlichen Verfahren benutzt. Heyer (44) kommt an Hand einer kleinen Literaturstudie zu dem Ergebnis, daß »der diabetogene Einfluß des Schreckens usw. auf geeignete Individuen als erwiesen betrachtet werden müsse«. Von Weizsäcker (129) berichtet über zwei Fälle: a) Eine Frau bekommt nach einer schweren Kränkung ihres Rechtssinnes einen Diabetes. Sie war von einer Autorität aus der Wohnung gewiesen worden. b) Während eine Frau ihr Kind stillte, setzte überraschend Beschuß der Stadt ein, und bereits die zweite Granate riß die Decke ihres Zimmers ein. Sie verkroch sich acht Tage im Keller. Anschließend wurde ein Diabetes festgestellt. Mieth (89) stellt 22 Fälle aus der Literatur zusammen, bei denen dem Ausbruch des Diabetes ein psychisches Trauma vorausgeht. Es werden referiert je ein Fall von D'Amato, Rosenberger, Brandenburg, Kleen, Umber, Stepp, Minkowski, Isaac und Krone; je zwei Fälle von Lorand, Naunyn und Liebig; drei Fälle von Seegen und vier Fälle von v. Frerichs (Literaturangabe s. bei Mieth, 89). Aus Platzgründen sollen hier von den 22 Fällen nur zwei als Beispiele angeführt werden: a) der von Umber beschriebene Fall, den auch Grafe und v. Weizsäcker zitieren: ein Russe wird zusammen mit seinem Bruder wegen antibolschewistischer Umtriebe ins Gefängnis gebracht, erlebt dort, wie Mitgefangene, vor allem auch sein Bruder, nachts während des Schlafes hinterrücks erschossen wurden. Patient erkrankte im Anschluß daran an Diabetes. Der von Seegen dargestellte Fall [auch von Foster (31) zitiert]: Ein Offizier ist Zeuge eines Duells, bei dem sein Freund getötet wird. Er entwickelt unmittelbar darauf eine Depression und einen Diabetes.

Eine entscheidende Wendung in der psychosomatischen Erforschung des Diabetes trat ein, als man sich fragte, ob die beobachteten seelischen Einflüsse vielleicht deshalb krankmachende Wirkung zeigen, weil sie einen bereits vorher neurotisch geschädigten Menschen treffen, der solchen belastenden Reizen nicht mehr standhalten und der daher nur mit Krankheit reagieren kann. Es wurde mit anderen Worten erwogen, ob das Krankheitsbild nicht als ein manifestes Körpersymptom einer bereits zuvor bestehenden neurotischen Struktur angesehen werden könnte (dem Modell der Organneurose folgend). Um dies zu klären, wandte sich das Interesse der psychologischen Erforschung daher mehr der prämorbiden Persönlichkeit des Diabetikers zu.

Dunbar hat ähnlich wie bei weiteren sieben Krankheitsgruppen versucht, ein sogenanntes Persönlichkeitsprofil für den Diabetes aufzustellen (24, 25, 27). Nach ihren Forschungen zeigen sich beim Diabetiker in der frühen Kindheit starke Ambivalenz-Konflikte zwischen Auflehnung und geringfügiger Unterordnung gegenüber den Eltern. Viele waren verzogene Kinder, häufig bestand Eifersucht zwischen den Geschwistern. Bei Männern war starke Bevormundung seitens der Mutter auffällig. Dies ganze Schema wiederholt sich in der Ehe. Der Diabetiker will mehr bemuttert werden, als mit beiderseitigem Glück vereinbar ist. Beide Partner haben Abneigung gegen den Geschlechtsakt und durchschnittlich wenig Kinder. Oberflächlich kommen die Diabetiker mit den Mitmenschen gut aus, pendeln aber zwischen zu großem Entgegenkommen und Zugeknöpftheit hin und her. In der Arbeit zeigen sie Fleiß, aber wenig Initiative und zersplittern sich mit Unwesentlichem, so daß sie ihre an sich oft überdurchschnittlichen Gaben nicht zum Tragen bringen. Verantwortung wird von ihnen gern abgewälzt. Sie sind mehr passiv als aktiv, mehr masochistisch als sadistisch, und es besteht ein hoher Prozentsatz an latenten oder manifesten homosexuellen Tendenzen. Der Sinn für Religion ist gering, oder er äußert sich in Asketentum oder Fanatismus. Es handelt sich um überdurchschnittlich viele Menschen mit ausgesprochenen infantilen Eigenschaften, die es verstehen, den arglosen Arzt in die Mutterrolle zu drängen. Zu im wesentlichen gleichen Ergebnissen kamen nach demselben Verfahren Lowe (79), der zehn Fälle zur Darstellung bringt, sowie Weiß und Englisch (128), die aus einem großen Material zwei Fälle als typisch für das Gemeinte wiedergeben.

Eine Bestätigung ihrer Profilstudien fand Dunbar in dem ersten verbürgten Fall eines Patienten, der vor dem Ausbruch der Zuckerkrankheit eine psychoanalytische Behandlung und zwar wegen Schizophrenie durchmachte (27). Nach weitgehender Besserung mußte die Therapie wegen Ortswechsel des Patienten abgebrochen werden. Nach acht Jahren erkrankte er an Diabetes. Der Patient bot das Bild eines verbitterten, mißtrauischen Menschen, der höchst eifersüchtig auf den zwei Jahre älteren Bruder war, der es zum Universitätsprofessor gebracht hatte. Als früheste Kindheitserinnerung erzählte er: ich komme nach einem Pferdetritt gegen die Schläfe wieder zu mir, Mutter und Ärztin beugen sich über mich. Der Patient entwickelte damals eine Pferdephobie. Der Vater sperrte den Patienten bei dessen »schrecklichen Wutanfällen« in eine Kammer ein, in der er bis zur Erschöpfung tobte. Obwohl solche Anfälle nach dem Bericht der Mutter mindestens halbe Tage lang andauerten, hatte er sie völlig vergessen und meinte, der Vater habe ihn peinlich gerecht, gütig und ohne Strafen erzogen. Als er nachts bei einem Alptraum angstvoll zu den Eltern floh, beobachtete er unbemerkt eine elterliche Schlafzimmerszene, wobei die Mutter den Vater mit den Worten abwehrte, er werde wie der Großvater (des Patienten) verrückt werden, wenn er es so weiter treibe. (Dieser Großvater litt an dem Wahn, den Weltkrieg verursacht zu haben.) Der Patient haßte Lehrer, Schule und Eltern, weil er nie den Bruder einholen konnte. Er hatte auffällig großes Verlangen, bewundert zu werden und stützte sich auf alles, was ihn beliebt machen konnte. Er litt an großen Onanieängsten. Von der Universität zog er sich auf einen autarken Ein-Mann-Schulbetrieb auf dem Lande zurück, da er sich als verkanntes Dichtergenie fühlte. Bei einer erheblich älteren Frau erwies er sich als impotent, entwickelte homosexuelle Neigungen und versuchte trotz seiner Impotenz mit der Frau seines besten Freundes (in dessen Einverständnis) zu verkehren. Nach weiteren erfolglosen Liebesabenteuern wollte er die Personen seiner Zuneigung zum Doppelselbstmord bewegen. Nach der Ablehnung eines solchen Ansinnens durch die Partnerin brach die Schizophrenie aus. Nach einjähriger Anstaltszeit (»meine glücklichste Zeit«) wurde er als gebessert entlassen, hatte jedoch die Wahnidee, er sei Gott und Messias, dazu bestimmt, die Welt durch das Evangelium der Selbstvernichtung zu erlösen. Mit 29 Jahren kam er nun bei Dunbar in Analyse. Dabei zeigten sich die von der Therapeutin damals noch nicht in ihrer Allgemeinverbindlichkeit erkannten Züge des später von ihr skizzierten Persönlichkeitsprofils des Diabetikers. Durch die Analyse gebessert, konnte er eine ausgezeichnete leitende Stellung erwerben und war drei Jahe lang geistig völlig gesund und sexuell potent. Da starb sein Vater, und er verzichtete auf das Mädchen, das er heiraten wollte. Bei einer Bruchoperation in dieser Zeit erwies sich der Urin noch als zuckerfrei. Nach der Krankenhausentlassung zog die Mutter zu ihm. Um sie glücklich zu machen, gab er seinen Bekanntenkreis auf, ließ sich einerseits von der Mutter versorgen und arbeitete andererseits geschäftlich angestrengter und sorgenvoller als zuvor. Züge seiner früheren Neurose stellten sich wieder ein, und er war »vom Masturbieren und von den Zigaretten« ganz besessen. In dieser Verfassung vermied er zwar die Gefahren der Schizophrenie, holte sich jedoch neun Monate nach dem Zuzug der Mutter bei einer Dirne einen Tripper mit Gelenkentzündung, bei deren Behandlung der Diabetes festgestellt wurde.

Wie schon Alexander (1) mit Recht kritisch gegen die mit bewundernswertem Fleiß gesammelten Beobachtungen Dunbars einwandte, handelte es sich bei den Persönlichkeitsprofilen nicht so sehr um die eigentlichen Grundkonflikte, sondern um ein Konglomerat von Abwehrmechanismen und Reaktionsbildungen. Es ist eine offene Frage, ob die Art und Weise, mit der der Diabetiker seine Antriebe und Impulse abwehrt, krankheitsspezifischen Charakter hat, oder ob sich nicht auch beim »diabetischen Charakter« die ganze Fülle der neurotischen Abwehrmechanismen tummelt. Immerhin wäre es denkbar, daß die Abwehrmechanismen durch die in einer bestimmten Entwicklungsphase vorherrschende Thematik eine spezifische Prägung erhalten, die uns erlaubt, von ihr wiederum auf die Konfliktsituation zurückzuschließen, die sie notwendig machten.

Näher an das Wesen der prämorbiden Persönlichkeit heran führt die *korrelationsphysiologische Forschung,* die unter optimalen Bedingungen sehr genaue Aussagen über die spezifisch wirksamen psychischen Faktoren machen kann. Die ersten Untersuchungen dieser Art machten Alexander und seine Mitarbeiter (88) in den Jahren 1935 bis 1939 mit der weiter unten beschriebenen Methode. Ein Jahr nach Erscheinen dieser Arbeit (1945) veröffentlichte Mirsky (93) die Ergebnisse seiner Forschungen, die zeigten, daß Situationen, welche Angst erzeugen, den Blutzucker ansteigen lassen. Umfangreiche methodische Untersuchungen an großen Zahlen (über 200 Untersuchungen an 80 Diabetikern) sind seit 1949 von einem Forschungsteam unter Hinkle aus der Inneren Klinik der Cornell University, New York, publiziert worden (45, 46, 47, 48, 50, 51, 52).

Die stets zur Anwendung kommende Methode sieht im Modell so aus: Personen mit verschieden schwerem Diabetes aller Altersstufen werden über einen langen Zeitraum genauestens klinisch untersucht und beobachtet. Zugleich werden über einen Zeitraum von drei Monaten bis zu einem Jahr psychologische Explorationen (10 bis 25 Einzelbesprechungen von etwa einstündiger Dauer) durchgeführt, deren Ziel die präzise Erfassung der Lebensgeschichte, des soziologischen und kulturellen Familienhintergrundes, bestimmter Verhaltensweisen, bewußter und unbewußter Konflikte, der Auslösersituationen für die Manifestation des Diabetes und vor allem der jeweiligen Auslösersituation für grobe Verschlechterungen wie Ketonurie und Koma im Verlauf der diabetischen Erkrankung ist. Testverfahren und Aussagen der Personen, die mit dem Kranken zusammenleben, vervollständigen die Untersuchungen. Vor Beginn der korrelations-physiologischen Laborexperimente müssen sich die Kranken in einer ausgeglichenen Stoffwechsellage bei genauester Einstellung befinden. (Alle sind auf eine einmalige Insulininjektion am Morgen eingestellt.) Am Versuchstage selber wurde die morgendliche Injektion weggelassen und zwölf Stunden vorher gefastet. Die Versuchspersonen (V. P.) wußten nicht, was kommen würde. Sie gingen ins Labor in dem Glauben, es sei die übliche Routine-Blutzuckeruntersuchung. Im Labor zunächst Abnahme von Blut und Urin, dann eine Stunde entspanntes Ausruhen, dann zweite Abnahme, dann Durchführung einer spannungsreichen Besprechung (»stressful interview«) von durchschnittlich einstündiger Dauer, während welcher alle zehn Minuten aus einer in der Vene befindlichen Kanüle oder aus einem in der vena hepatica liegenden Katheter Blut entnommen wurde, dann Urinabnahme und anschließend wieder einstündiges entspanntes Ausruhen und letzte Urin- und Blutabnahme. Um über die oft beobachteten Beziehungen zwischen »stress« und Stoffwechsellage (8, 11, 12, 40, 81, 116, 119) hinaus in den Bereich spezifischer Aussagen vorstoßen zu können – man wußte aus Hypnoseversuchen seit langem (35, 93, 96), daß die Veränderungen des Blutzuckers bei den verschiedenen Suggestionen unterschiedlich ausfielen – gingen die Autoren bei der Durchführung der Besprechung wie folgt vor: Sie konfrontierten die V. P. massiv und unausweichlich mit den spezifischen Problemen und Schwierigkeiten, von denen man aus den Voruntersuchungen wußte, daß sie den Verschlechterungen der diabetischen Stoffwechsellage jeweils unmittelbar vorausgegangen waren. In dem am Versuchstage gewonnenen Blut wurden der Zucker, die Ketonkörper, die Eosinophilen und die anorganischen Serumphosphate, im Urin der Zuckergehalt, die Chloride und die Ketonkörper quantitativ bestimmt. (Die Menge des ausgeschiedenen Urins wurde genau gemessen.) Nach dem belastenden Interview wurden die V. P. psychisch beruhigt, um eine Stunde später festzustellen, wie Urin und Blutfaktoren aussähen. Zur Kontrolle wurde die gleiche Prozedur später ohne die belastende Besprechung wiederholt. Zum Vergleich wurden ferner eine große Zahl gesunder, nicht diabetischer Personen in der gleichen Weise untersucht.

Die nichtdiabetischen Personen zeigten nach längerem Fasten einen langsamen Abfall des Blutzuckers bei gleichzeitigem Anstieg der Ketonkörper im Blut. Zur selben Zeit setzte häufig Diurese ein. Das gleiche ereignete sich, wenn diese Personen einem psychologischen »stress« ohne Hunger ausgesetzt waren. Bei beiden Gruppen fiel auf, daß die Diurese in einer Phase der Angst einsetzte, die Ketonkörperkonzentration im Blut aber in dem Augenblick steil anstieg, als die V. P. anfing, Wut und Enttäuschung zu empfinden. Beide, Diurese und Ketonämie, verschwanden, wenn das Gespräch sich freundlichen Themen zuwandte und die V. P. sich nicht mehr bedroht fühlte (51). Die Autoren konnten auf diese Weise spezifische Korrelationen nachweisen: 1. zwischen Angst und Besorgnis und Diurese (lang andauernde Furcht machte dagegen Oligurie), 2. zwischen Groll, Feindseligkeit, dem Gefühl der Enttäuschung und des Liebesentzuges und Erhöhung der Blutketonkörperkonzentration. (Ließ man die Phase der Angst ausfallen, so entstand trotz des Anstieges der Blutketonkörper keine Diurese.)

Diabetische Personen zeigten gleichartige Stoffwechselreaktionen auf diese spezifischen, psychischen »stresses«, nur waren dieselben meist weit stärker ausgeprägt. Auffallend war dabei, daß man »stress-diuresis« verbunden mit Angst bei allen Diabetikern auslösen konnte, unabhängig davon, ob sie eine Glykosurie hatten oder nicht (51). Diese Diurese kann nicht nur im Zusammenhang mit der auszuscheidenden Glukosemenge gesehen werden. Wie Tolstoi und Weber (127), Hinkle und Mitarbeiter (48, 52) zeigen konnten, scheiden Diabetiker, die auf einer Stoffwechselabteilung genau festgelegten und strengen Regeln unterworfen waren, von Tag zu Tag weitgehend variable Mengen von Glukose und Wasser aus. Hinkle konnte für diese Schwankungen (alle exogenen Störfaktoren waren soweit als möglich ausgeschlossen) spezifische psychische Auslöser nachweisen, was schon Alexander und Mitarbeiter (88) bei den beiden behandelten Fällen zeigen konnten. Ferner fiel auf, daß eine starke Diurese und hochgradige Glykosurie mit einer niedrigen Blutzuckerkonzentration parallel gehen konnte. Auf diese Tatsache weist auch John (63) hin, der berichtet, daß sie an seinen großen Zahlen oft bestätigt fand. Auf der anderen Seite sahen die Autoren, daß Diabetiker in Situationen innerer Sicherheit und Entspannung trotz hohen Blutzuckergehaltes und starker Glykosurie sich ohne Polyurie, Durst und andere diabetische Symptome wohlfühlten. John (63) hat Diabetiker beobachtet, die sich bei einem Blutzuckergehalt von nur 20 mg% völlig wohlfühlten und trotz gleichzeitiger Injektion von 20 bis 40 E Insulin täglich keinerlei Insulinreaktion (Schock) zeigten. Solche bisher als »Kuriosa« geltenden Phänomene erfahren durch diese neuen Erkenntnisse eine sinnvolle Klärung. Zur Erklärung dieser den bisherigen klinischen Erfahrungen widersprechenden Ergebnisse verweisen die Verfasser auf die Arbeiten von Smith (125) und Wolf und Mitarbeiter (134), die zeigen konnten, daß sich unter dem Einfluß von »stress« die gesamte Hämodynamik und die rückresorbierenden Fähigkeiten der Tubuli verändern können. Auch Mirsky (94) weist darauf hin, daß »emotionale Glykosurie« ohne korrespondierende »emotionale Hyperglykämie« Ausdruck einer Abnahme der Resorption von Zucker in den Nierentubuli infolge Vasokonstriktion der peritubulären Arteriolen sei. Der Blutzucker zeigte bei nüchternen Diabetikern unter dem Einfluß des »stressful interview« gewöhnlich ein Absinken. Bei labilen Diabetikern konnte dies gelegentlich so weit gehen, daß hypoglykämische Symptome auftraten. Übereinstimmend (6, 12, 30, 80, 93, 96) führten jedoch plötzliche Angst oder Wut zu einem raschen Blutzuckeranstieg, den die Verfasser als Ausdruck einer Adrenalinausschüttung ansehen. Ferner veränderte psychischer »stress« die Reaktionen der Patienten auf KH-Einnahme. Dabei zeigte sich, daß Gefühle von Vereinsamung, Traurigkeit und Groll manchmal mit einer verminderten Glukose-Toleranz verbunden waren, wohingegen in Situationen, die mit weniger »stress« oder mit Angst gekoppelt waren, sich eine annähernd normale Toleranz zeigte. In Perioden innerer Ruhe und Sicherheit ohne belastende Faktoren vertrugen die Diabetiker die Einnahme großer KH-Mengen sehr gut (47). Mirsky (92) und Köhler (70) gingen diesen Beobachtungen nach und konnten zeigen, daß eine üppige Mahlzeit keine Ketonämie macht.

In Versuchen mit Diabetikern, die einen relativ hohen Blutzuckerspiegel hatten, wurden Veränderungen der einzelnen Werte in folgender Höhe gefunden: Anstieg der Blutketonkörper auf 19 mg% in 1½ Stunden, der Wasserausscheidung auf 4,7 ccm pro Minute, der Glukose im Harn auf 490 mg pro Minute und der Chloride auf 25,2 mg pro Minute. Zusammenfassend stellen die Verfasser fest, daß ein Diabetiker in einer psychischen Stress-Situation so viel Glukose ausscheiden kann, daß er sehr rasch seine Glykogendepots erschöpfen kann und daß er zur selben Zeit große Mengen von Chloriden und festen Basen verliert. Solche Stoffwechselveränderungen können manchmal so groß sein, daß sie schwerste Folgen haben (45).

In einer weiteren Arbeit (52) gehen Hinkle und Wolf den Lebenssituationen und Emotionen nach, die bei einem 15jährigen Mädchen das Auftreten von Azidose begleiten. Die Patientin war bereits 13mal wegen schwerer Azidose in die Klinik eingeliefert worden. Zur Klärung der psychischen Zusammenhänge wurde die Patientin aufgefordert, ein Tagebuch über 100 Tage zu führen und täglich alle ihre Erlebnisse mit den begleitenden Gefühlen einzutragen. Zugleich sollte sie dreimal täglich vor den Mahlzeiten ihren Urin auf Zucker und Azeton untersuchen. Die übergewichtige Patientin war von hoher Intelligenz. Ihre Schwierigkeiten lagen in ihrer Beziehung zur Mutter, welche sie völlig in Abhängigkeit und Hilflosigkeit erzogen hatte. Dieselbe schwankte zwischen Wutausbrüchen und Schuldgefühlen, aus welch letzteren heraus sie das Kind dann mit Süßigkeiten verwöhnte. Der Vater konnte sich zu Hause nicht durchsetzen. Die Einstellung der Patientin zur Mutter war teils auflehnend rebellisch, teils passiv hilflos. Ein Versuch, die Spannungen durch Trennung der beiden zu lösen, endete damit, daß das Mädchen – sie war in ein Ferienlager gegangen – sich dort einsam und verlassen fühlte, azidotisch wurde und nach Hause mußte, wo sich ihr Zustand sofort besserte. Die Auswertung des Tagebuches zeigte, daß jeweils zwölf Stunden nach Schwierigkeiten mit der Mutter, denen als Charakteristikum eine Verlustangst zugrunde lag, Ketonurie auftrat. Dabei zeigte der Blutzucker keine schweren Schwankungen. Mit der Ketonurie setzten Diurese, Ruhelosigkeit, Tachycardie, vermehrte Atmung und eine Stimmung von Wut, Angst und Depression ein. Alle diese Symptome einschließlich der Ketonurie verschwanden ohne Änderung der Diät oder der Insulindosis, wenn die Patientin Vertrauen und Sicherheit zurückerlangt hatte.

In zwei umfangreichen Arbeiten gehen Hinkle und Mitarbeiter der Lebensgeschichte von Diabetikern nach. Zunächst untersuchten sie 50 jüngere Patienten mit labilem Diabetes, häufiger Azidose und Koma, und referierten drei Patienten detailliert aus dieser Gruppe als typisch (48). In beiden Arbeiten gelangten die oben geschilderten Methoden der experimentellen Untersuchung neben der biographischen Anamnese unter lockerem Einschluß von Traummaterial zur Anwendung. Die Ergebnisse der experimentellen Untersuchung deckten sich mit dem oben Berichteten. Die Explorationen ergaben eine auffallende Übereinstimmung in den belastenden psychischen Konflikten zur Zeit der Manifestation des Diabetes. Verschlechterungen des Diabetes, Azidose und Koma, ereigneten sich häufig unter gleichartigen seelischen Belastungen. Besserungen des Diabetes mit Verminderung der Insulinmenge und u. U. hypoglykämischen Reaktionen erschienen übereinstimmend in Perioden innerer und äußerer Sicherheit.

Ferner reagierten alle auf diese signifikanten Situationen mit übermäßigem Essen.

Ausgehend von der Beobachtung, daß sich der jugendliche Diabetes im klinischen Bild wie im Verlauf vom Altersdiabetes unterscheidet, verfolgten die Autoren die Lebensgeschichte und den Krankheitsverlauf von drei Erwachsenen mit mildem, stabilem Diabetes mit dem Ziel, die beiden Gruppen zu vergleichen (48). Die angewandte Methode ist die gleiche wie in der vorigen Arbeit. Physiologisch wurde kein qualitativer, aber ein außergewöhnlicher quantitativer Unterschied zur Gruppe der Jugendlichen gefunden. Psychologisch stimmten die beiden Gruppen in allen Punkten überein, so daß auch auf diese Weise keine qualitative Unterscheidung möglich wurde. Die älteren Diabetiker erscheinen »gut angepaßt« und »nicht neurotisch«. Der darunterliegende orale Konflikt war jedoch der gleiche wie bei den Jugendlichen. (Essen ist gleich mütterlicher Liebe.) Auch die Verarbeitung der Verlustangst mit Resignation, Depression und übermäßigem Essen stimmte bei beiden überein. Die Verfasser glauben, daß der Unterschied nicht konstitutioneller Art sei, sondern nur anzeige, daß die Jüngeren frühere und intensivere Störungen in der Kind–Mutter-Beziehung erlitten haben. (»Jedoch gilt dies nicht generell: es gibt junge stabile und alte labile Diabetiker.«) Die Tatsache, daß die Krankheit im allgemeinen bei Jugendlichen schwankend verläuft und schwer zu kontrollieren ist, erscheint den Verfassern mehr durch die Situation der Jugend per se begründet zu sein, als durch irgendwelche qualitativen stoffwechselmäßigen Besonderheiten des Diabetes[4].

Die Verfasser weisen darauf hin, daß die von ihnen in den Experimenten gesetzten »emotional stresses« nicht als solche schlechthin Stress-Faktoren darstellen und erst recht nicht als »Ursache« der physiologischen Veränderungen angesehen werden dürfen (45). Es ist vielmehr so, daß die gesetzten Stimuli erst vom Patienten auf dem Boden früherer Erfahrungen – Wiederbelebung infantiler Konflikte – deren er sich teils bewußt, die aber teils unbewußt sind, mit einer bedrohlichen Bedeutung ausgestattet werden, d. h. sich erst in einen »Stress« verwandeln. Erst auf diesen für das Individuum spezifischen »Stress« antwortet es mit Veränderungen seines Gefühlszustandes, seines Verhaltens und korrelativ seines

Stoffwechsels. Auch Mirsky (94) geht auf diese Frage im Zusammenhang mit der in der Literatur immer wiederkehrenden Fragestellung, daß Kriege mit ihren seelischen Belastungen keine Zunahme des Diabetes bewirken, ein. (Er verweist an dieser Stelle darauf, daß solche Fälle jedoch eindeutig beschrieben seien.) Auch er betont, daß es nicht das Trauma ist, sondern der Boden, auf den es fällt, und der ist wiederum bestimmt durch die vorhergehende Erfahrung. Es sind nicht die Spannungen und Ängste an sich, die als »Stress« wirken – denn diese haben ja im normpsychologischen Bereich viele Kanäle: Gefühle, Worte, Handlungen, durch die sie abfließen können. Spannungen und Ängste aber, die durch verdrängte unbewußte Konflikte produziert werden, haben solche Ventile nicht und suchen deshalb ihren Ausdruck im vegetativen System. Man wird also folglich nur dann die Entwicklung eines ausreichenden inneren Druckes erwarten können, wenn das Trauma infantile Fehlhaltungen reaktiviert und damit primitive »pattern« freimacht, die in der Realität keine adäquate Abfuhr erfahren können. Kubie (72) weist in seiner grundsätzlichen Kritik der Korrelationsphysiologie auf die Schwäche der psychologischen Seite derselben hin, die nicht in gleicher Weise wie die physiologische präzis definiert wird. Die benutzten Begriffe bleiben, vor allem dadurch, daß dem Unbewußten keine Aufmerksamkeit geschenkt wird, zu komplex, um den physiologischen Vorgängen als verläßliche Korrelate zugeordnet werden zu können. So berechtigt diese Kritik ist, bleibt doch die Feststellung von Hinkle (48) beachtenswert, daß trotz der nur teilweisen Berücksichtigung des Unbewußten »unsere Ergebnisse hinsichtlich der psychodynamischen Aspekte mit denjenigen übereinstimmen, welche früher von analysierten Fällen beschrieben worden sind«. Aus den korrelationsphysiologischen Untersuchungen ergaben sich Hinkle und seinen Mitarbeitern folgende psychologische Besonderheiten: bei fast allen Personen wurde ein intensives unterschwelliges Bedürfnis nach Liebe und Zuwendung, primär auf die Mutter gerichtet, gefunden. Dieses Bedürfnis ist seit der frühen Kindheit vorhanden und wurde nie zu der Patienten Zufriedenheit befriedigt. »Die Mutter gab mir nie so viel Liebe, wie ich brauchte«, ist ein typischer Ausspruch. Bei Frauen scheint es so, daß das Fehlen dieser Erfüllung durch die kalte, Liebe nicht zeigen könnende oder zurückweisende Mutter, bei Männern durch die Gegenwart eines feindseligen, strafenden, dominierenden Vaters entsteht. Die Furcht vor dem Vater störte die enge ersehnte Beziehung zur Mutter. Bei allen fällt ein frühes Verlangen nach Essen, vor allem nach Süßigkeiten ins Auge. Viele haben frühe Erfahrungen, welche die bei allen Menschen durch die Stillperiode gesetzte Koppelung: Essen gleich Liebe, weit überschreiten. Die Eltern konnten häufig statt Liebe nur Verwöhnung geben, meist in Form von Nahrungszuwendungen. Alle anderen Aspekte der Persönlichkeitsentwicklung fließen aus diesen Grundfaktoren: enge und dauernde Beziehung zur Mutter (oder zu Mutterfiguren) und starke Abhängigkeit von ihr bis ins Erwachsenenalter. Bei Frauen ist diese Abhängigkeit gemischt mit Groll wegen der dominierenden strafenden und zurückweisenden Haltung der Mutter. Erwachsen können solche Frauen infolge der an der Mutter erlebten Unsicherheit (mißglückte Introjektion der weiblichen Rolle) keine sicheren Beziehungen zu Männern entwickeln. Dies kann die Genese der Homosexualität bei manchen von ihnen sein. Beim Mann bleiben Konflikte mit Vaterfiguren durchs ganze Leben bestehen. In Lebensumständen, in denen eine reale oder symbolische Entbehrung der Mutterliebe vorlag, entstand bei Männern wie Frauen ein intensives Verlangen nach Essen. Bei beiden Geschlechtern wurden sich wiederholende oder andauernde Entbehrungen dieser Art von Fettsucht begleitet und später vom Ausbruch des Diabetes. Diese Beobachtungen erlaubten die Herausarbeitung einer spezifischen Auslösersituation: Die Diabetiker reagieren auf Verluste, als ob damit eine signifikante Quelle der Liebeszuwendung und Sicherheit versiegen würde, was mit intensiver Angst erlebt wird. Bei diesen Patienten sind deshalb Versuche, die Diät streng zu handhaben, fruchtlos, und sie gelingen nur über kurze Zeit. Gefangen zwischen ihrem Verlangen nach Essen und den Einschränkungen der Diät, essen sie bald heimlich, indem sie die Menge des Aufgenommenen auch vor sich selber verhehlen. Übereinstimmend mit Benedek (4) und Lowe (79) führen Versuche, die Durchführung der Diät zu erzwingen, zu vermehrter Angst, Schuldgefühlen und Konflikten mit sich selber und der Umwelt.

Die Forschungen von Dunbar, Hinkle u. a. sind als erstes

Ergebnis der Frage nach der prämorbiden Persönlichkeit des Diabetikers höchst verdienstvoll. Einen klareren Ansatz jedoch stellte das Fragen nach einer bestimmten neurotischen prämorbiden *Struktur* dar (1, 122). Strukturforschung gründet sich im wesentlichen nicht auf eine phänomenologische Beschreibung des sicht- und fühlbaren Wesens und Verhaltens eines Menschen (»Persönlichkeitsprofil«), sondern auf das an Hand einer psychoanalytischen Behandlung gewonnene Material über die Antriebe und deren Schicksale, die spezifischen Grundkonflikte und die Verarbeitung derselben, die sich vorwiegend unbewußt abspielt. Über den Strukturbegriff hat sich vor allem Schultz-Hencke (120) geäußert. Den ersten Bericht über eine klassisch-psychoanalytische Behandlung eines Diabetikers hat Daniels veröffentlicht (19).

Es handelt sich um einen 33jährigen Kaufmann, dessen Analyse über ·15 Monate mit insgesamt 218 Stunden lief. In der Anamnese ist eine Häufung von Unfällen der linken Körperhälfte und als weiteres Zeichen weiblich-masochistischer Tendenzen ein bereits im Knabenalter auffallendes Interesse an Injektionsspritzen und besonders an solchen zur Befruchtung von Stuten auffällig. 3½ Jahre vor Analysenbeginn traten als erstes Symptom mehrmals wöchentlich nachmittags 4 Uhr Anfälle von Hunger und Hitzegefühl verbunden mit tic-artigem Kopfdrehen auf. Bald darauf Feststellung eines abnorm niedrigen (!) Blutzuckers, Auftreten von Akkomodationsstörungen, Hyperhidrosis, Schwindel und Gähnanfällen und tic-artigem Fußzucken. Es wurde Diabetes mellitus diagnostiziert und der Patient auf 50 E Insulin eingestellt, wobei große Blutzuckerschwankungen auftraten. Ein Jahr später, gleichzeitig mit dem Nachlassen der sexuellen Appetenz, Globus-hysterikus-Attacken mit Würg- und Erstickungsangst. Zehn Monate später wurde die Analyse wegen der angst-neurotischen und phobischen Zustände (Vermeiden von Gasthäusern, Kino, Verkehrsmitteln u. dgl.) begonnen. Während der Behandlung entwickelten sich konversionshysterische Symptome (Schulterschmerzen, hyperästhetische Hautzonen usw.), die sich in der Analyse als Erektionsängste erwiesen. Der Patient konnte lange Zeit Zustände echter Hypoglykämie nicht von den angst-neurotischen psychohypoglykämischen Anfällen mit normalem Blutzucker unterscheiden. Er war das älteste Kind und hatte eine vier Jahre jüngere Schwester und einen acht Jahre jüngeren Bruder. Er wurde überlange gestillt. Der Vater war ein erfolgreicher Geschäftsmann, in dessen Betrieb der Patient arbeitete. Der Vater pflegte bei Tisch die Leistungen des Sohnes herabzusetzen und ihn mit Vorliebe vor Gästen zu blamieren. Der Mutter zuliebe, als deren Beschützer sich der Sohn bei elterlichen Streitigkeiten aufspielte, verzichtete der Patient auf Auseinandersetzungen mit dem Vater und verschob seine Aggressionen auf andere Vaterfiguren. Die väterliche Neigung zu Alkohol war dem Sohn verhaßt, gleichwohl trank er selbst täglich einige Gläser, war jedoch nie betrunken.

Im fünften Lebensjahr betupfte ihm die Mutter als Strafe für gemeinsame sexuelle Spielereien mit Kindern das Glied mit Jod und bedrohte ihn mit dem Abschneiden desselben im Wiederholungsfall. Bei einer späteren Mandeloperation wurde am narkotisierten Patienten zugleich eine Penisoperation (Phimose?) durchgeführt, was er erst beim Erwachen aus der Narkose mit Schreck, Wut und Scham bemerkte. Von da an wurde aus dem aktiven und lebendigen Kind ein auffallend braver, gegen Mädchen sehr schüchterner Junge mit großer Onanieangst, der seine sexuellen Impulse erfolgreich unterdrückte. Seiner unkindlich-moralisierenden Art wegen erhielt er den Spitznamen »Prediger«. Auf den ersten Geschlechtsverkehr reagierte er mit einer Bronchitis. Das ursprünglich angestrebte Jurastudium ließ er fallen, da die Schulnoten wegen seiner vielen Krankheiten und einer gewissen Interesselosigkeit nicht sehr gut waren und er möglichst bald seine Braut heiraten wollte, die jedoch nach der Verlobung eine schwere Neurose entwickelte. Nach anfänglichen guten Leistungen im väterlichen Geschäft und nach Gesundung seiner Frau, die ihn aber in der Ehe frustrierte, entwickelte er nach den nunmehr einsetzenden geschäftlichen Mißerfolgen die ersten Symptome der Neurose und des Diabetes. Die Eltern hatten die Heirat ihrer Kinder übelgenommen.

In Träumen zeigten sich bald Zusammenhänge zwischen Onanieangst, Würganfällen und Polyurie. Es trat ein schwerer Kastrationskomplex hervor. In Situationen mit dem Vater, in denen hypoglykämische Zustände mit Harnzuckerausscheidung auftraten, wurden ihm verdrängte Todeswünsche gegen den Vater deutlich. Er konnte allmählich echte Hypoglykämie und Psychohypoglykämie an der Intensität der Zustände unterscheiden.

Traummaterial und Einfälle machten deutlich, daß er Insulinspritze und Condom unbewußt gleichsetzte und beides als ein Den-Penis-gegen-sich-selbst-Richten empfand. Weitere assoziative Zusammenhänge bestanden zwischen dem alkoholisch geröteten Gesicht seines Vaters, seinen eigenen Hitzewallungen und Erektionen. Die Träume zeigten genetische Zusammenhänge seiner Ängste mit der mütterlichen Kastrationsdrohung und der Penisoperation. Im Traum gibt er sich auf der Toilette eine Insulinspritze (wie täglich im Gasthausabort vor dem Mittagessen mit den Kollegen), wobei zugleich eine Erektion entsteht, die er jedoch vor einem plötzlich eintretenden, befeindeten Geschäftskollegen ängstlich verbirgt.

Im weiteren Verlauf der Behandlung konnte der Patient das Insulin reduzieren, sich mit dem Vater besser auseinandersetzen und sich allmählich zu geschäftlicher Selbständigkeit entschließen. In den beiden letzten Monaten der Analyse entwickelten sich starke unbewußte Widerstände und der Patient bricht aus vorgeschobenen äußeren, aber unwiderlegbaren Gründen die Analyse ab. In den Träumen dieser Zeit wird eine Angst davor deutlich, daß ihm der Analytiker das Insulin wegnähme. In einem weiteren Traum sitzen drei Männer am Gasthaustisch, die ihre Erektionen herzeigen. Beim einen verwandelt sich der Penis in einen Hochzeitskuchen, den er dann in die Weste steckt und zwar an die Stelle, wo er die Insulinspritze aufzubewahren pflegt. Bei diesem Traum erfolgte ein Insulinschock. Die Analysenstunde wird im Traum mit der Stunde der angstbesetzten Insulininjektion identifiziert und versäumt.

Bei Abschluß der Analyse durch den Patienten waren die Symptome des autonomen Nervensystems verschwunden und ebenso die phobischen Zustände. Der Diabetes jedoch blieb bestehen. In einer späteren Arbeit berichtet Daniels, daß der Patient Jahre hernach an einer Lungentuberkulose erkrankte und sieht darin ein Zeichen für die Schwere der Neurose. In der Zusammenfassung betont Daniels die starken oralen Züge, die auch in den Konversionssymptomen zum Ausdruck kommen. Daniels fragt sich, warum der Patient nicht zum Trinker wurde, da sein Charakter zur Süchtigkeit neigte. Er meint, Alkoholismus habe sich wohl deshalb nicht entwickelt, weil nicht nur die genitalen, sondern auch die oralen Verbote zu massiv waren, so daß der Konflikt auf der Stoffwechselebene ausgetragen und auf dieser durch die Erotisierung der Ängste stabilisiert wurde. In Parallele zu einem andern Fall, bei dem Alkoholsucht Ersatz für Onanie war, glaubt Daniels, daß hier das Insulin für die Onanie steht. Die Therapie müßte sich daher auch gegen die »Insulinsucht« richten. Er sieht im Diabetes den letzten Rest der Neurose, den der Patient nicht aufgeben wolle, der jedoch bei weiterer Analyse vermutlich noch verschwunden wäre.

Auffallend an der mit vielem Traummaterial sehr exakt geschilderten Analyse ist, daß der Hauptkonflikt sich dem Vater gegenüber abspielte, und zwar im Sinne einer Machtrivalität im Unterschied zu den beiden Analysen von Meyer, Bollmeyer und Alexander (88), in denen der Wunsch nach mütterlicher Zuwendung das Hervorstechendste war. Nach unseren analytischen Erfahrungen braucht dies jedoch nicht notwendigerweise einen Gegensatz zu bedeuten, da eine echte Vaterbeziehung in der Regel nur auf dem Boden einer geglückten Mutterbeziehung erwachsen kann. Man darf vermuten, daß bei einer weitergeführten Analyse noch die Störung in der Mutterbeziehung deutlicher aufgetaucht wäre, die man bei der oralen Problematik des Diabetes wohl mit Sicherheit erwarten darf.

Meyer, Bollmeyer und Alexander (88) berichten über die analytische Behandlung von zwei Diabetikern, bei denen laufend Blutzucker- und quantitative Urinuntersuchungen gemacht wurden, um die Veränderungen des KH-Stoffwechsels mit den emotionalen Vorgängen gleichzeitig betrachten zu können.

Der erste Patient erkrankte im Alter von 29 Jahren. Zwischen seinem ersten und zweiten Lebensjahr stand er wegen einer schweren gastro-intestinalen Störung unter strenger Diät. Im Gefolge dieser Krankheit blieb bis in sein Erwachsenenalter hinein ein starkes Verlangen nach Süßigkeiten bestehen, welches, so glauben die Autoren, seinen KH-Stoffwechsel dauernd überlastete. Süßigkeiten, Belobigungen und

Geschenke wurden für ihn zu Mitteln der Ersatzbefriedigung für die vermißte Liebe. So behielt er seine infantil-abhängige und fordernde Haltung bei und war nicht in der Lage, die Verantwortung eines erwachsenen Lebens zu übernehmen. Er fühlte sich dauernd frustriert und reagierte mit Feindseligkeit, weil niemand seine Forderungen nach Zuwendung und Liebe befriedigen konnte. Diese Feindseligkeiten ließen seine alte Angst wieder erstehen, er könne Liebe und Sicherheit – die Äquivalente von Milch und Essen – verlieren, die er während der langen Hungerperiode seiner Krankheit entbehren mußte. Der Reifungsprozeß war durch diese Angst blockiert, die zugleich auch die Entwicklung einer psycho-sexuellen Erwachsenenhaltung verhinderte. Die Auslösersituation für die Manifestation des Diabetes war charakterisiert durch eine maximale Frustration seiner infantilen Forderungen und die Unmöglichkeit, sich der Situation mit seinen bisherigen Abwehrmechanismen zu entziehen. Wenn immer man von ihm eine Art Zuneigung oder Liebe forderte, war dies mit seinen eigenen Forderungen unvereinbar und erzeugte das Gefühl von Frustration und Wut. Diese psychologischen Vorgänge werden in eindrucksvoller Weise von Veränderungen des Harnzuckers begleitet: immer, wenn er fühlt, daß seine infantilen Wünsche nach Liebe und Sicherheit frustriert werden, stieg der Harnzucker steil an. In Zeiten, so z. B. zu Anfang der Therapie, in denen Mutterfiguren seine infantilen Forderungen befriedigten, und seine aggressiven Explosionen tolerierten, ist er frei von Harnzucker. Kommt es mit solchen Personen zu Konflikten, flieht er regelmäßig in seine neurotische Lösung. Er wird depressiv, wendet sich von der Außenwelt ab und bemitleidet sich selbst; jetzt ist der Harnzucker niedrig oder negativ. Die Therapie führte parallel mit der Entwicklung einer selbstverantwortlichen Erwachsenenhaltung zu einer Stabilisierung des vorher stark schwankenden Krankheitsbildes. Fünf Jahre nach Abschluß der Behandlung war Patient immer noch zuckerfrei.

Der zweite Patient ist eine 26jährige Frau, die bei Beginn der Behandlung das Bild einer psychopathischen Persönlichkeit mit depressiven Zügen bot. Ihre Kindheit war durch eine traumatische Stillperiode charakterisiert, aus der starke Feindseligkeit und Wut gegen die Mutter und die jüngeren Geschwister resultierten. Ihr Interesse am Essen und ihr Verlangen danach wurden überwertig und blieben in dieser Form fixiert. Im Gegensatz zum ersten Patienten erlaubte sie es sich jedoch nicht – auch nicht ersatzweise – ihre Abhängigkeitswünsche zu befriedigen, wobei der starke Haß und die daraus sich ergebenden Angst- und Schuldgefühle blockiert wurden. Schon als Kind lernte sie ihre Wünsche nach Liebe und Versorgtwerden auf die Weise zu kompensieren, daß sie andere versorgte und fütterte. Trotz guter Intelligenz konnte sie die Schule nicht beenden, da sie ihre Zeit damit vertat, andere Kinder zu füttern, Essen zuzubereiten und es zu servieren. So blieben ihre eigenen Wünsche ständig frustriert. Die Auslösersituation für die Manifestation des Diabetes sah so aus, daß sie sich in einen älteren Mann, der ihr Vorgesetzter war, verliebt hatte. Um seine Liebe zu gewinnen, arbeitete sie hart und versagte sich in ihrer Freizeit Ruhe und Erholung. Ihre passiven, rezeptiven Wünsche blieben jedoch unbefriedigt. Sie wurde ruhelos und eines Tages brach sie mit einem Koma zusammen. Die Durchführung der Analyse zeigte, daß solange die emotionale Lage ausgeglichen war – bedingt durch eine für die Patientin befriedigende Übertragungssituation – auch die Stoffwechsellage stabil blieb. Der Umschlag erfolgte in dem Moment, in dem die Patientin ihre infantil-fordernden Wünsche nach Geliebtwerden – vorgetragen in der Form offenen und drängenden Begehrens, das nach sofortiger und absoluter Befriedigung verlangte, wie hungernde Kinder Milch oder Essen von der Mutter verlangen – zurückgewiesen und frustriert sah. Jetzt ist die KH-Balance gestört, eine starke Zuckerausscheidung setzt ein und fluktuiert dauernd in den ausgeschiedenen Mengen. Bei vorübergehendem Analytikerwechsel setzt eine sofortige Stabilisierung ein, als der neue Analytiker eine milde, gewährende Haltung einnimmt, in der sie ihre Abhängigkeitswünsche befriedigt sieht. Auf jegliche Forderung der Mit- oder Zusammenarbeit reagierte sie mit Zunahme der infantilen Abhängigkeitswünsche, mit dem Gefühl der Frustration und des Hasses. Wegen der Unerfüllbarkeit ihrer rezeptiven Wünsche mußte sie im Leben wie in der Therapie immer wieder Enttäuschungen erleben. Auf dieselben reagierte sie stets mit Depression und Resignation. Während in den Phasen, in denen ihr forderndes Werben unbefriedigt blieb, der Harnzucker anstieg, sank er in den Phasen des Rückzuges prompt ab. In eindrucksvoller Weise wird dieses Verhalten durch die Untersuchung der Zuckerausscheidung bei Nacht bestätigt. Es wurde der emotionale Gehalt der Träume aus den Nächten mit der höchsten Zuckerausscheidung mit dem der Nächte mit der niedrigsten Zuckerausscheidung verglichen. Es zeigte sich, daß in Nächten mit Träumen, in denen sexuelle Spannungen zusammen mit feindseligen Gefühlen gegen Konkurrenten auftraten, im Harn bis zu einem Drittel der aufgenommenen Zuckermenge ausgeschieden wurde. Im Gegensatz dazu war die Zuckerausscheidung in Nächten mit Träumen, die Passivität, Regression und das Fehlen sexueller Wünsche zum Inhalt hatten, minimal oder gleich Null. Die fordernde Haltung der Patientin und ihre infantil-passiven Wünsche führten dazu, daß die analytische in eine lockere Psychotherapie überführt werden mußte, da bei Einhaltung der analytischen Bedingungen ein erregter manischer Zustand einsetzte – begleitet von starker Zuckerausscheidung –, der sofort verschwand und parallel zu einem Absinken des Zuckerspiegels, der Manifestation einer passiven depressiven Lebenshaltung Platz machte.

Im Gegensatz zu dem Danielsschen Fall sind die beiden Fälle mehr abstrahierend, ohne Traummaterial und detailliertere Darstellung des Analysenverlaufs berichtet. Der Versuch Alexanders, eine Übereinstimmung der beiden Fälle herauszuarbeiten, ist – vielleicht aus diesen Gründen – nicht überzeugend.

Es dürfte wichtig sein, an dieser Stelle zu betonen, daß die von den Verfassern gefundenen psychischen Konflikte nicht als Ursache der Erkrankung mißverstanden werden dürfen. Was hier erfaßt wird, ist die Erlebnis- oder Subjektseite eines Geschehens, das nur unter dem Aspekt des Gleichzeitigkeitskorrelates verstanden werden kann. Weiterhin wäre hier, ohne auf das weitere Problem der Neurosenspezifität oder der »Organwahl« näher eingehen zu können, der Ort, nach der Spezifität des Gefundenen für den Diabetes zu fragen. So spezifisch die Konflikte für die dargestellten Patienten sind und so viele Gemeinsamkeiten mit verschiedenen Verfahren von verschiedenen Autoren empirisch gewonnen wurden, so bleiben sie doch im Rahmen einer differentialdiagnostischen

Betrachtung unspezifisch [Margolin (84), Mirsky (94)]. Warum bekamen diese Patienten z. B. keine Fettsucht? So berechtigt eine solche Fragestellung ist, betritt man damit doch einen Boden, auf den sich die medizinische Forschung bis heute nur sehr vorsichtig begeben hat. Man begnügt sich, nach der Ätiologie zu fragen, die Phänomenologie des Krankheitszustandes zu beschreiben, Versuchsformen empirisch zu sammeln etc. Aber schon bei einem Krankheitsbild, bei dem die Determinanten übersichtlich und teilweise isoliert betrachtet werden können, etwa einer luetischen Infektion, müssen Fragen nach der »Organwahl«, nach den unterschiedlichen Verlaufsformen mit verschiedensten nicht vorhersagbaren Endzuständen offenbleiben. Versuche, solche aus der Sache selbst nicht weiter beantwortbare Fragen durch die ätiologische Verwendung phänomenologisch-statistischer Begriffe wie Konstitution, Disposition, Anlage u. a., die im Einzelfalle nicht bewiesen und definiert sind, zu klären, führen leicht in eine Pseudowissenschaftlichkeit, die der Erkenntnis der wahren Zusammenhänge mehr schadet als nutzt.

Bleuler (6) äußert sich über die Konstitution bei Diabetes wie folgt: »Bisher fand sich keine Noxe, die bei allen Menschen, die sie trifft, zu Diabetes führt. Deshalb drängte sich die Annahme einer besonderen Prädisposition für diabetogene Noxen auf. Sie wird gestützt durch die weitere Beobachtung eines familiär stark gehäuften Auftretens des Diabetes. Ein derart abgeleiteter Begriff der Disposition oder Konstitution droht aber, rein statistisch aufgefaßt, zu einem gefährlichen Tabu für die weitere Forschung zu werden. Heute darf nicht mehr angenommen werden, eine ›Konstitution‹, deren Annahme sich nur auf die genannten beiden Beobachtungen stützt, entspreche notwendigerweise der Äußerung von einem oder mehreren Genen mit absoluter Manifestationswahrscheinlichkeit. Auch bei der Anerkennung vererbter Anlagen muß in Erwägung gezogen werden, daß sie in die ganze Persönlichkeit einfließen und von der ganzen Persönlichkeit wieder beeinflußt werden. Die Annahme einer Konstitution aus den angegebenen Gründen sagt aber nicht einmal etwas darüber aus, ob sie erbbedingt ist und inwiefern es sich um eine körperliche oder psychische Konstitution handelt. Das wurde bisher oft vergessen.«

In Deutschland hat sich vor allem Schwidder mit der Strukturerhellung des Diabetes befaßt (122). Er stellte bei Diabetes-Patienten eine depressiv-zwangsneurotische Charakterstruktur mit auffälligen, aber meist unterdrückten Angstreaktionen fest. Alle Patienten waren schon als Kinder sehr brav, gefügig, bescheiden, ordentlich, oft sehr sparsam. Essens- und Besitzwünsche waren latent sehr intensiv, aber verdrängt. Bei der Mobilisierung derselben war nicht so sehr die gespannte Ambivalenz und Überkompensation des Ulcuskranken, sondern depressive Resignation mit latenter starker emotionaler Erregtheit zu beobachten[5]. Von elf von Schwidder beobachteten Patienten hatten zehn in der Kindheit ausgeprägte Angstsymptome und sechs außerdem Anorexie.

Ein zehnjähriger Junge bekam bei der Rückkehr des Vaters aus dem Krieg seinen Diabetes. Sein Schicksal konnte von Schwidder über zwei Jahre verfolgt werden. Er war gefügig, ordentlich und still bei ständiger innerer Unruhe. Die überaktive, sehr nervöse Mutter berichtete, daß er als Säugling unaufhörlich brüllte, zu ihrem Stolz mit einem Jahr schon sauber war und daß sie die ebenfalls mit einem Jahr auftretende hartnäckige Verstopfung mit täglichen Einläufen bekämpfte. Als er der Mutter beim Stillen des vier Jahre jüngeren Bruders (der später Bettnässer wurde) zusah, entwickelte er aggressive Eifersucht und wurde streng bestraft. Ein Jahr später trat heftige Angst vor Dunkelheit und Fliegerangriffen auf. Bei der Rückkehr des Vaters begann der zeitlebens appetitlose Junge unmäßig zu essen, nachdem sich die Mutter, an der der Junge stark hing, vorwiegend dem Vater widmete. Trotzdem magerte er sehr ab. Bei der ärztlichen Untersuchung aus diesem Anlaß wurde die Krankheit entdeckt.

Die Beobachtung von Schwidder, Meyer, Bollmeyer, Alexander, Benedek, Hinkle u. a., daß bei Diabetikern mit großer Regelmäßigkeit eine depressive Struktur mit paranoiden Zügen vorliegt, findet in der Forschung über den Zusammenhang von Diabetes und Psychosen eine Bestätigung auf großer Breite. Schon gegen Ende des vorigen Jahrhunderts war es mehreren Psychiatern aufgefallen, daß Diabetes und Melancholie weitaus häufiger miteinander gekoppelt sind, als dies der durchschnittlichen Erwartung entspräche (89, 114). Seither wurde diese Beobachtung durch eine Fülle von Arbeiten überprüft und bestätigt (3, 22, 32, 78, 82, 99, 106, 108, 109, 111, 119, 135). Während der Diabetes bei Geisteskranken nicht häufiger auftritt als in der Durchschnittsbevölkerung, kommt er bei Depressionen auffallend gehäuft vor (6)[6]. Dasselbe stellten Weiss und English fest (128), nach deren Angaben die depressive Psychose sehr oft gleichzeitig oder alternierend mit Diabetes auftritt. Daniels fand unter 23 Diabetikern zehn mit depressiven Psychosen. In fünf von den zehn Fällen war die Depression reaktiv auf den Verlust eines Liebesobjekts vor Beginn der diabetischen Erkrankung aufgetreten. Constam (15) geht diesem Zusammenhang nach und versucht ihn dadurch zu erklären, daß er feststellt, daß Fettsucht bei Diabetes und depressiven Psychosen häufig sei. Die Adipösen verbrauchen mit ihrem kalorischen Importüberschuß mehr Insulin und erschöpfen deshalb bei entsprechender Disposition ihren Inselapparat häufiger als der Normalgewichtige. 1921 führte namentlich Wiegert (131) bei Geisteskranken systematische Zuckerbelastungsversuche durch und stellte fest, daß Melancholiker nicht nur in überdurchschnittlichem Maße an manifestem Diabetes erkranken, sondern daß darüber hinaus bei einem außerordentlich hohen Prozentsatz von ihnen eine verminderte Zuckertoleranz besteht, die sich im Zusammenhang mit der gehäuften Erkrankung als latente Diabetesdisposition auffassen läßt. 13 von 15 Depressiven, denen er 80 g Glukose verabreichte, wiesen Glykosurie und abnorm hohe Blutzuckerwerte auf. Im gleichen Jahr gaben Raphael und Parsons an (108), die Beziehung zwischen Hyperglykämie und Depression sei nicht nur qualitativ nachweisbar, sondern man könne mit ihrer Hilfe die Schwere der Depression quantitativ messen, indem man die Insulinmenge bestimme, die nötig sei, um die Blutzuckerkurve in Übereinstimmung mit der einer normalen Person zu bringen. Auch McCowan und Quastel (85a) beobachteten, daß die Höhe des Blutzuckers und die Intensität der »emotionalen Spannung« bei Depressiven weitgehend parallel verliefen. Dasselbe beobachtete Schultze (118) bereits im Jahre 1908. In neuerer Zeit wurde vor allem in der amerikanischen Literatur auch über Diabeteserkrankungen bei Schizophrenen berichtet, aber es scheint, daß diese Fälle erheblich seltener sind als die Kombination von Diabetes und Melancholie (58, 65, 68, 69, 73, 95).

Einige Autoren, darunter vor allem Ligterink, Simons (75) und neuerdings Duc (22), fanden, daß die zuckerkranken Melancholiker unter ihren Patienten auffallend oft paranoische Züge aufwiesen, so daß man bei der Mehrzahl von ihnen besser von »paranoider Depression« spreche als von Depression schlechthin. Menninger fand unter 30 psychotischen Diabetikern zwölf mit paranoischen Wahnideen, während er sonst keinen gemeinsamen Nenner für die verschiedenen Psychoseformen finden konnte (86, 87). Bleuler fiel auf, daß unter der geringen Zahl von Schizophrenen, die an Diabetes erkranken, atypische Mischpsychosen und spätparanoide Formen vorherrschen. Menninger nimmt an, daß diese Häufung paranoider Merkmale kein Zufall sei, sondern daß sowohl solche psychischen Symptome als auch die mit ihnen gekoppelte somatische Krankheit möglicherweise durch unbewußte Triebkräfte beeinflußt werden, die nur mit Hilfe psychoanalytischer Untersuchungsmethoden zu erhellen wären. Damit warf Menninger im Jahre 1935 zum ersten Mal die Frage einer psychogenen Entstehung des Diabetes auf, ohne diese Frage vorläufig lösen zu können, da keiner seiner Patienten für eine psychoanalytische Behandlung geeignet war.

Das umfangreiche und daher zu verbindlichen Schlußfolgerungen am besten geeignete psychiatrische Material über die Beziehung von Diabetes und Psychose wurde 1952 von Duc vorgelegt (22). Dieser Autor untersuchte insgesamt 5991 Insassen von Schweizer Heil- und Pflegeanstalten. Er fand bei seinem Krankengut eine Diabetesfrequenz von insgesamt 5 pro mille gegenüber 1,5 pro mille im Durchschnitt der Bevölkerung. Unter den Schizophrenen stellte er nur 1,7 pro mille Zuckerkranke fest, bei den Melancholikern dagegen 27 pro mille. Auffallend ist, daß unter den Manischen, die er untersuchte, kein einziger Diabetes-Fall zu verzeichnen war. Der Gipfel der Diabetesfrequenz fand sich aber nicht bei der Melancholie, sondern bei einer Gruppe von Kranken, die Duc unter der Diagnose »Paranoia sensitiva mit depressivem Einschlag« zusammenfaßt. Bei dieser Mischform hatten 73 pro mille aller Patienten Diabetes und 166 pro mille eine nicht diabetische Glykosurie. Auch für die nichtdiabetische Glykosurie, deren Häufigkeit bei den verschiedenen psychiatrischen Krankheitsbildern der des Diabetes bemerkenswert parallel

verläuft, stellt dieser Befund einen Gipfel*dar. Relativ oft
kommt der Diabetes in Ducs Material ferner bei hyperthymen
und paranoiden »Psychopathen« vor (36 pro mille), während
bei allen übrigen Psychopathien kein einziger Fall nachzuwei-
sen war. Ebenfalls unter den Schwachsinnigen fand sich kein
einziger Fall von Diabetes oder nichtdiabetischer Glykosurie.
Dieser Befund ist insofern bemerkenswert, als ohnehin bekannt ist – darauf wies neuerlich Bleuler hin (6) –, daß sowohl
die Melancholie als auch der Diabetes zumeist Personen von
überdurchschnittlicher Intelligenz befällt. Duc selbst geht in
der Auswertung seiner Ergebnisse nicht auf psychoanalytische
Aspekte ein, obwohl seine Zahlen möglicherweise erst in
dieser Perspektive richtig zu verstehen sind. Er beschränkt
sich vielmehr auf die Feststellung, daß die psychogene Entstehung des Diabetes im Lichte seiner Beobachtungen zumindest
als möglich gelten müsse. Er glaubt, daß nicht die Melancholie
allein, sondern eine Melancholie mit schweren paranoiden
Angstsymptomen als spezifischer Hintergrund für die Entwicklung des Diabetes anzusehen ist. Seiner Meinung nach
wird eine latente Diabetesdisposition manifest, wenn sich zu
einer bestehenden Depression ein sympatikotoner Angstzustand hinzugesellt. Der gemeinsame Nenner aller Psychosyn-
drome, bei denen er Diabetes beobachtet habe, sei das Vorkommen von abnormen Angstzuständen. Sobald sich diese in
einer katatonid-apathischen Phase der Psychose lösten, sei
sehr oft auch eine Remission des Diabetes eingetreten. Bei
einem Teil seiner Fälle war der Diabetes vor der Psychose
aufgetreten, während es sich beim andern Teil umgekehrt
verhielt, so daß Duc keine diesbezüglichen Schlüsse aus seinem Material ziehen konnte. Lediglich bei einigen besonders
schweren Fällen, in denen ein depressives Angstsyndrom mit
Diabetes alternierte, nimmt er einen circulus vitiosus an, bei
dem die Depression den Diabetes fördert, während der Diabetes die Depression reaktiv verstärkt, so daß schließlich ein
progressiver Verlauf eintritt, der zu Marasmus und Tod führt.
Wie dem auch sei: es läßt sich nicht übersehen, daß diese an
sich durchaus bemerkenswerten Ergebnisse der psychiatrischen Konstitutionsforschung nicht ausreichen, um die Beziehungen zwischen Diabetes und Psychose zu klären. Darauf
weist von psychiatrischer Seite heute vor allem Bleuler hin,

der den statischen, ausschließlich erbbiologisch fundierten Konstitutionsbegriff der klassischen Psychiatrie für veraltet erklärt (6). Man kann wohl mit Menninger sagen, daß das psychiatrische Instrumentarium ohne Ergänzung durch psychoanalytische Methoden nicht ausreicht, um die der Krankheit möglicherweise zugrunde liegenden Triebkonflikte und Strukturen zu erhellen.

Den Publikationen über die seelische Verarbeitung der Tatsache, unheilbar krank zu sein (deren Beachtung in Deutschland sowohl in der Literatur wie in der Praxis längst Eingang gefunden hat), haben wir weniger Aufmerksamkeit geschenkt, weil es uns vor allem darauf ankam, das bis heute besonders im deutschen Schrifttum kaum berücksichtigte Material darzustellen, das sich um die Frage der prämorbiden Persönlichkeit des Diabetikers bemüht. Es sei nur kurz auf die folgenden wesentlichen Arbeiten hingewiesen, die über allgemeine Feststellungen, wie sie für die seelische Verarbeitung aller Krankheiten gelten, hinausgehen.

Bleuler (6) findet, daß man in bezug auf die Persönlichkeit den jugendlichen Diabetiker vom Diabetiker des höheren Alters trennen müsse. Ersterer ist oft empfindsam, verschlossen, schwer zu verstehen, schizoid, letzterer oft aufgeschlossen, umgangsgewandt, synton und zykloid. Anderen Autoren (56, 57, 132) fielen Reizbarkeit, Egozentrizität, Launenhaftigkeit, Unbeherrschtsein usw. auf. Von Weizsäcker (129) findet folgende charakterliche Züge: Zurückhaltung, Gehemmtheit, Mißtrauen, Unentschiedenheit, Hilflosigkeit, mangelndes Selbstvertrauen, Neigung zur Selbstanklage, Gewissenhaftigkeit – vor allem in der Therapie. Sie reagieren wie Kinder in Extremen, nach der »Alles-oder-Nichts«-Regel. An einem anderen Fall (130) beobachtete er einen Wechsel zwischen »kolossal explosiv und außerordentlich gehemmt«. Das Übereinstimmende bei den von ihm beobachteten Fällen sah er in einer Haltung der Resignation. López-Ibor wirft, soweit man aus dem uns zugänglichen Referat über seine Arbeit entnehmen kann, die Frage nach einer prämorbiden Persönlichkeit nicht auf, sondern beschreibt, wie sich ihm die Persönlichkeit des Diabetikers im gegenwärtigen Augenblick darstellt (77). Er stellt fest, daß die Diabetiker nervöse Menschen mit Neigung zu paranoiden Reaktionen sind. Sie sind am Essen sehr interessiert und vergessen über nebensächlichen oft die wichtigen Arbeiten. Sie sind oft niedergeschlagen und zeigen sich erleichtert, wenn sie dafür einen Vorwand finden. Geschlechtlich sind sie ambivalent. Häufig findet sich bei ihnen Neigung zur Ehe- oder Kinderlosigkeit.

Zierl (136) hat Scenotest-Serien *bei diabetischen Kindern* durchgeführt. Er geht auf prämorbide charakterologische Wesenszüge nur insofern und ganz allgemein ein, als sie die Verarbeitung des Krankheitstraumas bestimmen, ohne aber die Frage nach einem eventuellen Zusammenhang zwischen diesen prämorbiden psychischen Besonderheiten und der Entstehung gerade dieser Erkrankung zu stellen. Er findet, daß Kleinkinder die Spritze als unverständliches Trauma erleben, das von den Angehörigen durch Verwöhnung und Verzärtelung überkompensiert wird. Bei Schulkindern ist das Hauptthema die Kontaktstörung und Isolierung. Sie empfinden sich als Neugierobjekt für die Gesunden. Auf Diätsünden reagieren sie mit Schuldgefühlen, die an Onanieschuldgefühle erinnern, weil beides subjektiv als »Sünde gegen die eigene Substanz« empfunden wird. Sie reagieren mit Ressentiment gegen die Gesunden, Werbung um den Lehrer, Überkompensation durch Schulleistungen und Ehrgeiz und entwickeln ein überdurchschnittliches Intelligenzniveau. In der Präpubertät und Pubertät wird das seelische Alleinsein dieser Phase auch zur körperlichen Gefahr. Die Rebellion gegen die Autorität führt nun oft zum Bruch mit der Kontrolle des Diabetes. Es entsteht eine quasi religiöse Einstellung zur Krankheit (Arzt als Hoherpriester, Ritus der Therapie), ausgesprochene Potenzangst und Gefühl von Erbmakel. Als positive Seiten entwickeln sich Genauigkeit, geistige Disziplin, früher Ernst und überkompensierender Leistungswille. Insgesamt ist die Spielintelligenz bei den diabetischen Kindern häufig über der Altersnorm, und die für neun- bis elfjährige Kinder typische expansive Tendenz tritt hinter den Zeichen der Kontaktstörung zurück. Die Eltern empfinden den Diabetes der Kinder oft als Familienschande oder aber als materielle Last.

Bruch (9) führte an diabetischen Kindern Untersuchungen unter folgenden beiden Gesichtspunkten durch: 1. Gibt es eine spezifische Persönlichkeitsstruktur bei diabetischen Kindern sowie psychologische Charakteristika für die Familiensituation, in der sich Diabetes entwickelt? 2. Welchen Einfluß hat der Diabetes auf die psychische Entwicklung des Kindes und umgekehrt, welchen Einfluß üben psychische Faktoren auf den Verlauf des Diabetes aus? Bruch kommt dabei zu dem Ergebnis, daß die Kinder große Unterschiede in ihren Verhaltensweisen und Persönlichkeitszügen zeigen. Während einige glücklich, wohlangepaßt und offen erschienen, litten andere an verschiedenen »Persönlichkeitsschwierigkeiten«. Einige Wesenszüge wurden mit gewisser Häufigkeit beobachtet, ohne daß sie aber als charakteristisch erschienen. Zwanghafte Charakterzüge wurden wiederholt gefunden. Andere Kinder waren ungewöhnlich unterwürfig und zeigten einen wachsweichen Gehorsam. (Letzteres ist kein Gegensatz zur Zwangsstruktur, sondern stellt nur eine der möglichen Äußerungsformen derselben dar. Die Ref.) Dies waren meist Kinder, die den Diabetes in einem frühen Lebensalter bekommen hatten. Eine große Spielbreite in bezug auf die psychischen Verhaltensweisen bestand auch in den Familien der diabetischen Kinder. Sie ging von warmer, ursprünglicher Zuwendung bis zu offener Feindseligkeit und Vernachlässigung. Die Untersuchungen des psychologischen Hintergrundes des kindlichen Diabetes konnten also keine typische Persönlichkeits- oder Familienstruktur aufdecken, die als charakteristisch bezeichnet werden könnte. Bruch hält es jedoch für denkbar, daß ein intensiveres Studium der einzelnen Fälle diese Bewertung ändern könnte. Es wurde jedoch gefunden, daß der klinische Verlauf des Diabetes eine enge Beziehung zum psychischen Klima des Elternhauses hatte. Bruch ist der Auffassung, daß der Diabetes eine gewisse Lebensweise erzwingt, auf die das Kind und seine Familie entsprechend der vorher bestehenden Verhaltensweise reagieren, und daß der Diabetes bestehende Probleme zu verstärken scheint.

Da alle Untersuchungen über die psychischen Merkmale des Diabetikers an Patienten mit manifestem Diabetes gemacht wurden, lag es nahe anzunehmen, daß die gefundenen Faktoren Folgen des Krankheitserlebens seien. Mit Recht weist Bleuler (6) darauf hin, »daß eine einschneidende Diät- und Injektionsbehandlung, die sich über Jahre, ja über große Teile des Lebens erstreckt, die Emotionalität des Kranken berührt. Sie kann seine Lebensentwicklung verändern . . .« So sehr natürlich das Krankheitsbewußtsein und das Diät- und Insulinregime sekundär die Persönlichkeit des Diabetikers beeinflussen, so sprechen doch zahlreiche empirische Beobachtungen dafür, daß die beim Diabetiker gefundenen Wesenszüge nicht nur Reaktionen auf die Manifestation der Erkrankung darstellen, sondern auch Ausdruck des für diesen Menschen spezifischen Grundkonfliktes sind, welcher schon vor dem Krankheitsausbruch bestand. Dafür sprechen die an den psychotischen Diabetikern gemachten Erfahrungen, die 80 von Hinkle und Mitarbeitern untersuchten Fälle, die von Daniels und Meyer, Bollmeyer und Alexander analysierten und die von Schwidder beobachteten Fälle.[7] Am eindeutigsten vielleicht wird das Gesagte durch den Dunbarschen Patienten belegt (27), der acht Jahre vor Ausbruch des Diabetes sich einer Analyse unterzog, die er dann vorzeitig abbrach. In derselben zeigte sich bereits ein Persönlichkeitsprofil, das Dunbar später an vielen anderen Diabetikern als für diese charakteristisch erkannte.

Vor dem Hintergrund ihrer analytischen Erfahrung über die prämorbide Struktur des Diabetes konnte Benedek zeigen (4), daß die Reaktion auf die Krankheit nicht isoliert betrachtet werden kann, sondern nur vom Prämorbiden her verstehbar ist. Das Trauma der Diabetesdiagnose mobilisiert alte Schuldgefühle über orales Zugreifen und Genießen. Die Mütter diabetischer Kinder zeigen Schuldgefühle, als hätten sie ihre Kinder zu wenig geliebt und gefüttert, und die Diabetiker selbst fühlen sich verantwortlich, als hätten sie ihre Krankheit verursacht. Der Diabetiker betrachtet die Nahrung einerseits als Gift, andererseits wird sie für ihn zu einer Waffe gegen die Umgebung im Sinn einer sadomasochistischen Mutter–Kind-Beziehung. Insulin wird zur Machtquelle, die Faktoren »Essen« als Gefahr, »Urin« als Indikator und »Insulin« als Vermittler werden in ihrer Verknüpfung zum gemeinsamen Kampfplatz aller Emotionen. Die Konflikte werden nun durch die »diabetischen Mittel« ausgetragen. Patienten mit starkem Ich wehren die Angst durch zwanghaft-selbstbeschränkende Diät ab, solche mit schwachem Ich werden oft provokative Überesser und verweigern die Diät nicht nur wegen der primären Eßlust, sondern auch um der Sekundärziele willen, was wiederum den Diabetes verschlimmert. Diesen Teufelskreis bezeichnet Benedek als »Superstruktur« des Diabetikers, die um so mehr Raum einnimmt, je schwächer das ursprüngliche Ich ist.

Für Benedek ist daher das Prämorbide das Determinierende, das psychisch Spezifische, das sich an dem neuen Problem der diabetischen Erkrankung nur erneut zeigt, wiederholt und u. U. verstärkt. Von hier aus wird deutlich, daß eine ausschließlich phänomenologische Betrachtung der psychischen Persönlichkeit des Diabetikers für die Praxis der seelischen Führung des Patienten leicht fehlleitet. Ohne diese Kenntnis wird nämlich immer die Einzelreaktion in Zusammenhang gebracht mit äußerlich sichtbaren Agentien wie soziale Isolierung, Spritz- und Diätzwang usw. Dabei wird aber übersehen, daß diese Reaktionen eigentlich Reaktionen auf die früheren Grundkonflikte sind, die in der Persönlichkeit des prämorbiden Diabetikers vorbestanden haben.

In derselben Richtung muß man Bleulers Feststellung verstehen, daß die Diabeteskrankheit und ihre Behandlung die Lebensentwicklung mit Spannung laden oder von Spannungen entladen kann (6). Der Ausbruch der Erkrankung kann daher nicht nur eine Belastung sein, sondern kann, was erst die analytische Forschung zeigen konnte, für den Grundkonflikt auch eine entlastende Bedeutung haben, den aus der Neurosenlehre bekannten sog. sekundären Krankheitsgewinn. Es sei hierbei nur an die oben erwähnten Fälle von Rosen und Lidz (112) erinnert, bei denen die diabetische Azidose zur Flucht vor unerträglichen Lebensschwierigkeiten benutzt wurde.

Der Umfang des gestellten Themas erlaubt nicht, das gesamte vorhandene Material über die psychosomatische Diabetes-Forschung zu referieren. Wir werden die vorliegende Arbeit demnächst in zwei gesonderten Darstellungen vervollständigen. In der einen werden wir die Beiträge der psychosomatischen Forschung zur Therapie des Diabetes darstellen. In der andern wird auf die psychosomatischen Theorienbildungen über die Ätiologie des Diabetes eingegangen. Im Rahmen dieses letzteren Referates werden wir die Stellen aufzeigen, an denen die psychosomatische Forschung sich mit der von v. Bergmann (5) vertretenen funktionellen Auffassung und mit der von Katsch (66, 67) herausgearbeiteten Theorie des Diabetes als einer Regulationskrankheit berührt.

1 Betrachtet man mit unserem heutigen Wissen die Ergebnisse der Hypnoseforschung, so fällt auf, daß sich auch von dort her Hinweise auf die Spezifität des Konfliktes ergeben. Die Beobachtungen von Grafe decken sich mit der heutigen Erfahrung, daß die Angst, das Liebesobjekt zu verlieren, eine zentrale Bedeutung für den Diabetiker hat.

2 Wir verdanken diese Mitteilung der Vorlesungsmitschrift eines Kollegen.

3 Mit der Anerkennung eines psychischen Traumas als Ursache befaßte sich im Rahmen der gutachterlichen Tätigkeit auch Pausch (104), der zu folgenden Schlußfolgerungen kommt: Unter bestimmten Voraussetzungen ist ein Zusammenhang zwischen einem psychischen Trauma und einem Diabetes mellitus mit Wahrscheinlichkeit anzunehmen.

4 Es fällt auf, daß diese seit sechs Jahren vorliegenden Arbeiten im deutschen Schrifttum – selbst in dem neuen Handbuch der Inneren Medizin – keine Erwähnung finden.

5 Es ist in diesem Zusammenhang bemerkenswert, daß Joslin, Falta, Wood (zit. nach Falta, 29) betonen, daß das Ulkus bei Diabetikern sehr selten ist (unter 12 000 Diabetikern fanden sich nur 94 Ulkusfälle). Fenz (29) fand von 116 Diabetikern 65 vollständig anazid und 20 hypazid und kommt zu der Feststellung, daß zwischen Blutzuckerspiegel und Magenazidität Beziehungen bestehen. Man könnte hier fragen, ob die niedrigen Magensäurewerte im Sinne eines physiologischen Korrelates zu dem von Schwidder (122) angegebenen psychischen Zustand depressiver Resignation verstanden werden können. Weizsäcker stellt im gleichen Sinne fest, daß sich der Stoffwechsel des Diabetikers so verhält wie der Diabetiker sich psychisch verhält, nämlich resigniert.

6 Die vollständige Literatur s. bei M. Bleuler »Endokrinologische Psychiatrie«.

7 Unsere eigenen, seit drei Jahren in Form von Explorationen und Langanalysen laufenden Untersuchungen zu dieser Frage konnten dies ebenfalls bestätigen.

Literatur

1 Alexander, F.: Psychosomatische Medizin. Berlin, 1951.

2 Allen, F. M.: Studies concerning glycosuria and diabetes. Boston, 1913.

3 Aymes: Diabète et troubles mentaux. Thèse Montpellier, 1910.

4 Benedek, Th.: An Approach to the Study of the Diabetic. Psychosom. Med., 10, 284 (1948).

5 Bergmann, G. v.: Funktionelle Pathologie. Berlin, 1932.

6 Bleuler, M.: Endokrinologische Psychiatrie. Stuttgart, 1954.

7 Boehm, R. und Hoffmann, F. A.: Beiträge zur Kenntnis des Kohle-hydratstoffwechsels. Arch. exp. Path. u. Pharm., 8, 271 u. 375 (1877-1878).

8 Bowman, K. M. and Kasanin, J.: Sugar content of the blood in emotional states. Arch. Neurol. and Psychiat., 21, 342 (1929).

9 Bruch, H.: Physiologic and psychologic interrelationships in diabetes of children. Psychosom. Med., 11, 200 (1949).

10 Bucciardi, G.: Ricerche sull' iperglicemia emotiva: azione della pilo-carpina. Arch. d. fisiol., 26, 1 (1928).

11 Calisov, M. und Molukalo, L.: Biochemische Änderungen im Blute bei Gemütsbewegungen. Sovet. Psichonevr., 8, 81 (1933), ref. in Zbl. ges. Neurol., 68, 161 (1933).

12 Cannon, W. B.: Bodily Changes in Pain, Hunger, Fear and Rage. An account of recent researches into the function of emotional excitement. New York and London, 1925.

13 Cannon, W. B., Shol, A. T., and Wright, W. S.: Emotional glycos-urie. Am. J. Physiol., 29, 280 (1911-1912).

14 Constam, G. R.: Beruht die Zuckerkrankheit auf Insulinmangel? Schweiz. med. Jb. (1949).

15 – Therapie des Diabetes mellitus. Basel, 1950.

16 Daniels, G. E.: The role of emotion in the onset and the course of diabetes. Psychosom. Med., 10, 288 (1948).

17 – Present trends in the evaluation of psychic factors in diabetes mellitus. Psychosom. Med., 1, 527 (1939).

18 – Brief psychotherapy in diabetes mellitus. Psychiatry, 7, 121 (1944).

19 – Analysis of a case of neurosis with diabetes mellitus. Psychoanalytic Quart., 5, 513 (1936).

20 Deutsch, F.: Der Einfluß von Gemütsbewegungen auf den Energie-stoffwechsel. Hypnotische Experimente. Wien. Klin. Wschr., 38, 1127 (1925).

21 Dolger, H.: Management of diabetes mellitus. The Medical Clinics of North America, 37 (1953).

22 Dulc, L.: Contribution à l'étude des troubles du métabolisme hydro-carboné dans les affections mentales. Diabète et psychoses. Arch. suiss. neurol., 69, 5 (1952).

23 Dunbar, F.: Synopsis of psychosomatic diagnosis and treatment. St. Louis, 1948.

24 – Psychosomatic Diagnosis. New York, 1943.

25 – Emotions and Bodily Changes. New York, 1954.

26 – The Refractory Patient with Diabetes mellitus. J. Nerv. and Ment. Dis. (1937).

27 – Deine Seele – Dein Körper. Meisenheim/Glan, 1951.

28 Eckhard, C.: Zur Deutung der Entstehung der vom 4. Ventrikel aus erzeugten Hydrurien. Ztschr. f. Biol., 44, 408 (1903).

29 Falta, W.: Die Zuckerkrankheit. Berlin u. Wien, 1936.
30 Folin, O., Denis, W. and Smillie, W. G.: Some observations on emotional glycosuria in man. J. Biol. Chem. 17, 519 (1914).
31 Foster, N. B.: Diabetes mellitus. Philadelphia and London, 1915.
32 Freeman, H. and Zaborenke, R. N.: Relation on changes in carbohydrate metabolism in psychotic states. Arch. Neurol. Psychiatr., 61, 569 (1949).
33 Frerichs, v.: Über den Diabetes, 1884. Zit. nach Mieth.
34 Fujii, I.: Glycosuria and hyperglycemia in animals caused by binding. Tohoko. J. Exper. Med. 2, 9 (1921).
35 Gigon, A., Aigner, E. und Brauch, W.: Über den Einfluß der Psyche auf körperliche Vorgänge. Hypnose und Blutzucker, Schweiz. med. Wschr., 56, 749 (1926).
36 Grafe, E. und Kühnau, J.: Krankheiten des Kohlehydratstoffwechsels. In: Handbuch d. Inn. Med., Bd. VII/2, Berlin, Göttingen, Heidelberg, 1955.
37 Grafe, E.: Diabetes mellitus. DMW, 79, 1242 (1954).
38 Grafe, E. und Mayer, L.: Über den Einfluß der Affekte auf den Gesamtstoffwechsel. Untersuchungen in der Hypnose. Ztschr. f. d. ges. Neurol. u. Pychiatr., 86, 247 (1923).
39 Grote, L.: Traumatischer Diabetes. Ärztl. Praxis Jg. 1, 22, 4 (1949).
40 Hackebusch, W.: Eine objektive Untersuchungsmethode der Emotionen. Ztschr. f. d. ges. Neurol. u. Psychiatr., 105, 642 (1926).
41 Hattingberg, I. v.: Wechselbeziehungen zwischen Stoffwechsellage und Psyche bei einem Diabetiker. Med. Kl., 42, 344 (1947).
42 Herskovitz, H.: Psychiatrist's view of Diabetes mellitus. Amer. Dietetic Assoc. J., 12, 40 (1936-1937).
43 Hess: Diskuss.-Beitrag zu Schwarz. Ber. 1. allg. ärztl. Kongr. Psychotherapie 1926, Halle, 1927.
44 Heyer, G. R.: Das körperlich-seelische Zusammenwirken in den Lebensvorgängen. München, 1925.
45 Hinkle, L. E. und Wolf, S.: Importance of Life Stress in Course and Management of Diabetes mellitus. J. A. M. A., 148, 513 (1952).
46 Hinkle, L. E., Conger, G. and Wolf, S.: Studies in diabetes mellitus. I.: The relation of stressfull life situations to the concentration of ketone bodies in the blood of diabetic and nondiabetic humans. J. Clin. Invest., 29, 754 (1950).
47 Hinkle, L. E., Jr., Edwards, C. J. and Wolf, S.: Studies in diabetes mellitus. II. The occurrence of diuresis in diabetic persons exposed to stressfull life situations, with experimental observations on its relation to concentration of glucose in blood and urine. J. Clin. Invest., 30, 818 (1951).
48 Hinkle, L. E., Evans, F. M. and Wolf, S.: Studies in diabetes mellitus. III. Psychosom. Med., 13, 160 (1951).

49 – Studies in diabetes mellitus. IV. Psychosom. Med., 13, 184 (1951).
50 Hinkle, L. E. and Wolf, S.: Studies in diabetes mellitus: Changes in glucose, ketone, and water metabolism during stress. A. Res. Nerv. and Ment. Dis. Proc., 29, 338 (1950).
51 Hinkle, L. E., Conger, G. A. and Wolf, S.: Experimental Evidence on the Mechanism of Diabetic Ketosis. J. Clin. Invest., 28, 788 (1949).
52 Hinkle, L. E. and Wolf, S.: Experimental Study of Life Situations, Emotions, and the Occurrence of Acidosis in a Juvenile Diabetic. Am. J. Ment. Sc., 217, 130 (1949).
53 Hirsch, E. und Reinbach, H.: Die Fesselungshyperglykämie und Fesselungsglykosurie des Kaninchens. Ztschr. f. Physiol. Chem., 87, 122 (1913).
54 – Über »psychische« Hyperglykämie und Narkosehyperglykämie beim Hund. Ztschr. f. Physiol. Chem., 91, 292 (1914).
55 Hoff, F.: Medizinische Klinik Stuttgart, 1948.
56 Hoff, H., Plötzl, O. und Strotzka, H.: Neurologische und psychiatrische Komplikationen. In: Boller, R.: Diabetes mellitus. Wien und Innsbruck, 1950.
57 – Die neurologisch-psychiatrischen Erscheinungen bei Hypoglykämie. In: Boller, R.: Diabetes mellitus. Wien und Inssbruck, 1950.
58 Hofmann-Bang, A.: Ein Fall von Diabetes mellitus bei einem Schizophrenen. Acta psychiatr. neurol. K'hvn., 3, 23 (1928).
59 Jacobsen, A. Th. B.: Einfluß des Chloralhydrates auf experimentelle Hyperglykämieformen. Biochem. Ztschr., 51, 443 (1913).
60 Jacobsen, F.: Progressive Relaxation. Univ. Chicago Press, 20 and 200 (1929).
61 John, H. J.: Praediabetics: What becomes of them? Am. J. Digest. Dis., 17, 21911 (1950).
62 – Statistical study of 6000 cases of diabetes. Ann. Int. Med., 33, 925 (1950).
63 – Clinical observations on diabetics of long standing. Am. J. of Dig. Dis., 22, 2 (1955).
64 Joslin, E. P., Root, H. F., White, P., Marble, A. and Bailey, Co.: The treatment of diabetes mellitus. Philadelphia, 1952.
65 Kasin, E. and Parker, S.: Schizophrenia and diabetes. Am. J. Psychiatr., 99, 793 (1942-1943).
66 Katsch, G.: Regulationskrankheit Diabetes. Klin. u. Praxis, Heft 2 u. 3 (1946).
67 – Über die praediabetische Phase der Zuckerkrankheit. DMW, 40, 1331 (1950).
68 Katz, S.: A catatonic syndrome associated with diabetes mellitus. Arch. Neurol. Psychiatr., 31, 880 (1934).

69 Klieneberger, O.: Diabetes und Psychose. Monatsschr. f. Psychiatr. u. Neurol., 47, 351 (1920).

70 Koehler, A. E. and Hill, E.: Overnutrition and diabetic coma. Proc. Am. Diab. A., 6, 425 (1946).

71 Krause, H.: Zit. nach Falta, W.: Die Zuckerkrankheit. Berlin u. Wien, 1936.

72 Kubie, L. S.: Diskuss. Bemerkung zu Margolin. Psyche 6, 460 (1952-1953).

73 Küppers und Schrittenlocher: Schizophrenie und Diabetes. Psychiatr. Wschr. 54 (1936).

74 Lichtwitz, L.: Diabetes mellitus. Hdb. d. inn. Med., 2. Aufl., 4/I, 723, 1936.

75 Ligterink, J. A. Th. und Simons, A. Ch.: Schizophrenie und Diabetes mellitus bei Juden. Acta psychiatr. Leidens, 11, 103 (1936).

76 Loewy, A. und Rosenberg, S.: Über die normale Höhe des Blutzukkergehaltes bei Kaninchen und Hunden. Biochem. Ztschr. 56, 114 (1913).

77 Lôpez-Ibor, J.: Zit. in Lickint, F.: Sammelref.: Verdauungs- und Stoffwechselkrankheiten. Münch. med. Wschr., 46, 1234 (1953).

78 Los Santos: Zit. v. Duc, L.: Contribution à l'étude des troubles du métabolisme hydrocarboné dans les affections mentales. Diabète et psychoses. Thèse Lausanne, 1951.

79 Lowe, R. C.: Metabolic and endocrine disturbances. Zit. in Dunbar, F.: Synopsis of psychosomatic diagnosis and treatment. St. Louis, 162, 1948.

80 Malmivirta, F. and Mikkonen, H.: Examination Glycosuria Fiska Läk. - Sällsk. Handl., 63, 353 (1921).

81 Marañon, G.: Einfluß des Fliegens auf den Blutzucker. Siglo méd., 66, 573 (1919), ref. in DMW, 45, 1001 (1919).

82 Marchand, L. et Olivier: Diabète et troubles mentaux. Gaz. Hôp. civ. mil., 101, 1203 (1906).

83 Marcus, H. und Sahlgren, E.: Die Einwirkung der Hypnose auf die Funktionen des vegetativen Systems. Münch. med. Wschr., 381 u. 1457 (1925).

84 Margolin, S. G.: Genetic and dynamic psychophysiological determinants of pathophysiological processes. In: »The psychosomatic concept in psychoanalysis.« Edited by F. Deutsch, New York 1953.

85 Marx, H.: Klin. Wschr. 91 (1926).

85a McCowman, P. K. and Quastel, J. H.: Blood-sugar studies in abnormal mental states. J. Ment. Sci., 77, 525 (1931).

86 Menninger, W. C.: Psychological factors in the etiology of diabetes. J. Nerv. and Ment. Dis., 81, 1 (1935).

87 - The inter-realitionships of mental disorders and diabetes mellitus. J. Ment. Sc., 81, 332 (1935).

88 Meyer, A., Bollmeyer, L. N. and Alexander, F.: Correlation between emotions and carbohydrate metabolism in two cases of diabetes mellitus. Psychosom. Med., 7, 335 (1945).

89 Mieth, N.: Seelische Einflüsse auf den Kohlehydratstoffwechsel. Inaug. Diss. Berlin, 1933.

90 Mirsky, I. A.: The Etiology of Diabetic Acidosis. J. A. M. A., 118, 690 (1942).

91 – Some Considerations of the Etiology of Diabetes Mellitus in Man. Proc. Am. Diab. A., 5, 117 (1945).

92 Mirsky, I. A., Franzblau, A. N., Nelson, N. and Nelson, W. E.: The role of excessive carbohydrate intake in the etiology of diabetic coma. J. Clin. Endocrinol. 1, 307 (1941).

93 Mirsky, I. A.: Emotional Hyperglycemia. Proc. Central Soc. Clin. Research, 19, 74 (1946).

95 – Emotional factors in the patient with diabetes mellitus. Bull. Menninger Clin. 12, 187 (1948).

95 Möllenhoff, A. und F.: Schizophrenia combined with severe diabetes. Report of a case .J. Nerv. Ment. Dis., 95, 310 (1942).

96 Mohr, F.: Psycho-physische Behandlungsmethoden. Leipzig, 1925.

97 – Die Beeinflussung endokriner Drüsen vom Gehirn aus. Med. Klin. 40 (1923).

98 Mueller, Chr.: Psychosomatische Aspekte bei einem insulinresistenten Diabetiker. Schweiz. Arch. Neurol. Psychiatr., 71, 377 (1953).

99 Mumford, P. B. and Parking, G. G.: Some observations on the fasting blood sugar in certain mental states. J. Ment. Sc., 69, 330 (1925).

100 Naunyn, B.: Der Diabetes mellitus. Wien, 1906.

101 Nielsen, O. J. und Geert-Jörgensen, E.: Untersuchungen über die Einwirkung der hypnotischen Suggestion auf den Blutzucker bei Nichtdiabetikern. Klin. Wschr., 7, 1467 (1928).

102 Noorden, C. v.: Zit. nach Hinkle, Conger and Wolf: J. Clin. Invest., 29, 754 (1950).

103 Pannhorst, R.: Der Diabetes mellitus als Regulationsstörung und Erbkrankheit. Ärztl. Wschr., 3, 7 (1948).

104 Pausch, H.: Psychisches Trauma und Diabetes mellitus. Med. Klin., 46, 527 (1951).

105 Pico, Octavio, M. und Salomon, H.: Die Abhängigkeit des Diabetes innocens vom Nervensystem. Ein durch Suggestion beeinflußter und zeitweilig geheilter Fall. Klin. Wschr., 2, 1806 (1923).

106 Porot: Glycosurie et hyperglycémie évoluant parallèlement à une anxiété mélancolique. J. belge neurol. psychiatr., 33, 72 (1933).

107 Povorinsky, J. und Finne, W.: Der Wechsel des Zuckergehaltes des Blutes unter dem Einfluß einer hypnotisch suggerierten Vorstellung. Ztschr. f. d. ges. Neurol. u. Psychiatr., 129, 135 (1930).

108 Raphael, Th. and Parsons, J. P.: Blood sugar studies in dementia praecox and manic-depressive insanity. Arch. Neurol. and Psychiatr., 5, 687 (1921).

109 Raphael, Th., Ferguson, W. M. G. and Searle, O. M.: Long section blood sugar tolerance study in a case of depression. Arch. Neurol. and Psychiatr., 19, 120 (1928).

110 Rasch, W.: Ein Fall von Neurose mit transitorischer Glukosurie. Ztschr. f. d. ges. Neurol. u. Psychiatr., 48, 112 (1928).

111 Reiter, P.: Über Störungen des Zuckerstoffwechsels bei Geisteskranken, insbesondere bei Syntonen. Ztschr. f. d. ges. Neurol. u. Psychiatr., 107, 65 (1927).

112 Rosen, H. and Lidz, T.: Emotional factors in the precipitation of recurrent diabetic acidosis. Psychosom. Med., 11, 211 (1949).

113 Rosenbach: Zur Lehre vom Diabetes. Ausgew. Abhandl. Leipzig, 1909.

114 Savage, G. H.: Glycosuria, Diabetes and Insanity. Trans. Med. Soc. Lond., 14, 91 (1891).

115 Savchenko: Ztschr. Neurol. u. Psychiatr. 101 (1942).

116 Scheer, W. M. van der: Über Blutzucker und Emotionen. Psychiatr. Bl., 37, 26 (1933), ref. in Zbl. ges. Neurol., 68, 161 (1933).

116a) Schliack, V.: Zur Rolle psychischer Traumen in der Diabetespathogenese. Wiss. Z. Univ. Greifswald 1, 4-7, Sonderheft für 65. Geburtstag von G. Katsch (1951/52).

117 Schultz, J. H.: Die Reichweite des Seelischen. Med. Welt, 34 (1938).

118 Schultze: Verhandlungen der Gesellschaft deutscher Naturforscher und Ärzte, Köln, 2, 358 (1908).

119 Schultze, E. und Knauer, A.: Allg. Ztschr. Psychiatr., 66, 759 (1909), zit. nach Mieth, N.

120 Schultz-Hencke, H.: Lehrbuch der analytischen Psychotherapie. Stuttgart, 1951.

121 Schuster, J.: Vegetatives Nervensystem und Hypnose. Einiges zur Physiologie der Hypnose. Zbl. ges. Neurol., 50, 788 (1928).

122 Schwidder, W.: Diabetes mellitus. Kongreßbericht über die Arbeitstagung für analytische Therapie und Erziehungshilfe, Juni 1951 in Berlin, 58 ff.

123 Scott, E. L.: Content of sugar in the blood under laboratory conditions. Am. J. physiol., 34, 271 (1914).

124 Simon, N. M. and Mirsky, S.: The Roles of Emotional Stress and Diet in the Etiology of Diabetes Mellitus. Quart. Bull. Northwest. Univ. Med. School, 27, 126 (1953).

125 Smith, H. W.: Lectures on the Kidney. Univ. Extension Div., Univ. of Kansas Lawrence, Kans., 1943.

126 Stewart, G. N.: Morphine, hyperglycemia and the adrenals. Am. J. Physiol., 62, 93 (1922).

149

127 Tolstoi, E. and Weber, F. C., jr.: Protamin zinc insulin, a metabolic study. Arch. Int. Med., 64, 91 (1939).

128 Weiss, E. and English, O. S.: Psychosomatic Medicine. Philadelphia and London, 1950.

129 Weizsäcker, V. v.: Fälle und Probleme. Stuttgart, 1947.

130 – Der kranke Mensch. Stuttgart, 1951.

131 Wiegert, K.: Das Verhalten des Blutzuckers bei Melancholie. Ztschr. f. d. ges. Neurol. u. Psychiatr., 44 (1919).

132 Wilder, R. M.: Clinical Diabetes mellitus and Hyperinsulinism. Philadelphia, 1940.

133 Wittkower, E.: Einfluß der Gemütsbewegungen auf den Körper. Wien, 1936.

134 Wolf, S., Pfeiffer, J. B., Ripley, H. S., Winter, O. S. and Wolff, H. G.: Hypertension as a reaction pattern to stress: summary of experimental data on variations in blood pressure and renal blood flow. Ann. Int. Med., 29, 1056 (1948).

135 Wuth, O.: Der Blutzucker bei Psychosen. Ztschr. f. d. ges. Neurol. u. Psychiatr., 44, 83 (1921).

136 Zierl, W.: Zur seelischen Entwicklung des diabetischen Kindes. Ärztl. Wschr., 9, 974 (1954).

Es wurde an dieser Stelle nicht die gesamte betreffende Literatur referiert, da sie z. T. nur Wiederholungen darstellt. Es wurde so ausgewählt, daß nur die entscheidenden Arbeiten, die zur Klärung des Themas beigetragen haben, referiert wurden.

Psychosomatische Konzepte des Diabetes mellitus

Freuds (1 a, 1 b, 1 c) psychosomatisches Konzept, basierend auf der Libidotheorie und der Lehre von der Struktur der Psyche (Es, Ich, Über-Ich), machte es möglich, »psychogene« Krankheiten als Konversionsphänomene zu verstehen. Dieses Modell hat sich bis heute bei den Erkrankungen im senso-muskulären Bereich bewährt. Versuche von Mitarbeitern und Schülern Freuds, wie Abraham (2), Federn (3), Deutsch (4), Fenichel (5), Ferenczi (6), Groddeck (7) u. a., mit diesem Modell auch krankhafte Prozesse an anderen Organen erklären zu wollen, führten zum Teil zu willkürlichen Interpretationen derselben als symbolhaftem Ausdrucksgeschehen, dem oft die erforderliche Evidenz fehlte. Hier ist wohl der Grund zu suchen, weshalb, solange man mit diesem Modell arbeitete, ein so schwer überschaubares pathologisches Geschehen wie der Diabetes nicht zum Gegenstand der Forschung wurde. Erst als nach 1934, dem Erscheinungsjahr der Arbeit von Franz Alexander über gastrointestinale Störungen, unter Aufgabe von Teilen des Freudschen Modells neue Denkansätze entwickelt wurden, erscheint eine Fülle von psychosomatischen Untersuchungen über Erkrankungen an visceralen Organen, darunter auch über den Diabetes. Die nun sich entwickelnden psychosomatischen Konzepte des Diabetes[1], die im folgenden dargestellt werden sollen, können nur beschrieben werden, wenn zugleich das allgemeine psychosomatische Konzept des jeweiligen Autors mitskizziert wird, da sonst das Bezugssystem für den Einzelfall verlorengeht, wodurch Teile des speziellen Modells unverständlich bleiben würden.

Alexander (8) erkannte, daß es gewisse Krankheiten gibt, bei denen die Symptome nicht symbolhafter Ausdruck unbewußter Affektstauungen sind. Er nannte sie vegetative Neurosen und schuf damit eine klare Abgrenzung gegen die Konversionshysterie. Als charakteristisch für diese Gruppe bezeichnete er, daß hier die Körperstörung eine ins Pathologische gesteigerte Reaktion an den vegetativen Organen auf bestimmte emotionale Zustände darstellt. Das Symptom leistet keine Affektabfuhr, sondern ist die biologische Seite eines emotionalen Gesamtphänomens. Es gibt keine Emotion ohne Mitbeteiligung bestimmter Teile des autonomen Nervensystems und der von ihm innervierten Organe. Spezifischen Emotionen sind bestimmte vegetative Verhaltensweisen zugeordnet. Emotionen, deren offener Ausdruck nicht möglich ist, führen zu chronischer Spannung und diese findet über die vegetativen Systeme ihren Weg zu bestimmten Organen, die, wenn der Zustand lang genug andauert, zuerst funktionell und dann morphologisch erkranken. Die Ursache dieser Störungen sah Alexander in einer spezifischen Charakterstruktur, in einem spezifischen Grundkonflikt. In diesem Modell ist die der Konversionshysterie zugrunde liegende Libidolehre nicht mehr enthalten. Die Symptombildung ist physiologisch determiniert: bestimmte gehemmte Emotionen erregen entweder das sympathische oder das parasympathische Nervensystem und über das eine oder das andere bestimmte Organsysteme. Als neue Prinzipien, nach denen die Psyche arbeitet, stellte er das Stabilitäts- und das Ökonomie- oder Trägheitsprinzip in den Vordergrund (9). Krankheiten wie der Diabetes konnten erst nach dieser grundlegenden Klarstellung in wissenschaftlichem Sinne Gegenstand psychosomatischer Forschung werden. Letztere hatte unmittelbar zur Folge, daß die physiologischen Prozesse gleichzeitig mit den psychologischen beobachtet wurden. Die Ergebnisse, die Alexander an zwei von ihm psychoanalytisch behandelten Patienten erzielte, hat er ausführlich dargestellt (10). Beide Patienten zeigten ungewöhnlich starke rezeptive Tendenzen nach Versorgtsein. Sie hatten eine infantil abhängige und fordernde Einstellung beibehalten und litten unter Versagungen, weil sich ihre Forderungen nach Zuwendung und Liebe außerhalb jeder Möglichkeit der Befriedigung bewegten. Auf unvermeidliche Versagungen reagierten sie mit Feindseligkeit. Im Stoffwechselgeschehen spiegelte sich dieser Konflikt korrelativ in der Art, daß in Zeiten, in denen die rezeptiven Wünsche Versagungen erfuhren, der Harnzucker anstieg. Er sank ab, wenn der Kranke sich aus der Konfliktsituation in Selbstmitleid und Passivität zurückzog, oder wenn unter gewissen Bedingungen seine Wünsche befriedigt werden konnten. Alexander faßt diese Beobachtungen in einem als vorläufig bezeichneten psychosomatischen Konzept zusammen: »Es scheint möglich, daß diese essen-fordernden Triebe, falls sie von außen nicht befriedigt werden, sich in eine autoplastische Befriedigung in einem Stoffwechselprozeß verkehren, der Glukose aus den Glykogenreserven des Körpers mobilisiert. Die Beobachtung der vermehrten Zuckerausscheidung während der Nacht, d. h. unabhängig von der Kohlenhydrat-Aufnahme (unter den beschriebenen emotionalen Bedingungen), deckt sich mit dieser Annahme. Diese Interpretation stimmt mit neueren Erkenntnissen überein, daß in bestimmten Fällen von Diabetes der Anstieg des Zuckerspiegels nicht von einer Störung der Zuckerverarbeitung, sondern von der Zuckermobilisation abhängig ist.«

Fünf Jahre nach dieser ersten Publikation stellt der Autor fest (8), daß sich diese Beobachtungen mit den seither von Benedek und Mirsky durchgeführten Untersuchungen decken, die eine Korrelation zwischen Harnzucker- und Ketonkörperausscheidung und psychischer Spannung fanden, die sich aus Steigerungen der fordernden Einstellung der Kranken ergab, die ihrerseits wieder der Versagung ihrer rezeptiven Wünsche zugeschrieben werden kann. Daneben glaubt Alexander (8) noch zwei weitere Möglichkeiten der Diabetesentstehung annehmen zu dürfen. Erstens: Das Vorhandensein aggressiv-oral-inkorporativer Tendenzen kann ursprünglich Ausdruck eines vererbten physiologischen Fehlers sein. Das potentiell diabetisch geborene Kind mit einer solchen Anlage kann seine biologischen oralen Bedürfnisse niemals adäquat befriedigen. Seine außergewöhnlichen oralen Forderungen können von dieser grundlegenden physiologischen Insuffizienz herrühren. Zweitens: Der bedeutsamste unter den auslösenden Faktoren in der Genese des klinischen Diabetessyndroms ist Fettsucht, die in nahezu 75% der Fälle angetroffen wird. Fettsucht selbst kann jedoch nicht als Ursache des Diabetes angesehen werden, da nur 5% aller fettsüchtigen Patienten einen Diabetes entwickeln. Es finden sich reichlich Hinweise darauf, daß Verfettung einen erhöhten Insulinbedarf bedingt. Solange die Leistungsfähigkeit der Langerhansschen Inseln des Pankreas ausreichend ist, kann der erhöhte Insulinbedarf gedeckt werden. Bei denjenigen Fettsüchtigen jedoch, bei denen die Geschwindigkeit von Insulinzerstörung oder -verbrauch außergewöhnlich hoch ist und die Leistungsfähigkeit der Regulationsmechanismen übersteigt, kommt es zu einer relativen Insulinsuffizienz und unter Umständen zur Entstehung von Diabetes. Zuviel Essen ist aber gewöhnlich das Ergebnis irgendeiner Störung der emotionalen Entwicklung des Individuums. Konsequenterweise haben psychologische Faktoren daher auch eine ätiologische Bedeutung bei Kranken, die als Folge von Zuvielessen einen Diabetes mellitus entwickeln.

Zu ähnlichen Feststellungen kommen Hinkle und Mitarbeiter (11). Sie haben an 80 Diabetikern untersucht, wie bestimmte artifiziell gesetzte belastende psychische Stimuli, die sich experimentell als »Stress-Faktoren« erwiesen, den Blutzucker, den Urinzucker, die Diurese und die Konzentration von Ketonkörpern im Blut etc. bei Gesunden und Diabetikern veränderten. Psychologisch fanden sie bei allen Patients ein frühes überwertiges Verlangen nach Essen, vor allem nach Süßigkeiten. Alle Patienten hatten frühe Erfahrungen, welche die Beziehung zum Essen weit über das normal übliche Maß hinaus mit elterlicher Liebe und Zuwendung gleichsetzten. Bei jeder Form von Entbehrung mütterlicher Liebe, gleichviel ob realer oder symbolischer Art (z. B. Verluste von Geld, Sicherheit, geliebten Menschen), entstand bei ihnen ein intensives Verlangen nach Essen, das zu Fettsucht führte, auf die später der Diabetes folgte. Im Hinblick auf diese Tendenz der Patienten, auf bestimmte Belastungen so zu reagieren, als bedeuteten sie die Entbehrungen von Nahrung und im Hinblick auf ihre unbewußten oder konditionierten Identifikationen von Essen mit Liebe und Sicherheit fand es Hinkle interessant, daß der Stoffwechsel des Diabetikers alle qualitativen Eigenschaften solcher Reaktionen zeigt, wie sie bei nichtdiabetischen Personen in totalem Hungerzustand vorkommen. »Bei einem hungernden Menschen fällt der respiratorische Quotient ab und die Stoffwechselvorgänge werden weitgehend vom Fett unterhalten. Ketonämie erscheint und steigt schnell auf hohe Werte an. Auch kann eine mittlere Diurese im Anfang des Hungers auftreten. Ferner tritt bei Hungernden, wenn Glukose gegeben wird, ein hoher Blutzuckerspiegel auf und Glykosurie erscheint. Die intermediären Produkte des Zuckerstoffwechsels erscheinen nicht im Blut und die anorganischen Serumphosphate fallen nicht ab. All dies legt nahe, daß die Glukose nicht von den Geweben aufgenommen wird.« Diese Reaktionen sind charakteristisch für den Diabetiker ohne Insulin, was Hinkle experimentell belegen konnte. Der einzige nachweisbare Stoffwechselunterschied zwischen diesem »Hunger-Diabetes« und dem Diabetes mellitus ist der, daß der Hunger-Diabetes wenige Stunden nach Nahrungsaufnahme wieder verschwindet. Wegen dieser Gleichheit der Reaktionen zwischen dem diabetischen und dem hungernden Menschen stellen die Autoren eine Arbeitshypothese auf, die besagt, daß diabetische Personen auf bestimmte Belastungen des Lebens so reagieren, als ob sie Entbehrungen von Nahrung darstellten und auf welche sie physiologisch mit einer unangepaßten Stoffwechselreaktion antworten, die für den Hungerzustand spezifisch ist. Die Autoren gehen bei diesem Konzept von dem Gedanken aus, daß gewöhnlich Körperreaktionen, die in Stress-Situationen auftreten, einen adaptiven Wert haben, nämlich spezifischen Bedrohungen der homöostatischen Integrität des Organismus zu begegnen. Dies tut der Körper etwa im Hungerzustand auf die Weise, daß er bevorzugt Fette vor den Kohlenhydraten als Brennstoff für die Muskelarbeit heranzieht. Dieser Wechsel ist von einem Anstieg der Blutketone und einer Diurese begleitet. Die Tatsache, daß der diabetische Stoffwechsel viele qualitative Ähnlichkeiten mit dem Hungerstoffwechsel hat, die psychologische Evidenz, daß Diabetes oft bei Personen auftritt, die wiederholt an emotionalen Entbehrungen gelitten haben und welche psychologisch reagieren, als ob sie im Hungerzustand wären, wie auch die Gleichheit der Stressreaktion des Diabetikers mit den Reaktionen des Nicht-Diabetikers auf Hungerzustände, alles das führt die Autoren dazu anzunehmen, daß das diabetische Individuum auf spezifische Stress-Situationen, mit denen es konfrontiert wird, reagiert, »als ob sie eine Bedrohung durch Verhungern darstellten«. Darauf antwortet der Körper mit einer Vergrößerung der Stoffwechselveränderungen, wie sie für aktuelle Hungerzustände typisch sind. Daß hierbei die Dauer der Einwirkung des Stress eine entscheidende Rolle spielt, konnten sie experimentell nachweisen. Sie folgern daraus, daß auf diese Weise im Laufe des Lebens aus chronisch bestehenden emotionalen Konflikten dieser Art, die im Laboratorium nur vorübergehende Störungen erzeugten, irreversible, d. h. manifeste diabetische Symptome entstehen können. Auch Bleuler (12) versteht den diabetischen Stoffwechsel als einen ins krankhafte gesteigerten Hungerstoffwechsel ohne Nahrungsmangel und sieht darin die Ursache der häufig (nach seinen Angaben in 9 von 10 Fällen) mit dem Diabetes gekoppelt auftretenden Fettsucht.

Von Freuds Vorstellung ausgehend, daß psychische Energie sich in körperlichen Symptomen entladen kann (Konversionsmodell), stellt Dunbar (13) die Frage, was geschieht, wenn Teile dieser Energie in diesem Prozeß keine Abfuhr erlangen. Sie glaubt, daß dieselben über das vegetative Nervensystem abfließen und dort funktionale Organstörungen bedingen. Sie nimmt also an, daß es Fälle gibt, bei denen organneurotische neben konversionshysterischen Störungen gleichzeitig vorkommen können, wobei die Dynamik für jeden dieser Abläufe jeweils verschieden ist. Für die reinen Organneurosen nimmt sie an, daß der Abfluß von psychischer Energie ins Körperliche nicht ausreichend stattfinden kann, so daß die normalen, reflexartig wirkenden Kampf- und Fluchtreaktionen nicht gelingen. Daraus resultiert eine dauernde Übererregbarkeit derjenigen nervösen und humoralen Apparate, die mit den beiden Reflexmechanismen Kampf und Flucht gekoppelt sind. Diese Dauerspannung erzeugt psychosomatische Symptome an den Organen, die mit den Bereitstellungen für Flucht und Kampf zu tun haben. Als genetisch bedeutsam für diese Abläufe erachtet sie die Tatsache, daß jede Gruppe von psychosomatischen Erkrankungen ihren eigenen »seelischen Apparat« als Folge falscher Integration der Umgebung in der frühen Kindheit entwickelt, und daß jeder dieser seelischen Apparate mit einem spezifischen Persönlichkeitsprofil korrespondiert. Das Persönlichkeitsprofil des Diabetikers ist vor allem charakterisiert durch überstarke, langdauernde, unbewußte Angst, die bereits sehr früh im Leben des Kranken einsetzt. Diese Angst hindert ihn an der Entladung emotionaler Spannungen. Der Ausbruch der Erkrankung erfolgt dann, »wenn die Persönlichkeit nicht mehr in der Lage ist, mit ihren Problemen fertig zu werden. Der Prozeß wird dann vom Bewußtsein abgetrennt und bildet in den subkortikalen Mechanismen eine Art Kurzschluß«. Bei diesem Modell schwebt Dunbar anscheinend Selyes »Alarmreaktion« vor. Eine Bestätigung ihres Profils erhielt sie in der Analyse eines Mannes, der 8 Jahre nach einer vorzeitig abgebrochenen Behandlung an Diabetes erkrankte und schon zur Zeit der Analyse alle jene Züge aufwies, die sich in dem von ihr später erarbeiteten Persönlichkeitsprofil als diabetes-spezifisch erwiesen (14).

Die Rolle des autonomen Nervensystems, seine Beziehung zu den kortikalen und organischen Funktionen und die Wirkung der Angst auf dieselben werden in ähnlicher Weise von Grinker (15) diskutiert: »Wenn die Ich-Funktionen der Kortex nicht in der Lage sind, das Problem, das durch die Angst erzeugt wird, zu handhaben, gibt die Kortex (das Ich) auf und erlaubt regressive, infantile Arten der »Exteriorisation« des emotionalen Ausdrucks, um auf diese Weise lang dauernde emotionale Spannungen zu vermeiden. Diese Exteriorisation geschieht dann im visceralen Ausdruck oder in Organdysfunktionen, die wir Organneurose nennen, die den ersten Schritt zur Organkrankheit konstituiert.«

Daniels (16), der ebenfalls einen Diabetiker analytisch behandelte, entwickelte kein im eigentlichen Sinn psychosomatisches Konzept. Er glaubt, daß die ätiologische Frage zur Zeit am besten auf experimentellem Wege weiter zu klären sei. Er beschränkt sich auf die Feststellung, daß bei seinem Patienten der Diabetes chronischer Angst zugeschrieben werden könnte, die mit unbewußten infantilen Ängsten vor Überwältigung und Verstümmelung wegen feindseliger rebellischer und sexueller Regungen im Zusammenhang stünde. Gleichartige Beobachtungen machten auch Lowe (17), der bei allen von ihm psychosomatisch untersuchten Diabetikern Angst- und Spannungszustände, die den Kranken nicht bewußt waren, wahrnehmen konnte, und Newburgh und Camp (18), die feststellten, daß bei dem von ihnen analytisch behandelten Patienten, der durch die Therapie seine diabetischen Symptome verlor, Angstzustände für die Ätiologie des Diabetes bedeutsam waren. Als Menninger (19) im Jahre 1935 erstmalig die Frage der psychogenen Entstehung der Diabetes aufwarf, waren es die Beobachtungen an psychotischen Diabetikern, die ihn dazu bewegten. Ihm war die große Zahl paranoischer Psychosen und schwerer Angstzustände aufgefallen, die vor Beginn oder während der Psychose diabetische Symptome zeigten (20). Erst Duc (21) versucht aus diesen Beobachtungen, die außer Menninger auch schon andere (Ligterink, Simons, Wigert) vor ihm gemacht hatten, auf Grund eigener Untersuchungen an 5991 Patienten von Schweizer Heil- und Pflegeanstalten eine zusammenfassende Feststellung: Seiner Meinung nach wird eine latente Diabetesdisposition manifest, wenn sich zu einer bestehenden Depression ein sympathikotoner Angstzustand hinzugesellt. Der gemeinsame Nenner aller Psycho-Syndrome, bei denen er Diabetes beobachtet habe, sei das Vorkommen von abnormen Angstzuständen. Auch Schwidder (22) findet bei seinen 11 Diabetespatienten eine depressiv resignierende Grundhaltung und ausgeprägte Angstsymptome. Er zieht aus seinen Untersuchungen jedoch keine Schlüsse auf die ätiologische Bedeutung der gefundenen psychischen Besonderheiten. Weiss und English (23), die ebenfalls eine große Zahl von Diabetikern psychosomatisch untersuchten, fassen die Beobachtung, daß chronische Angst im Leben des Diabetikers eine große Rolle spielt, in einem Konzept zusammen, das sich auf Cannons unter finalem Aspekt gesehene Physiologie stützt. »Der primitive Mensch bedurfte eines Mechanismus der ›Homöostase‹, welcher sein endokrines sympathisches Nervensystem befähigte, seinen Körper, wenn dessen Sicherheit bedroht war, rasch auf Kampf und Flucht vorzubereiten. Beim zivilisierten Menschen besteht derselbe Mechanismus. Er tritt in Aktion, wenn der Mensch sich Bedrohungen gegenübersieht, und zwar nicht nur seines physischen Selbst, sondern auch seiner inneren Sicherheit und seines Selbstwertes. Einer der zentralen Faktoren dieser Homöostase ist die Mobilisation von Zucker ins Blut, welche zu Hyperglykosurie führt. Es ist seltsam, daß diesem Mechanismus als einem möglichen Hintergrund des Diabetes nicht mehr Rechnung getragen wurde.« Zur Fundierung ihrer Hypothese ziehen die Autoren die umfangreichen Untersuchungen heran, die in den letzten 30 Jahren zeigen konnten, daß Angst bei Mensch und Tier zu akutem Blutzuckeranstieg und zu Glykosurie führt. Weiss und English stellen abschließend fest, daß auch Ängste, deren sich der Mensch nicht bewußt ist, als chronischer Stimulus auf die insulinproduzierenden Mechanismen, und zwar durch die besondere Energie, die den unbewußten Kräften innewohnt, einwirken können, und daß auf diese Weise ein echter Diabetes zustande kommen kann. Diese These hat in den korrelationsphysiologischen Experimenten von Hinkle und Mitarbeitern eine starke Untermauerung gefunden.

Margolin (24) behält die Freudsche Libidolehre im Prinzip bei, und ebenso Freuds Modell von der Struktur der Psyche. Sein Bemühen zielt jedoch darauf ab, diese psychologischen Begriffe mit biologischen und physiologischen Prozessen in Übereinstimmung zu bringen. Er stellt also, wie auch Grinker, Kubie u. a., eine Position dar zwischen derjenigen Freuds auf der einen und der Alexanders auf der anderen Seite. Die libidinösen Entwicklungsphasen (oral, anal, phallisch) erscheinen bei ihm unter der Bezeichnung unwillkürliche, unwillkürlich-willkürliche und willkürliche Phase. Regression definiert er als ein gleichzeitiges psychologisches und physiologisches Geschehen. Psychosomatische Symptome sind regressive psychophysiologische Zustände, in welchen frühere »Phantasien der Funktion«[2] erneut in Kraft treten. Die verdrängten, dem Unbewußten anheimgefallenen »Phantasien der Funktion« kehren jetzt als psycho-physiologische Komponente von Stimmungen und Affektzuständen wieder. Je archaischer die »Phantasie der Funktion« ist, um so autonomer funktioniert das Organ und um so weniger Bedeutung haben zentrale integrative Regulationen. Das Gehirn läßt sozusagen das Organ, das aufhört im Interesse einer koordinierten Ökonomie zu arbeiten, unbeachtet. Das Organ verhält sich nun so, als ob die ganze Breite infantiler Reaktionsmöglichkeiten noch bestünde. Die Gewebe aber haben im Differenzierungsprozeß an Anpassungsfähigkeit gegenüber diesen infantilen Möglichkeiten verloren. Daher entwickelt sich jetzt eine Dekompensation, deren Ergebnis eine Organstörung darstellt. Die Wahl des Organs ist determiniert durch die Art, in welcher die primäre Affekt- oder Stimmungskomponente des infantilen psychophysischen Zustandes verdrängt, verdichtet oder dissoziiert wird. Wenn z. B. der primäre Affekt genetisch mit oraler Entwöhnung verbunden ist, werden Abwehrhaltungen gegen das überdeterminierte Erlebnis der Trennung entwickelt. Jede neue Forderung an die sich entwickelnde Ich- und Körperökonomie wird nun zu einer potentiell pathologischen Situation. Wenn dieser Prozeß sich in späteren Phasen der Entwicklung ereignet, in denen bereits eine große Fähigkeit zur Differenzierung der Reize besteht, werden die pathophysiologischen Reaktionen in fortschreitender Weise lokalisierter und spezifischer. So kann also jede psychosomatische Manifestation mehrere Ebenen organischer und psychologischer Regressionen besitzen.

An einem analytisch behandelten 16jährigen Diabetiker zeigt Margolin die Charakteristika der »Phantasie der Funktion«. Der Junge wurde mit Ausbruch der Diabetes, nachdem er bis zu diesem Zeitpunkt nie Reibereien mit den Eltern gehabt hatte, ausgesprochen trotzig und auflehnend. Er hatte die Phantasie, daß seine Mutter ihm ihre Liebe entzöge und daß Liebe durch Essen symbolisiert sei. Sein Diabetes war in gewissem Sinn eine Störung in der Verwendung des Essens und war in seinem Falle durch exzessiven Hunger und Durst gekennzeichnet; d. h. durch eine dauernde Forderung nach dem, was seine Mutter ihm angeblich entzog. Er setzte Süßigkeiten mit Muttermilch gleich. Die autonome Aktivität seiner inneren Organe erschien ihm ebenfalls des öfteren das gleiche zu sein, wie die Aktivität seiner Mutter, wenn sie etwas für ihn tat, d. h. seine Organe funktionierten autonom, um ihn im physiologischen Gleichgewicht zu halten. Der Diabetes zwang ihn, eine Funktion willkürlich zu ersetzen, die vorher unwillkürlich gewesen war. So stieß er jetzt seine Mutter zurück und »run his own pancreas« (dirigierte sein eigenes Pankreas). Wegen dieses Konflikts kam es stets zu Schwierigkeiten im Krankheitsverlauf und die Spannungen mit der Mutter nahmen zu. Zugleich sah er seinen Diabetes sowohl als Anspruch an seine Mutter, wie als Ausdruck seines Verlangens nach Unabhängigkeit von ihr. Im Hinblick auf das letztere, »he conceived of the inside of his body and of his mother as both serving the same function of keeping him free of tension and in constant equilibrium«[3]. Seine Absicht, sich im Zustand der Acidose und der Ketonurie zu halten, bedeutete, daß er von seinem eigenen Fett lebte, d. h. »von seinem eigenen Innern«. Auf diese Weise genügte er sich selber und wiederholte doch zugleich symbolisch »die automatische und beständige Aufmerksamkeit seiner Mutter«. Auf ähnliche Weise repräsentierte seine eigene Insulinaufnahme seine Unabhängigkeit von seinen eigenen inneren Organen. Er ist von den autonomen Funktionen seines eigenen Körpers »abgestillt«.

Zusammenfassend können wir drei verschiedene psychosomatische Konzepte aufzeigen:

Erstens: Auf Grund einer genetisch bedingten Koppelung zwischen Essen und Liebe im Erlebnisbereich kommt es bei bestimmten Menschen über bestimmte psychische Mechanismen zur Befriedigung verschiedenster, nicht mit der Ernährung zusammenhängender Bedürfnisse durch Nahrungsaufnahme und ferner dazu, Konfliktsituationen durch vermehrtes Essen zu bewältigen. Diese Freßsucht wird zur Ursache der Fettsucht. Letztere kann als Folge einer durch dauernde Hyperglykämie bedingten Überbeanspruchung des Inselapparates zum Diabetes führen (Alexander, Hinkle, Mirsky, Bleuler).

Zweitens: Als Folge dieser geschilderten unbewußten Gleichsetzung von Essen mit Liebe kommt es unter anderen Bedingungen dazu, daß Belastungen verschiedenster Art unbewußt als Liebesentzug, drohender Liebesverlust etc. empfunden und als Entbehrung von Nahrung erlebt werden. Auf dieses Erlebnis wird nun korrelativ im physiologischen Bereich so reagiert, als befände man sich im Hungerzustand. Die aufgenommenen Speisen, da für die Befriedigung des *eigentlichen Mangels* inadäquat, bleiben weitgehend »unbeachtet« und es kommt zur Versorgung aus den eigenen Reserven (Alexander, Hinkle, Margolin, Bleuler).

Drittens: Bedingt durch bestimmte psychische Störungen der frühen Kindheit bestehen bei bestimmten Menschen unbewußte Ängste, auf die der Körper über Jahre und Jahrzehnte reagiert, als wären sie Bedrohungen der psychischen und physischen Sicherheit. Die normalerweise bei jedem Menschen bestehenden Mechanismen, die auf Bedrohung physiologische Bereitstellungen entwickeln – von denen eine die Hyperglykämie als Vorbereitung zur Kampf- und Fluchtphase darstellt, sind bei diesen Personen dauernd in Aktion, ohne daß jedoch durch adäquate Flucht- oder Kampfreaktionen eine Abfuhr der psycho-physischen Spannungen erfolgen könnte (Dunbar, Weiss und English). Die Autoren glauben, daß eine auf diese Weise chronisch unterhaltene Hyperglykämie den Inselapparat derart erschöpfen kann, daß es zum Diabetes kommt.

Die diesen Konzepten entsprechenden somatischen Theorien über die Ätiologie des Diabetes wollen wir hier nur kurz erwähnen, da sie in den einschlägigen Lehr- und Handbüchern dargestellt sind:

Zum ersten Konzept: Nach den an großen Zahlen gewonnenen Ergebnissen, vor allem Joslins, kommt der Fettsucht in der Ätiologie des Diabetes eine große Bedeutung zu. Obgleich bei einer kleinen Zahl von Fällen erbliche Faktoren mitspielen, muß der Mastfettsucht doch zentrale Wichtigkeit zugesprochen werden (v. Noorden). Tierexperimente konnten zeigen, daß es auf diesem Wege zu einer Erschöpfung der Langerhansschen Inseln kommen kann. Die Gültigkeit dieses ätiologischen Faktors auch für den Menschen ist erwiesen (25).

Das zweite Konzept deckt sich mit Vorstellungen, die auf Grund biochemischer Untersuchungen entwickelt worden sind und nahelegen, daß der diabetische Stoffwechsel mit dem Hungerstoffwechsel vergleichbar ist (26).

Zum dritten Konzept: Unter dem Einfluß akuter Belastungsreize, unter denen psychische Erregung und vor allem Angst eine hervorragende Rolle spielen, kommt es zu einer vermehrten Adrenalinausschüttung: »Notfallsfunktion« des Adrenalins nach Cannon. Diese bedingt eine kurzfristige Hyperglykämie. Durch mittelbare Einflüsse löst das Adrenalin eine Stimulation der Hypophysenvorderlappenfunktion aus, die via Inkretion von kortikotropen Hormonen (ACTH) indirekt eine Ausschüttung von Glykosteroiden in der Nebennierenrinde veranlaßt. Auf diesem Wege verursacht das Adrenalin eine langanhaltende, durch die gluconeogenetische Wirkung der Nebennierenrindensteroide bedingte Hyperglykämie (27).

Mit der psychosomatischen Forschung über die Ätiologie des Diabetes ist eine somatische parallel gelaufen, die, wenn sie auch ebenfalls keine Klärung dieser Frage herbeiführen konnte, so doch wesentlich dem Verständnis des komplexen Geschehens nähergekommen ist. Das entscheidend Neue liegt in der Befreiung des ätiologischen Denkens aus monokausalen Doktrinen: »Kein Diabetes ohne zentralnervöse Störungen«; »jeder Diabetes stellt eine primäre Pankreasinsuffizienz dar«; »kein Diabetes ohne diabetisches Erbgut« etc. und dem Aufgeben der Suche nach dem lokalen Krankheitssitz zugunsten eines umfassenderen Verständnisses der multiplen pathogenetischen Faktoren, wie es in der Auffassung von v. Bergmanns (»Störung der Funktion«), von Katsch (»Versagen der Regulation«) und von Hoff (»Störung zusammengeschalteter Steuerungseinrichtungen«) zum Ausdruck kommt. Zur Beantwortung der nach vielen Seiten offenen Frage, wie es zu diesen Störungen der Funktion oder Regulation kommt, kann, wie wir zu zeigen versuchten (28), die psychosomatische Forschung einen wesentlichen Beitrag leisten, der auch für die Therapie von großer Wichtigkeit ist. Sie ist aber auch durch ihre Methodik in der Lage, eine Feststellung wie die folgende von Katsch mit empirisch gesicherten Erfahrungen zu belegen, so daß die bis heute nur unterstellte oder angenommene Bedeutung des Psychischen in der Ätiologie des Diabetes im einzelnen aufzeigbar wird: »Wenn Verschlechterungen des Diabetes durch neurotisch-seelische Einflüsse anerkannt worden sind, so wird uns ihre verschlimmernde oder auch auslösende Bedeutung in der Pathogenese des Diabetes zur Selbstverständlichkeit, wenn wir Regulationen und zentrale Lenkungen im diabetischen Kranksein nunmehr nicht nur bestätigt sehen, sondern so wesentlich für Sinn und Wandel dieser Krankheit, daß sie in ihr stets ein Hauptstück sind, oft das ausschlaggebende. Solche seelischen Wirkungen sind nach meinen Eindrücken häufiger, als sie beachtet und ärztlich anerkannt werden. Es wird leicht übersehen, daß seelische Wirkungen auf körperliche Vorgänge mit einer gewissen Inkubation sich vollziehen.« (29)

Auf eine Kritik der einzelnen Konzepte können wir im Rahmen dieser Arbeit nicht eingehen. Vieles erscheint uns zu wenig belegt und vieles zu spekulativ, manches wohl wegen der geringen Zahl der untersuchten Fälle bereits zu früh in eine Formel gebracht, anderes, wie z. B. das Konzept Margolins, ohne genaue Kenntnis der hinter seinen Abstraktionen liegenden Erfahrungen und Vorstellungen schwer verständlich. Andererseits ist der Versuch einer Hypothesenbildung am Anfang einer Forschung – wenn sie sich dieses Charakters bewußt ist – notwendig. Es erschien uns wichtig, die Modelle herauszuarbeiten und nebeneinanderzustellen, in der Hoffnung, daß die auf diesem Gebiet Forschenden in eine fruchtbare Auseinandersetzung mit dem bereits Erarbeiteten kommen. Um jedoch in Zukunft zu immer konkreteren Aussagen über die noch offenen Fragen gelangen zu können, wird das Sammeln von empirischem Material mit Hilfe der analytischen Therapie unerläßlich sein.

Anmerkungen

1 Eine Zusammenstellung dieser Arbeiten gibt es bisher nicht. Auch in dem Kapitel »Psychological Aspects of Diabetes Mellitus« von T. Lidz in dem neuen Buch über psychosomatische Medizin »Recent Developments in Psychosomatic Medicine« von Wittkower und Cleghorn fehlt eine solche.

2 Darunter versteht Margolin in Anlehnung an Papez, daß jeder Mensch von den Funktionen seines Körpers wie dessen Teilen Vorstellungen hat, die völlig unabhängig von neuro-anatomischen Gegebenheiten auf Grund affektiv besetzter Erfahrungen gewonnen wurden. (»Wir kennen unsere Hand nicht in Begriffen der Neurologie und Anatomie, sondern in solchen von Sensationen, Funktionen und Erfahrungen, die wir mit ihr in Zusammenhang bringen.«) Diese Phantasien der Funktion sind in den einzelnen Lebensaltern verschieden und unterliegen dem fortschreitenden Prozeß der Realitätsprüfung. In den klassischen Krisensituationen der Libidoentwicklung (Abstillen, Reinlichkeitsgewöhnung usw.) kann es zur Verdrängung derartiger Phantasien kommen, die somit Teile des Unbewußten werden. Sie treten später in Träumen, Assoziationen, neurotischen und psychotischen Symptomen wieder zutage. (Der Begriff hat mit dem von Waller, Kaufmann und Deutsch gebrauchten Konzept der Phantasie nichts gemeinsam.)

3 »Hatte er von seinem Körperinnern wie von seiner Mutter die Vorstellung, als dienten beide dem selben Zweck, ihn frei von Spannungen und in beständigem Gleichgewicht zu halten.«

Literatur

1a »Freud, S.: Drei Abhandlungen zur Sexualtheorie, Ges. W. Bd. 5.
1b »Das Ich und das Es.« Ges. W. Bd. 13.
1c »Psychoanalyse und Libidotheorie.« Ges. W. Bd. 13.
2 Abraham, K.: Selected Papers on Psychoanalysis, London 1927.
3 Federn, P.: »Beispiele von Libidoverschiebung während der Kur.« Ztschr. Psa. 1 (1913).

4 Deutsch, F.: The Choice of Organ in Organneurosis. Int. J. Psycho-analysis. 20 (1939).

5 Fenichel, O.: The psychoanalytic Theory of Neurosis. New York 1945.

6 Ferenczi, S.: Further Contributions to the Theory and Technique of Psychoanalysis, London 1926.

7 Groddeck, G.: Das Buch vom Es. Wien 1923.

8 Alexander, F.: Psychosomatische Medizin, Berlin 1951.

9 – Fundamentals of Psychoanalysis. New York 1948.

10 – Meyer, A., Bollmeier, L. N. and Alexander, F., Correlation between Emotions and Carbohydratemetabolism in two Cases of Diabetes Mellitus. Psychosom. Med. 7 (1945).

11 Hinkle: siehe die Arbeiten in Psyche IX/8, 1955 Nr. 45-52.

12 Bleuler, M.: Endokrinolog. Psychiatrie. Stuttgart 1954.

13 Dunbar, F.: Emotions and Bodily Changes. New York 1954.

14 Dies.: Psychosomatic Diagnosis. New York 1943.

15 Grinker, R. R.: Hypothalamic Functions in Psychosomatic Interrelations. Psychosom. Med. 1 (1939).

16 Daniels, G. E.: Analysis of a Case of Neurosis with Diabetes Mellitus, Psychoanalyt. Quart. 5 (1936).

17 Lowe, R. C.: Metabolic and endocrine Disturbances, zit. in Dunbar, F.: Synopsis of Psychosomatic Diagnosis and Treatment. St. Louis, 1948.

18 Newburgh, L. H. and Camp, C. D.: Influence of Anxiety States on Thyroid Gland. Ann. Clin. Med. 4 (1926).

19 Menninger, W. C.: Psychological Factors in Etiology of Diabetes. J. Nerv. and Ment. Dis. 81, 1 (1935).

20 ders.: The Inter-relationships of mental Disorders and Diabetes Mellitus. J. Ment. Sc. 81, 332 (1935).

21 Duc, L.: Contribution à l'étude des troubles du métabolisme hydrocarboné dans les affections mentales. Diabète et psychoses. Arch. suisse neurol., 69, 5 (1952).

22 Schwidder, W.: Diabetes mellitus. Kongreßbericht über die Arbeitstagung für analytische Therapie und Erziehungshilfe, Juni 1951 in Berlin, 58 ff.

23 Weiss, E. and English, O. S.: Psychosomatic Medicine. Philadelphia and London, 1950.

24 Margolin, S. G.: Genetic and dynamic psychophysiological Determinants of pathophysiological Processes. In »The Psychosomatic Concept in Psychoanalysis.« Edited by F. Deutsch, New York 1953.

25 Grafe, E. und Kühnau, J.: Krankheiten des Kohlenhydratstoffwechsels. In: Handbuch d. Inn. Med. Bd. VII/2, Berlin, Göttingen, Heidelberg 1955, Seite 108 und 181 ff.

26 Helmreich, E. und Mitarbeiter: Hoppe – Seyler's Ztschr. f. physiolog.

Chemie 297. Bd. (1954).

27 Kühnau, J. in: Grafe, E. und Kühnau, J.: Krankheiten des Kohlenhydratstoffwechsels. In Handbuch d. Inn. Med. Bd. VII/2, Berlin,
Göttingen, Heidelberg 1955. Seite 83 ff.

28 Elhardt, S., Cremerius, J., Hose, W.: Beitrag der psychosomatischen
Medizin zur Therapie des Diabetes. Psyche, Jahrg. 9 Heft 12 (1956).

29 Katsch, G.: Regulationskrankheit Diabetes. Klinik und Praxis, Heft
2 und 3 (1946).

30 Hose, W., Cremerius, J., Elhardt, S. und Kilian, H.: Ergebnisse der
psychosomatischen Diabetes-Forschung. Psyche, Jahrg. 9, Heft
8 (1955).

Beitrag der psychosomatischen Medizin
zur Therapie des Diabetes

Schon in der Phase vorwissenschaftlicher Bemühungen um den Diabetes mellitus war den Ärzten die Bedeutung seelischer Faktoren für Entstehung und Krankheitsverlauf des Leidens aufgefallen. Wissenschaftlich faßbar wurden diese Beobachtungen erst, nachdem Methoden (Hypnose, empirische Untersuchungen des Einflusses psychischer Faktoren auf den Kohlenhydrat-Stoffwechsel [KH-Stoffwechsel] bei Mensch und Tier, Korrelationsphysiologie und die allgemeinen umwälzenden Entdeckungen, die durch die Psychoanalyse Freuds möglich wurden) entwickelt worden waren, die diese Einflüsse objektiv nachweisbar machten und dem Bereich des Zufälligen enthoben. Neue theoretische Erkenntnisse aber, neue pathogenetische Einsichten und neue empirische Erfahrungen beeinflussen unsere nosologischen Vorstellungen und haben unmittelbare therapeutische Konsequenzen. Ohne behaupten zu wollen, daß alle nachfolgend referierten Autoren bei ihrem Vorgehen ein jeweils klares Wissen über diese Erkenntnisse gehabt hätten, partizipierten sie doch alle mehr oder weniger bewußt an der Wiederentdeckung der Lehre von den leib-seelischen Beziehungen, die die Medizin seit Anfang dieses Jahrhunderts entscheidend geprägt hat. Diese neuen Erkenntnisse und Erfahrungen, vor allem die in Deutschland bisher fast unbekannt gebliebene spezielle psychosomatische Diabetesforschung, haben wir in einer Übersichtsarbeit (1) vorgelegt. Es ist nun die Aufgabe dieser Publikation, die auf der vorhergehenden basiert, die Bedeutung dieser neuen Einsichten und Forschungsergebnisse für die Therapie zu referieren. Es soll so vorgegangen werden, daß das zu referierende Material zunächst nach den jeweiligen Ansatzpunkten der Therapie gegliedert wird. Anschließend sollen die Folgerungen und Forderungen, die sich daraus für den praktischen Arzt ergeben, zusammengefaßt werden.

Zahlreiche Autoren haben Beobachtungen über den Einfluß von Umweltfaktoren auf den Diabetes und seinen Verlauf veröffentlicht (1). Hier ergibt sich ein erster Ansatzpunkt für die psychosomatische Therapie. Das Bestreben, nach Möglichkeit krankheitsverschlimmernde Faktoren aus der Umwelt des Patienten auszuschalten, wird dabei um so erfolgreicher sein, je klarer und zutreffender die Vorstellungen des Arztes über die »Wertigkeit« der Menschen, zu denen der Patient in Beziehung steht (Eltern, Geschwister, Ehepartner, Kinder, Lehrer, Chef), und des den Kranken umgebenden Milieus für den jeweiligen Patienten sind, je weniger der Arzt also »blind« arbeitet. Wie wichtig die Beachtung der Umweltfaktoren ist, zeigen drei von Hinkle und Mitarbeitern berichtete Fälle, die aus einer Gruppe von 50 Diabetikern mit häufigen azidotischen und comatösen Zuständen als Beispiel berichtet werden (3). Einer soll hier kurz referiert werden: Ein Mann wurde mit Azeton im Harn und 250 g Glukose im 24-Stunden-Harn bei täglich 130 E Insulin und 60 g Kohlenhydrate (KH) im Krankenhaus aufgenommen. Es zeigt sich, daß der Patient im Elternhaus erhebliche Schwierigkeiten hatte. Die Krankenhausaufnahme und damit die Entfernung aus dem belastenden Milieu wirkte beruhigend auf ihn, so daß das Azeton sofort verschwand und der Harnzucker nach sieben Tagen auf Null abfiel. Der Insulinbedarf sank auf 40 E täglich bei gleichzeitiger Erhöhung der KH auf 200 g und der Gesamtkalorien von 780 auf 2100. Am Tag vor der Entlassung jedoch stieg der Harnzucker auf 300 g, Azeton trat wieder im Urin auf und die Insulindosis mußte auf 80 E erhöht werden.

Ein anderer von Hinkle (3) erwähnter Fall zeigt Ähnliches: bei einem Diabetiker trat mit jeder Klinikaufnahme eine Normalisierung der Stoffwechsellage ein, ohne daß irgendeine Diät- oder Insulinumstellung vorgenommen wurde. Die Aufnahme wurde jeweils nach einer Auseinandersetzung des Patienten mit seiner Mutter nötig, da anschließend stets eine bedrohliche Menge von Azeton im Urin auftrat[1]. (Die genannten Fälle erinnern lebhaft an Erfahrungen, die jede Kinderklinik mit bettnässenden Kindern machen kann: auf der Station mit ihrer Atmosphäre der Geborgenheit baldige Besserung, bei Entlassung ins häusliche Milieu oft prompter Rückfall.)

Eine 15jährige Schülerin, die seit vier Jahren an einem Diabetes leidet, wurde bereits 13mal wegen Azidose stationär behandelt. Die Krisen traten jeweils 12 Stunden nach spezifischen Auseinandersetzungen mit der Mutter auf und verschwanden in der Klinik ohne Änderung der Diät oder der Insulindosis, wenn die Patientin Vertrauen und Sicherheit zurückerlangt hatte. Der Fall (3) zeigt ferner, wie zwecklos, ja gefährlich es ist, ohne Kenntnis der psychologischen Hintergründe wohlgemeinte praktische Ratschläge zu erteilen. Das Mädchen wurde in ein Kinder-Ferienlager geschickt, wo es, an die Mutter durch eine Haß-Liebe gebunden, eine akute Verschlechterung erlebte, die sich sofort nach der vorzeitigen Rückkehr zur Mutter zurückbildete.

Die Beachtung und therapeutische Beeinflussung der Umweltfaktoren ist natürlich vor allem bei Kindern und Jugendlichen, die an Diabetes leiden, nötig, da diese Altersstufe durch die erst beginnende oder unausgereifte Ich-Entwicklung wesentlich abhängiger von der Umwelt ist, ganz abgesehen davon, daß dem Kind die materielle wirtschaftliche Grundlage zu äußerer Selbständigkeit und Distanzierung im Gegensatz zum Erwachsenen fehlt. Bruch (10) fand, daß beim kindlichen Diabetes die psychische Haltung der Familie, speziell der Mutter, von entscheidendem Einfluß für die Einstellung des Diabetes ist.

Besondere Erfahrungen haben Daniels und Dunbar mit Gruppen von schwer einzustellenden Diabetikern gesammelt (11, 12). Daniels führt das Beispiel eines Adoleszenten an, dessen Eltern die Tatsache des Diabetes benutzten, um seine Aktivität durch überflüssige Einschränkungen, die mit dem Diabetes nichts zu tun hatten, einzuengen. Der Junge antwortete darauf nicht mit adäquater Selbstbehauptung, sondern trug seinen Widerstand gegen die ihm auferlegten Fesseln ebenfalls auf dem Schlachtfeld der Diät und Insulinmedikation aus, wobei er elterliche und ärztliche Autorität unbewußt verwechselte. Aussprachen mit Mutter und Patient sowie Bewußtmachung der elterlichen Handlungsweise konnten die Konfliktspannungen mildern und damit auch den Diabetes bessern. Solche Konflikte zwischen elterlicher Dominanz und verdrängter Aggressivität des Patienten fand Daniels häufig. Direkte Beziehungen zwischen diesen und sexuellen Konflikten waren besonders bei weiblichen Patienten deutlich. An den Eltern fiel dabei oft ein Verhalten auf, das der Autor zwar wenig schön, aber wohl treffend mit »blutegelhaft« charakterisierte: ein bemächtigendes Anklammern an die jugendlichen Patienten unter dem Vorwand der Fürsorge, das aber von den Kranken als Freiheitsberaubung erlebt wird, gegen die ein Sichwehren um so schwerer möglich ist, als sie sich mit dem Deckmantel liebender Zuwendung tarnt. Stets zeigte sich, daß Beratung beider Parteien und Schaffung von Ventilen für die unterdrückten Regungen die somatischen Behandlungsmöglichkeiten verbesserten. Dies war in dieser gezielten Art möglich, da beide Autoren um die Grundkonflikte und psychischen Mechanismen des Diabetes aus den durchgeführten psychoanalytischen Behandlungen wußten. Hinkle (4) erwähnt ein 15jähriges Mädchen, dessen Ketonuriephasen sich trotz aller Diät- und Insulinänderungen wiederholten. Es war die Jüngste in einer tüchtigen Familie, die stolz auf ihre intellektuellen Errungenschaften war. Vater und Bruder waren Ärzte, die Mutter war öffentlich führend tätig. So wurden auch von der Patientin große Schulleistungen erwartet und das altersgemäße Über-die-Stränge-Schlagen verachtet. Das Mädchen war aber nur von mittlerer Intelligenz, andererseits beschäftigte es sich gern und geschickt mit sozialen und gesellschaftlichen Dingen. Um den Forderungen der Familie nachzukommen, lernte die Patientin nachts stundenlang und hatte stets Angst vor der Schule und empfand zugleich Groll über die ihr auferlegte Last. Die Mutter überwachte die Diät genau und der Vater führte die täglichen Insulinspritzen von 70 E selbst aus. Bei exakter Beobachtung ergab sich, daß die Ketonurie, oft gekoppelt mit Durst und Polyurie, immer auftrat, wenn eine Schulprüfung bevorstand. Der Arzt ließ Diät und Insulin unverändert, sprach aber mit den Eltern die Situation durch. Sie konnten davon überzeugt werden, daß man das Kind in seinen gesellschaftlichen Neigungen und Fähigkeiten unterstützen sollte, und der Arzt ermutigte es in dieser Beziehung, indem er solche Wünsche für dies Alter als gesund und vernünftig bezeichnete. Als sich die Haltung der Familie der Patientin gegenüber änderte, wurden die Schulprüfungen weniger wichtig für sie, und die Ketonuriephasen verschwanden.

2. Beeinflussung von Faktoren, die im Kranken selbst liegen

Hauptanliegen jeder Psychotherapie, besonders bei Erwachsenen, muß jedoch sein, die im *eigenen* Wesen des Patienten liegenden Konflikte und Schwierigkeiten aufzuzeigen und anzugehen.

a) Eine Gruppe der Autoren (1) geht hierbei von der Beobachtung aus, daß die erstmalige *Diagnosestellung* für den *Patienten ein Trauma* darstellt, mit dem er sich auseinandersetzen muß, wobei erfahrungsgemäß bei Diabetikern Depressionen, paranoide Reaktionen, Apathie, Feindseligkeit, überwertiges Bedürfnis nach Versorgtwerden usw. auftreten können. Benedek (13) weist darauf hin, daß das Trauma der Diabetes-Diagnose alte Schuldgefühle über orales Zugreifen und Genießen mobilisiert. Die Diabetiker fühlen sich verantwortlich, als hätten sie ihre Krankheit verursacht. Weiter bedeutet das dem Patienten nunmehr auferlegte Diät- und Injektionsregime eine erhebliche Einschränkung seiner Selbstentfaltung und Freiheit, die vom Diabetiker nicht immer adäquat verarbeitet wird (14). Es handelt sich also in dieser Gruppe um psychotherapeutische Bemühungen, die bei der Verarbeitung des »Krankheitstraumas« ansetzen.

Herskovitz u. a. (15) haben die Diabetiker zu Gruppen zusammengefaßt, um ihnen dabei die Möglichkeit zu geben, gemeinsam die Spritztechnik zu erlernen und ihre Erfahrungen mit ihrer Krankheit und deren Behandlung auszutauschen, wobei abgesehen von dem greifbar-praktischen Wert für den Patienten der therapeutisch wirksame Faktor das unmittelbare Erlebnis des Diabetikers ist, daß er mit seinem Leiden nicht allein dasteht. Die Gemeinschaft gibt ihm ein für die Konsolidierung des Stoffwechselgeschehens wichtiges Gefühl der Geborgenheit, eine allgemeine psychologische Erfahrung, die der Gruppenbildung und Gruppentherapie überhaupt zugrunde liegt. Im Kreise Gleichgesinnter und Gleichbetroffener werden Schuldgefühle (z. B. die von Benedek erwähnten oralen) gemindert und Ängste weitgehend abgeschwächt[2].

Wie tiefgreifend bei der Verarbeitung der Diagnose bereits die einfache Persuasion das Stoffwechselgeschehen des Diabetes beeinflussen kann, zeigt ein von Pico und Salomon (16) dargestellter Fall: Ein Patient, von den Autoren als »nervöses Individuum« bezeichnet, schied sieben Jahre lang fast dauernd fünf bis sieben Prozent Zucker aus. Nach Beruhigung und Versicherung, daß er gar keinen echten Diabetes habe, wurde der Urin zuckerfrei. In neunmonatiger Beobachtungszeit hatte der Patient bei allgemeiner Kost lediglich zweimal eine Spur Zucker im Urin. Ohne diese »Therapie« unbedingt zur Nachahmung zu empfehlen, wird aus dem Fall doch deutlich, wie tiefwirkend eine solche Entlastung ins Stoffwechselgeschehen reichen kann. Margolin (17) berichtet über einen 16jährigen Jungen, bei dem die Analyse keine Heilung des Diabetes erreichte, jedoch sich der vorher sehr labile Diabetes stabilisierte. »Weil der Patient aufhörte, die Tatsache seiner Erkrankung zu verneinen, betrachtete er seine Krankheit vorsorglicher« (persönliche Mitteilung).

In diese Gruppe psychotherapeutischer Bemühungen gehört auch die vor allem in der Kinderheilkunde ventilierte Frage der sogenannten freien (besser: liberalen oder elastischen) Kostwahl, die besonders von Stolte und Lichtenstein propagiert wurde. Es handelt sich hierbei zwar um ein vornehmlich »somatisches« Problem, aber in der Fragestellung schwingt neben rein chemisch-physiologischen Überlegungen (inwieweit nämlich ein zu großes Quantum Nahrungsmittel für den Stoffwechsel schädlich ist) doch ein psychologisches Moment mit: wie wirkt die diätetische Sonderstellung des Diabetikers und die Versagung oraler Wünsche auf die kindliche Psyche? In einer von Opitz 1952 veranstalteten Rundfrage (18) ergab sich, daß einige Autoren die freie Kost der normierten für weit überlegen erklären, da die natürliche Verfassung der Kinder durch kein Krankheitsgefühl gestört und jede Sonderstellung vermieden werde (Weiße). Fanconi sieht hierin den größten Vorteil der Stolteschen Kost und führt an, daß er mehrfach im psychischen Sektor geradezu eine Wunderwirkung beim Übergang von einer strengen Kostform auf die freie Kost gesehen habe. Die Mehrzahl der Kliniker lehnte jedoch die freie Kostwahl ab. Von seinen Sceno-Test-Ergebnissen ausgehend (19) nimmt Zierl zu dieser Frage Stellung und hält eine elastische Kostführung im Sinne der »geregelten Normalkost« (Nitschke) für psychologisch am günstigsten, da die freie Kostwahl in ihrer Tendenz, die Krankheit zu leugnen, das Diättrauma lediglich verschiebe. (Immerhin könnte man dabei die Frage aufwerfen, ob eine solche Verschiebung in eine Altersphase, in der die Ich-Entwicklung bereits größere Stabilität erreicht hat, nicht doch ein Gewinn sein kann.)

b) Eine andere Gruppe von Autoren versucht, mit ihren psychotherapeutischen Bemühungen nicht nur an den durch den Diabetes und seinen Folgen entstandenen seelischen Schwierigkeiten anzuknüpfen, sondern dem Diabetiker in seinen *allgemeinen Lebensschwierigkeiten* zu helfen, also auch in den nicht unmittelbar durch den Diabetes verursachten Konflikten. Diese Autoren können sich auf die Beobachtungen stützen, die von einer Stabilisierung und Besserung des Krankheitsverlaufes und des pathologischen Stoffwechselgeschehens berichten, wenn man dem Patienten Möglichkeit zur Aussprache, also zum Gefühl des Verstandenwerdens gibt (1).

Müller (20) hat bei einer insulinresistenten Patientin das Stoffwechselgleichgewicht wieder herstellen können, nachdem in psychotherapeutischen Aussprachen auf die Lebensschwierigkeiten der Patientin eingegangen worden war.

Bauch (21) berichtet von deutlichen Erfolgen mit ganz allgemeiner unspezifischer Kurzpsychotherapie in Form von Hypnose, autogenem Training und Entspannungsübungen. Bauch verwendet zehnminütige Übungen, die eine Variation der Übungen zur »progressive relaxation« von Jacobson bei Hypertonus (22) darstellen, die allmählich von den Patienten selbst und allein gemacht werden können. Letzteres erscheint ihm wichtig, weil es dem Patienten das Gefühl der Selbsthilfe gibt. Er berichtet u. a. über einen 45jährigen Diabetiker, der auf 60 g KH und 60 E Insulin eingestellt war und nur mit Schlafmitteln Schlaf finden konnte. Nach 5½ Monaten dieser Übungen war der Urin zucker- und azetonfrei und der Patient benötigte kein Insulin und kein Schlafmittel mehr. Ein Jahr nach Beginn der Übungen war die Besserung bei einer Kontrolle noch gleichgeblieben.

Weiß und English (23) berichten von einem Diabetiker mit schwerem Krankheitsgefühl, bei dem mehrmals hypoglykämische Zustände beobachtet wurden. Dieser Patient lebte über

Jahre in einer ängstlichen und übermäßig gespannten Haltung mit langandauernder Frustrierung seiner Wünsche, steter Anstrengung seiner Energie und einer permanenten Drosselung seiner vitalen und aggressiven Strebungen. Nachdem dem Kranken in psychotherapeutischen Besprechungen neue Wege gezeigt worden waren und es ihm gelang, aktiver, aggressiver und weniger aufgestaut zu leben, verschwand sein Krankheitsgefühl und die Glukose-Kurve verlief normal.

Rosen und Lidz (24) sahen bei ihren Untersuchungen, daß die Patienten oft in ihnen unlösbar erscheinenden Lebensschwierigkeiten sich durch Aufgeben des diabetischen Regimes in eine Azidose flüchteten. Beide betonen, daß solchen Kranken nur geholfen werden kann, wenn neben der stoffwechselmäßigen Betreuung der Arzt ihnen in einer Vertrauensatmosphäre Hilfe in ihren Lebensschwierigkeiten zu bringen versteht.

c) Von der Vorstellung ausgehend, daß Konfliktsituationen von einem Menschen deshalb nicht adäquat verarbeitet werden können, weil sie bei ihm bereits auf eine früh erworbene neurotische Schädigung seiner Struktur treffen und von daher einen überwertigen Stellenwert gewinnen, dem eine ätiologische Bedeutung für den Ausbruch des Diabetes zukommen kann, haben sich vorwiegend amerikanische Psychoanalytiker zur psychoanalytischen Behandlung von Diabetikern entschlossen, um durch diese tiefgreifendste Art psychotherapeutischer Arbeit die neurotischen Fehlverarbeitungsweisen umzuformen, die bereits vor Ausbruch des Diabetes bestanden. Die Therapie bemühte sich hierbei also, nicht bei der Verarbeitung des »Traumas der Diagnose« oder der allgemeinen aktuellen Lebensschwierigkeiten stehen zu bleiben, sondern sich mit der sogenannten *prämorbiden Struktur* des Diabetikers auseinanderzusetzen[3].

Newburgh und Camp (25) berichten über die analytische Behandlung eines Patienten, der seine diabetischen Symptome völlig verlor. Die Autoren bezweifeln nachträglich, daß es sich um einen echten Diabetes gehandelt habe und erklären die Symptome als Ausdruck einer emotionalen Glykosurie, ohne diese Auffassung zu belegen.

Über die anderen in der Literatur geschilderten psychoanalytischen Behandlungen bei Diabetikern haben wir ausführlich in unserer Übersichtsarbeit berichtet (1). Hier kann nur kurz auf die Ergebnisse eingegangen werden. Dunbar (28) hat bei einem schizophrenen Patienten durch Analyse eine weitgehende Lebensanpassung erreichen können. Der Patient, der vorzeitig die Analyse unterbrach, erkrankte später an Diabetes. Dunbar fand rückblickend in dem durch die Behandlung dieses »Prädiabetikers« gewonnenen analytischen Material eine Bestätigung der wesentlichen Ergebnisse ihrer Persönlichkeitsprofil-Studien an diabetischen Patienten (1). Da der Patient auch nach Ausbruch des Diabetes seine unterbrochene Analyse nicht fortsetzte, ist dieser Fall mehr für die Erforschung der prämorbiden Struktur der Diabetiker als für deren Therapie von Belang. Daniels (29) hat einen Diabetiker mit psychoneurotischen Symptomen durch eine Analyse von den letzteren befreien können und vermutet, daß bei Fortsetzung der aus äußeren Gründen abgebrochenen Therapie wohl auch der Diabetes beeinflußt worden wäre, da deutliche psychosomatische Zusammenhänge zutage traten. Meyer, Bollmeyer und Alexander (30) haben durch Psychoanalyse in einem Fall erreichen können, daß der Patient fünf Jahre nach Abschluß zuckerfrei blieb, sich gut anpaßte und beruflich erfolgreich zeigte. In einem anderen Fall konnte trotz der in der Analyse sichtbar gewordenen Zusammenhänge zwischen seelischem Geschehen und diabetischer Stoffwechselstörung keine Heilung erzielt werden, weil es der Patientin nicht gelang, ihre mit dem Unbedingtheitsanspruch der infantilen Stufe gekoppelten rezeptiven Wünsche nach Versorgtsein in eine für den Erwachsenen annehmbare Form zu verwandeln. Zur Zeit laufen am Chikagoer Institut eine Reihe weiterer Analysen, über die aber bisher noch kein Material veröffentlicht wurde. Hierbei führt Benedek (13) die Behandlung so durch, daß sie die Patienten neben der analytischen Therapie bei Minimaldiät essen läßt, was sie wollen, wobei sie jedoch täglich Gewicht, Urin und Insulin kontrollieren müssen. Sie berichtet, daß die Empfehlung einer freien Diät große Angst mobilisiere und daß sich der Patient bei Schwierigkeiten in die alten Versagungen zurücksehne. Die freie Diät werde dadurch zum wichtigen »Schlachtfeld der Übertragung« und damit zum Ansatzpunkt einer Verarbeitung der Konfliktwelt, die der Diabetiker mittels seiner Krankheit zum Austrag bringt[4].

Die psychosomatische Erforschung und Behandlung des Diabetes steckt erst in ihren Anfängen. Wir sind noch weit davon entfernt, eine bereits gesicherte psychosomatische Konzeption über die Ätiologie dieser Krankheit zu besitzen. So sehr sich einzelne Linien abzeichnen (auf die in unserer Arbeit über die psychosomatischen Konzepte des Diabetes [43] eingegangen wird), so ist z. B. die Frage der Konfliktspezifität und der Organwahl noch völlig offen. Aus den in der bisher vorliegenden Literatur gesammelten Erfahrungen können jedoch schon jetzt wesentliche *Folgerungen und Forderungen für den praktischen Arzt* abgeleitet werden, der es mit der Betreuung und Behandlung des Diabetikers zu tun hat. Die entscheidende grundsätzliche Forderung für die psychosomatische Therapie des Diabetikers ist: Der Arzt sollte seinen Patienten nicht lediglich als physikalisch-chemisches Stoffwechsel- und Reagenzglas-System betrachten, sondern ihn zugleich als lebendigen Menschen mit all seinen seelischen Spannungen in einer so und so gearteten Umwelt sehen (14, 33). Nur wenn er seine Zeit und sein Interesse auch dieser Blickrichtung widmet, wird er die Möglichkeit ausschöpfen können, die die bisherige psychosomatische Diabetesforschung ihm in die Hand geben kann. Bei einem Leiden, von dem Grafe (34) sagt, daß »bei kaum einer andern Krankheit die Psyche eine so große Rolle auf deren Gestaltung spielt«, darf man sich nicht mit einer routinemäßigen kurzen (und dadurch oft eher zudeckenden) Anamnesenfrage nach seelischen Schwierigkeiten zufriedengeben.

Welche Wege führen zu der Erfüllung dieser grundsätzlichen Forderung? Im wesentlichen die beiden Faktoren, die von jeher den Arzt befähigten, einem Kranken helfen zu können: Konkretes Wissen und seine eigene Haltung als begegnende Person.

Zur Betreuung des Diabetikers sollte also in Zukunft gehören, daß der Arzt bereit ist, sich ernstlich Bescheid zu verschaffen über die *Biographie* und die jetzige Lebenssituation seines Patienten. Er muß sich beim Patienten erkundigen nach dem Milieu seiner Familie und seiner Ehe, nach seiner beruflichen Lage, nach der Beziehung des Kranken zu seiner Umwelt, nach wesentlichen Veränderungen in seinem Leben und muß fragen nach inneren Spannungen und Ängsten. Oft wird ihm hier von seiten des Patienten zunächst ein bagatellisierendes: »Alles in Ordnung« entgegenkommen. Man sollte sich daran gewöhnen, diese Antwort als einen Test des Patienten anzusehen, ob es der Arzt mit seiner Frage auch ernst meint oder ob sie nur eine routinierte Alltagsfrage darstellt, hinter der man im Krankenblatt dann ein befriedigtes, da zeitsparendes, »o. B.« eintragen kann. Als wesentlicher therapeutischer Faktor muß daher die *Haltung des Arztes* dazukommen. Wenn wir hierbei vorwegnehmend von unseren eigenen Erfahrungen mit Diabetikern ausgehen, so kommt es gerade gar nicht darauf an, daß der Arzt dem Patienten in jovial-schulterklopfender Weise gegenübertritt. Diese Haltung löst beim Patienten leicht ein Gefühl bemitleidenswerten *Objektseins* aus. Erst, wenn der Kranke spürt, daß der Arzt in echtem Sich-Öffnen bereit ist zuzuhören, wird er es wagen können, ihm über die vorwiegend äußeren Lebensfakten hinaus auch Einblick in die inneren Spannungsfelder zu geben, ohne dabei seinen eigenen Stolz verletzen zu müssen. Man darf sich von der oft guten vordergründigen Kontaktfähigkeit des Diabetikers nicht verleiten lassen, das tief darunterliegende, sensitive oder gar paranoische Mißtrauen zu übersehen[5]. Oft wird man deshalb auch weniger erfragen, als erhorchen oder vermuten können. Zu der Haltung des Arztes gehört dabei weiter, daß er nicht unter Zeitdruck steht und dann durch seine drängendfordernde Haltung vom Patienten als spionierender Detektiv empfunden wird, sondern daß er dem Patienten ein Klima verschafft, in dem er sich aus eigenen Stücken als *Subjekt* über sich und seine Lage aussprechen kann.

Wenn der Arzt auf diese Weise sich Kontakt und Wissen verschafft hat, wird es ihm möglich werden, auf dem Wissenshintergrund der bisher von der psychosomatischen Forschung erarbeiteten Einsichten in den nun zu betrachtenden *Einzelfragen* gezielter und wirksamer zu handeln.

a) Die Diätfrage

Eine der wichtigsten Fragen für den Diabetiker-Arzt ist: wie streng muß ich auf das Einhalten der Diätrichtlinien dringen? Wenn er weiß, daß für den Diabetiker unbewußt Essen = Liebe (Alexander, Hinkle u. a.) bedeuten kann, daß für ihn also an den Begriff Nahrung viel mehr seelische Valenzen nahezu lebenswichtiger Art gekoppelt sind als beim gesunden Erwachsenen, wird er verstehen können, daß Versuchen, dem Diabetiker rigoros das Essen zu beschneiden, starke seelische Widerstände entgegenstehen müssen (35). Der Patient wird die Diät dann nur einige Monate befolgen können (36). Grundlegend kann diese infantile Koppelung: Essen = Liebe nur in einer psychoanalytischen Behandlung angegangen und gelöst werden. Wo eine solche nicht möglich ist, muß der Arzt sich darüber klar sein, daß er in der Diätfrage zwischen Scylla und Charybdis steht: der streng diätbeschränkende Arzt gerät beim Patienten unbewußt leicht in die Rolle des strafenden, ablehnenden Vaters, worauf der Patient seinerseits, ebenso unbewußt, oft nach dem alten »pattern« mit einer Mobilisierung der bei ihm schlummernden rebellischen Widerstandshaltung gegen elterliche Autorität antwortet. Ist der Arzt jedoch in seinen Verordnungen zu großzügig, so kann er die Fettsucht fördern, und der Patient wird ihn nunmehr unbewußt als uninteressiert und lässig empfinden, was wiederum Feindseligkeit und als deren Folge Schuldgefühle hervorruft. Auf dieses Dilemma hat besonders Alexander aus seinen analytischen Erfahrungen heraus hingewiesen (31). Der Arzt kann hier entscheidende Fehler nur dann vermeiden, wenn er um die Gefahr beider Extreme weiß und die unbewußten Reaktionsmöglichkeiten des Patienten in Betracht zieht. Falls ein therapeutisches Ansetzen an der Wurzel, also eine Psychoanalyse, nicht in Frage kommt, muß er versuchen, aus der Kenntnis der Lebensgeschichte und der inneren Verfassung des Kranken die richtige Kompromißeinstellung zu finden. Hinkle (4) empfiehlt, daß man die strenge und zurückweisende Haltung, die die Kranken bei den Eltern so oft empfanden, möglichst vermeiden sollte. Große Eßlust sollte man als erwartetes Symptom ansehen, das zwar als unerwünscht bezeichnet werden muß, weil es zu Fettsucht und Glykosurie führt, das aber nie als gefährlicher oder gedankenloser Vertrauensbruch behandelt werden sollte[6]. Hinkle ermutigt den Patienten in solchen Fällen dagegen, freimütig über die Ursachen des Vielessens zu sprechen. Er regt eine freie Aussprache des Patienten mit Eltern oder Familienmitgliedern über die Konflikte an und versucht die Kranken geduldig dazu zu erziehen, daß sie ihre eigenen Haltungen ändern, die solche Konflikte hervorrufen.

Für die objektive Beurteilung der Frage, wie•streng der Arzt die Einhaltung der Diätrichtlinien überwachen muß, ist auch die Beobachtung eines so exakten Forschers wie Hinkle wichtig (6), daß üppige Mahlzeiten erst dann zur Verschlechterung der Stoffwechsellage führen, wenn zugleich eine Stress-Situation besteht. Auch Mirsky u. a. sowie Koehler konnten zeigen, daß üppige Mahlzeiten keine Ketonämie verursachen (41, 42). In dieser Richtung spricht auch die eindrucksvolle Beobachtung Stoltes (1): ein diabetisches Kind vertrug als Gast in einem liebevollen Milieu an Weihnachten große Mengen Süßigkeiten, die ihm in Unkenntnis seiner Krankheit gegeben wurden, im Gegensatz zu sonst ohne jeglichen Schaden.

b) Stoffwechsellabile und insulinresistente Diabetiker

Besondere Schwierigkeiten machen dem Arzt die Patienten, bei denen die Einstellung durch große Stoffwechselschwankungen unmöglich wird, bei denen z. B. Insulinresistenz und häufige Ketonurie- und Comazustände aufzutreten pflegen. Wenn man hier sich nicht nur um die Laboratoriumswerte kümmert, sondern sich intensiv mit der Erlebnisseite der Kranken beschäftigt, kann sich in vielen Fällen entscheidende Hilfe anbieten, wie die referierten Berichte beweisen (2, 3, 11, 37, 12, 4). Es zeigt sich dann oft, daß solche Patienten sich selbst durch Nichteinhalten von Diät oder Insulinmedikation in schwere Krisen bringen, weil die Krankheit als Entlastung von unlösbar erscheinenden unbewußten Konflikten empfunden wird (24). Der von Daniels beschriebene Fall eines Jungen (11) zeigt, daß dieser die Auseinandersetzung mit seinen ihn in seiner expansiven Selbstentfaltung einschränkenden Eltern nicht offen austragen konnte, sondern diesen Konflikt nun im »diabetischen Bereich« abreagierte, wo er seine Eltern – aber durch diese neurotische Verschiebung natürlich auch sich selbst – um so empfindlicher treffen konnte. Es wäre freilich nutzlos, unter Umständen sogar schädlich, solchen Kranken auf den Kopf zuzusagen, daß sie »eben einfach nicht wollten«. Man darf ja nie vergessen, daß es sich hierbei meist um *unbewußte*, daher zunächst auch vom bewußten Wollen unabhängige und automatisierte Reaktionen handelt. Der wesentliche therapeutische Faktor besteht vielmehr darin, dem Patienten Möglichkeiten zu zeigen, wie er die Konflikte anders und adäquater lösen kann, wie u. a. Daniels (11) berichtet. Hinkle (4) hat an sechs typischen Patienten, die vor der psychosomatischen Therapie an schweren und häufigen Coma- und Ketonurie-Zuständen litten, die Wirkung einer Änderung in Verhalten und Lebenssituation auf den labilen Diabetes aufzeigen können. Er gibt für die psychosomatische Betreuung solcher Diabetiker folgende Ratschläge: man solle sie oft sehen, mindestens aber einmal im Monat. Wenn guter Kontakt zustande gekommen ist, können diese Besuche kurz sein, aber der Arzt sollte dauernd auf dem laufenden sein und Interesse dafür haben, was im Leben des Kranken vor sich geht, und ihm Gelegenheit zur Aussprache und zum Ratholen geben. Der Patient sollte den Arzt stets telefonisch erreichen können, wenn sich ungewohnte Symptome entwickeln, da hierdurch manche Ketose im Anfang aufgefangen werden kann.

c) Jugendliche Diabetiker

Je jünger die Patienten sind, um so mehr werden Ansatzpunkte und Gewichte der psychosomatischen Therapie auf der Beeinflussung der Umwelt liegen. Hier kann die Zusammenarbeit mit erfahrenen Kinderpsychotherapeuten notwendig werden, die aus dem Spielverhalten des Kindes viel von der inneren Problematik ablesen können, über die sich die Patienten direkt, je jünger sie sind, um so weniger äußern können[7]. Beratungen der Eltern, entweder durch den Psychotherapeuten oder, falls er genügend Übersicht über die Konflikte hat, durch den praktischen Arzt selbst, werden hier die Hauptrolle spielen. Manchmal wird der Arzt angesichts der Milieuschwierigkeiten glauben, die Belastung für den jugendlichen Patienten dadurch beheben zu können, daß er eine Entfernung aus dem Elternhaus anrät. Hinkle (4) betont, daß man aber gerade mit dem Rat, Halbwüchsige von den Eltern zu trennen, sehr vorsichtig sein sollte. Wenn Kinder oder Jugendliche in dauernden Streitigkeiten mit ihren Eltern leben, verbergen diese Konflikte oft eine tiefe Abhängigkeit und durch voreilige Maßnahmen kann der Patient eher kränker als gesünder werden. Dies zeigt auch der oben erwähnte Fall der

15jährigen Schülerin (3). Wesentlich ist also auch bei der Behandlung jugendlicher Diabetiker der Grundsatz, die Hand am Puls des inneren Erlebens der Kranken zu halten, um nicht in Versuchung zu geraten, mit der Therapie an einem Verhalten anzusetzen, das nicht die eigentliche Wurzel von Krisen oder Schwankungen bedeutet, sondern selbst den verlagerten Kampfplatz tieferer psychischer Konflikte darstellt. Es würde sonst letztlich keine kausale, sondern nur eine symptomatische Behandlung getrieben werden. (Freilich ist oft keine andere Behandlung möglich, aber dann sollte man sich wenigstens des symptomatischen Charakters eines solchen Therapieversuchs voll bewußt sein.)

d) Vermeidung von Angst

Wie sich aus dem von uns referierten Material (1) ergibt, spielt beim Diabetiker als ein wesentlicher psychischer Faktor chronische, verdrängte Angst eine große Rolle. Wenn man dies weiß, wird es ohne weiteres deutlich, daß der Arzt alles vermeiden muß, was diese Angst vermehren könnte. Die häufigsten genetischen Ursachen dieser Angst bestehen, wie die analysierten Fälle zeigen, in der Drohung des Liebesentzuges und des Verlustes von Geborgenheit, in der Bedrohung durch übermächtige Instanzen und in Schuldgefühlen über eigene oral-aggressive Antriebe (Alexander, Mirsky, Benedek). Der Arzt wird sich also durch sein Verhalten bemühen müssen, dem Patienten das Gefühl zu vermitteln, angenommen und verstanden zu werden, was, wie gesagt, schon regulierend auf das Stoffwechselgeschehen einwirken kann (1). Er wird es vermeiden, ihn mit seiner Autorität (rigoroses, kurz angebundenes Verhalten) oder mit seinem Wissen (Einschüchterung durch Schilderung von Krankheitsfolgen, um ihn zum Einhalten ärztlicher Verordnungen zu bewegen) zu bedrohen. Schließlich wird er den oft launisch-labilen und aggressiven Reaktionen des Patienten ihm gegenüber gelassen und gewährend gegenüberstehen, wenn er weiß, daß diese souverän-wohlwollende Haltung die unbewußten Schuldgefühle des Patienten entlasten kann. Hinkle betont, daß Geduld, Nachsicht und der gute Wille des Arztes, jede begrenzte Besserung zu akzeptieren, manchmal mit erfreulichen Ergebnissen belohnt werden (4).

e) Differentialdiagnose

Ein medizinisches Weltbild, das vorwiegend in chemisch-physikalischen Begriffen denkt und die seelische Erlebnisseite vernachlässigt, kommt leicht in die Gefahr, aus exakt meßbaren Werten falsche oder überwertige Schlüsse zu ziehen. Es ist daher wichtig zu wissen, daß hinter offenbar eindeutigen Laboratoriumswerten sich recht verschiedene Zustände verbergen können, die erst erkannt werden, wenn man sich mit der seelischen Situation des Kranken befaßt hat. Hinkle (6) konnte z. B. zeigen, daß zwischen der Höhe des Blutzuckers und der im Harn ausgeschiedenen Zuckermenge keine Beziehung bestehen muß, da bestimmte »Stress-Situationen« die Nieren beeinflussen. Auch offenbar eindeutige Symptome können verschiedene Hintergründe haben. Daniels beschreibt ein 14jähriges diabetisches Mädchen (37), dem die Schockzustände als ideales Mittel dienten, seine Feindseligkeit gegen die Mutter auszuleben, was von der Umgebung als Krankheit entschuldigt wurde. Der Blutzucker war jedoch dabei nur wenig niedriger. Ähnliche Beobachtungen machte Daniels bei seinem analysierten Patienten (29). Der Arzt, der um die Möglichkeit solcher psychischen Motive weiß, wird sich davor bewahren, hypoglykämische Schocks mit Pseudoschocks zu verwechseln und Änderungen des diabetischen Regimes vorzunehmen, wo eine Aussprache und Beratung bessere Erfolge zeitigt. Grundsätzlich kann die Beachtung des psychologischen Hintergrundes vor der Gefahr bewahren, durch einseitige Beurteilung von Symptomen und kurzschlüssige Verwertung von Meßergebnissen einer Scheinexaktheit zu verfallen.

f) Wann soll der Psychotherapeut herangezogen werden?

Wie gezeigt werden konnte, gibt es für den Arzt, der über keine fachliche psychotherapeutische Ausbildung verfügt, bei genügend Interesse, Kenntnis der wichtigsten Ergebnisse der psychosomatischen Diabetesforschung und eigener entsprechender Haltung viele Möglichkeiten, die somatische Therapie durch wohlüberlegte Beratung zu verbessern. Andererseits sind ihm jedoch Grenzen gesetzt, da wirkliche Psychotherapie eine strikte Fachausbildung voraussetzt. Man sollte daher nicht scheuen, einen Psychotherapeuten zu Rate zu ziehen, wo man den Eindruck hat, daß tiefgreifende unbewußte Konflikte eine Rolle spielen. Dies wird z. B. der Fall sein bei Kindern und Jugendlichen, die nicht ohne weiteres zu explorieren sind, ebenso bei besonders schwierigen Erwachsenen. Wie oben ausgeführt, hat die psychosomatische Therapie mehrere Ansatzmöglichkeiten. Bei Patienten jedoch, die über die für eine psychoanalytische Behandlung nötige Bereitschaft verfügen, sollte zu einer solchen geraten werden. Deren Aussichten bezüglich Heilung vom Diabetes können heute noch nicht endgültig beurteilt werden. Offenbar, und wie zu erwarten, sind die Möglichkeiten von Fall zu Fall verschieden. Nach den veröffentlichten Ergebnissen kann man aber wohl mit einer Stabilisierung des Stoffwechsels und einer besseren Verarbeitung des Krankheitsschicksals rechnen. Auch eine Herabsetzung der nötigen Insulinmenge ist beschrieben worden, ebenso völlige Zuckerfreiheit über lange Beobachtungszeiten. Dies kann aber wohl nur in solchen Fällen erwartet werden, bei denen das pathologische Stoffwechselgeschehen noch im Funktionellen geblieben ist und noch keine irreversiblen Organschädigungen aufgetreten sind.

Diabetiker entwickeln sowohl gegen sogenannte Kurzpsychotherapie wie auch gegen die eigentliche psychoanalytische Behandlung oft einen tieferen Widerstand als andere Patienten (37). Daniels hat an seinem analysierten Fall die Angst des Patienten, daß der Arzt ihm das Insulin wegnehmen werde, für den Abbruch der Analyse verantwortlich gemacht und den Begriff einer »Insulinsucht« erwogen. Offenbar empfinden viele Diabetiker die tägliche Spritze und die Diät unbewußt als das kleinere Übel. Prognostisch liegen daher diejenigen Fälle am günstigsten, bei denen neben dem Diabetes quälende und sonst unbeeinflußbare psychoneurotische Symptome vorhanden sind, da ja bekanntlich dem »Leidensdruck« eine wesentliche Rolle für das Durchhalten einer analytischen Arbeit zukommt.

Auch wenn derzeit nur wenige sichere Heilungen durch Psychoanalyse beschrieben worden sind, lohnt die in einer solchen Arbeit aufgewandte Mühe und Zeit doch, wenn man bedenkt, daß neben einer Besserung oder Stabilisierung des pathologischen Stoffwechselgeschehens und des körperlichen

Wohlbefindens zugleich auch Antriebshemmungen, pathologische Fixierungen und Fehlverhaltensweisen gelöst werden
können, so daß der Diabetiker durch die dadurch in Gang
gesetzte charakterliche Reifung in die Lage kommt, unabhän-
giger, expansiver und trotz seiner Krankheit ausgewogener
leben zu können.

g) Prophylaxe

Eine höchst dankbare Aufgabe für den praktischen Arzt
ergibt sich jedoch neben den genannten therapeutischen Möglichkeiten in der Prophylaxe. Die bisher in der Literatur
vorliegenden Ergebnisse psychosomatischen Forschens be-
rechtigten durchaus dazu, sogenannte Prädiabetiker – das sind
Fälle, bei denen entweder die Zuckerbelastungsproben oder
immer wieder auftretende passagere Glykosurien als Hinweis
auf eine prädiabetische Stoffwechsellage verstanden werden
dürfen – einer psychotherapeutischen Beratung oder Behandlung zuzuführen. Daß bei noch nicht chronifizierten Fällen
die psychotherapeutischen Behandlungsmöglichkeiten eine
bedeutend bessere Prognose haben, entspricht den Erfahrungen aller medizinischen Fachgebiete. Es ist dies eine Aufgabe,
die ohne Mitwirkung des praktischen Arztes genausowenig
durchführbar erscheint wie eine sorgfältige Tuberkulose-
oder Krebsprophylaxe. Bollmeyer und Meyer vertreten den
Standpunkt, daß durch solche psychosomatische Prophylaxe
viele Menschen vor dem Ausbruch eines manifesten Diabetes
bewahrt bleiben können. Wie stark sich dies zahlenmäßig
auswirken könnte und wie vordringlich diese Aufgabe zugleich erscheint, läßt sich ermessen, wenn man bedenkt, daß in
den amerikanischen »Diabetes drives« (das sind systematische
Untersuchungen größerer Bevölkerungskreise auf Diabetes
mittels Urinproben) sich gezeigt hat, daß auf 100 erkannte
Diabetiker 75 bis 100 unentdeckte Diabetesfälle kamen (34).
Ein von John (35) geschilderter Fall zeigt, wie wesentlich es
ist, bereits in Vorstadien die psychologischen Gesichtspunkte
miteinzubeziehen: Ein 13jähriges Mädchen wies bei einer
zufälligen Untersuchung eine diabetische Glukose-Toleranz-
Kurve auf. Die Patientin wog 150 (engl.) Pfund. Der Autor,
der von der Vorstellung ausgeht, daß Fettsucht Diabetes
auslösen kann, legte ihr ein strenges Diätregime auf – zunächst

mit gutem Erfolg. Da die Patientin aber bald – und zwar obwohl ihr der Arzt die Folgen eindringlich schilderte – in der alten Weise übermäßig zu essen begann, brach der Diabetes aus, und zwar sehr schwer. Dieser Fall zeigt, daß die Führung des Diabetikers, bzw. hier die Prophylaxe des Diabetes, mißlingen kann, wenn die Frage nach der psychologischen Motivation der Freßsucht nicht gestellt wird. In einer anderen Arbeit von John (40) wird berichtet, daß von 36 Patienten, die prädiabetische Symptome hatten, 20 einen manifesten Diabetes bekamen und davon 8 auf Grund der Entwicklungskette Freßsucht – Sucht nach Süßigkeiten – Fettsucht – Diabetes. Die Patienten konnten die ihnen ohne Rücksicht auf psychologische Faktoren auferlegte Diät nicht einhalten.

h) Begutachtung

Daß die psychosomatischen Erkenntnisse über den Diabetes auch im Bereich der Begutachtung Auswirkungen haben werden, ist naheliegend. Grafe hat erstmalig solche Fälle vorgelegt und die Forderung erhoben, für dieselben den Zusammenhang zwischen psychischem Trauma und Diabetes im ursächlichen Sinne anzuerkennen (39).

Die Literaturübersicht über die psychosomatische Behandlung des Diabetes zeigt, daß diese Forschungsrichtung trotz ihrer Jugend dem Arzt viele praktisch wertvolle Einsichten zu bieten hat. Freilich darf man sich bei einem so tiefgreifenden und auch im somatischen Bereich noch so ungeklärten Leiden keine Wunder erwarten. Man wird noch auf lange Sicht von der bewährten Substitutionstherapie des Insulins nicht abgehen können. Für die Möglichkeit einer ausschließlich psychotherapeutischen Heilung liegen noch zu wenig veröffentlichte Erfahrungen vor, wenn auch die bisherigen Ergebnisse sehr zu weiteren Versuchen auf breiterer Basis ermutigen. Es ist nicht möglich, den Erwartungen jener zu entsprechen, die handfeste Rezepte nach Art eindeutiger Medikations- und Dosierungsschemata erwarten. Seelisches Geschehen unterwirft sich nicht in toto solch starren Gesetzen. Daß dennoch bei aller Vorsicht gewisse Regeln angegeben werden können und daß die Einsicht in die unbewußte Konfliktwelt des Diabetikers und die dadurch mögliche Berücksichtigung der seelischen Faktoren die somatische Therapie wesentlich befruchten, oft sogar erst ermöglichen kann, darf als gesichert angesehen werden. Man muß Bleuler (14) durchaus zustimmen, wenn er feststellt: »Es geht zukünftig nicht mehr an, die Behandlung des Diabetes ausschließlich nach seinen stoffwechsel-pathologischen Befunden zu leiten. Seine Persönlichkeit muß mitberücksichtigt werden.«

Anmerkungen

1 Gleichartige Ergebnisse zeigten alle Untersuchungen, die Hinkle und Mitarbeiter bei 80 Diabetikern durchführten (4, 5, 6, 2, 7, 8, 9, 3).

2 Dieser unbewußte Leitgedanke mag eine partielle Erklärung für die auffallende Bereitschaft der Diabetiker darstellen, sich zum »Diabetikerbund« zusammenzuschließen, obwohl nach unseren Erfahrungen der Diabetiker nur oberflächlich kontaktbereit ist und im Grund ausgesprochen autark zu leben versucht. Wir kennen keine andere Krankheitsgruppe, die solche Gruppenbildung organisierte, wenn man von exogen entstandenen Krankheiten wie Hirnverletzung usw. absieht, bei denen ein Zusammenschluß aus sozialrechtlichen und wirtschaftlichen Gründen erfolgt.

3 Daß der Verlauf einer somatischen Krankheit durch die Mitteilung der Diagnose und durch äußere und innere Belastungen ungünstig beeinflußt werden kann, pflegt heutzutage niemand ernstlich zu bestreiten. Nicht so bekannt ist die Möglichkeit der *ent*lastenden Wirkung einer Krankheit auf den Menschen (26, 27), heftig umstritten aber ist das Problem der Bedeutung der prämorbiden Neurosenstruktur für das Zustandekommen und den Ausbruch einer somatischen Krankheit, eine Frage, die erst durch den Einsatz tiefenpsychologischer Forschungsmethoden wissenschaftlichen Charakter gewann. Man sollte diese verschiedenen Aspekte in der psychosomatischen Medizin der methodischen Klarheit zuliebe möglichst zu unterscheiden und zu trennen versuchen, wenngleich sie sich in der therapeutischen Praxis natürlich überschneiden. So wird z. B. auch bei der einfachen Beratung in Aktualschwierigkeiten der Analytiker die spezifischen prämorbiden Strukturstörungen vor Augen haben und von daher gezieltere Ratschläge geben können (Weiß und English, Daniels u. a.).

4 Über die an unserer Klinik laufenden analytischen Behandlungen von Diabetikern werden wir in einer späteren Arbeit berichten.

5 Bei unserer eigenen psychoanalytischen Arbeit mit Diabetikern erlebten wir, wie die wohlgemeinte humorig-burschikose Bemerkung eines

Kollegen bei einer Blutabnahme »jetzt werde ich Ihnen mal Ihr Blut abzapfen!« bei der extremen Verlustangst des Diabetikers sofort eine massive überwertige Angst- und Widerstandshaltung hervorrief. Solche Erfahrungen decken sich grundlegend mit denen Hinkles, Alexanders usw. und machen manche sonst unerklärliche Stoffwechselschwankungen verständlich, die so oft die Insulin-Einstellung erschweren.

6 Das könnte ja geradezu einen circulus vitiosus hervorrufen, indem der »Liebesentzug« seitens des zürnenden Arztes vom Patienten gerade wiederum durch erneutes Essen (= Liebe) kompensiert wird.

7 Wie Dührssen (38) betont, kann man frühestens vom 12. bis 13. Lebensjahr ab ein Kind mit Aussicht auf zutreffende Antwort fragen, ob es wohl meine, daß es sich innerlich ählich wohl fühle wie andere Kinder. Nach unseren Erfahrungen können spezifischere Antworten erst viel später erwartet werden und selbst bei vielen Erwachsenen mit wenig differenzierter Bewußtseinsstufe werden sie ausbleiben.

Literatur

1 Hose, W., Cremerius, J., Elhardt, S., Kilian, H.: Ergebnisse der psychosomatischen Diabetes-Forschung. Psyche 8, 815 (1955-1956).

2 Hinkle, L. E., Evans, F. M. and Wolf, S.: Studies in diabetes mellitus. III. Psychosom. Med., 13, 160 (1951).

3 Hinkle, L. E. and Wolf, S.: Experimental Study of Life Situations, Emotions and the Occurrence of Acidosis in a Juvenile Diabetic. Am. J. Ment. Sc., 217, 130 (1949).

4 – Importance of Life Stress in Course and Management of Diabetes mellitus. J. A. M. A., 148, 513 (1952).

5 Hinkle, L. E., Conger, G. and Wolf, S.: Studies in diabetes mellitus. I.: The relation of stressful life situations to the concentration of ketone bodies inthe blood of diabetic and nondiabetic humans. J. Clin. Invest., 29, 754 (1950).

6 Hinkle, L. E., Edwards, C. J. and Wolf, S.: Studies in diabetes mellitus. II.: The occurrence of diuresis in diabetic persons exposed to stressful life situations, with experimental observations on its relation to concentration of glucose in blood and urine, J. Clin. Invest., 30, 818 (1951).

7 Hinkle, L. E., Evans, F. M. and Wolf, S.: Studies in diabetes mellitus. IV. Psychosom. Med., 13, 184 (1951).

8 Hinkle, L. E and Wolf, S.: Studies in diabetes mellitus: Changes in glucose, ketone, and water metabolism during stress. A. Res. Nerv. and Ment. Dis. Proc., 29, 338 (1950).

9 Hinkle, L. E., Conger, G. A. and Wolf, S.: Experimental Evidence on the Mechanism of Diabetic Ketosis. J. Clin. Invest., 28, 788 (1949).

10 Bruch, H.: Physiologic and psychologic interrelationships in diabetes of children. Psychosom. Med., 11, 200 (1949).

11 Daniels, G. E.: Present trends in the evaluation of psychic factors in diabetes mellitus. Psychosom. Med. 1, 527 (1939).

12 Dunbar, F.: The Refractory Patient with Diabetes mellitus. J. Nerv. and Ment. Dis. (1937).

13 Benedek, Th.: An Approach to the Study of the Diabetic. Psychosom. Med., 10, 284 (1948).

14 Bleuler, M.: Endokrinologische Psychiatrie. Stuttgart 1954.

15 Herskovitz, H.: A Psychiatrist's view of Diabetes mellitus. Amer. Dietetic. Assoc. J., 12, 40 (1936-1937).

16 Pico, Octavio, M. und Salomon, H.: Die Abhängigkeit des Diabetes innocens vom Nervensystem. Ein durch Suggestion beeinflußter und zeitweilig geheilter Fall. Klin. Wschr., 2, 1806 (1923).

17 Margolin, S. G.: Genetic and dynamic psychophysiological determinants of pathophysiological processes. In: »The psychosomatic concept in psychoanalysis.« Edited by F. Deutsch, New York 1953.

18 Opitz, H.: Umfrage über die Behandlung diabetischer Kinder und über die damit erzielten Ergebnisse. Kinderärztl. Prax., 20, 398 (1952).

19 Zierl, W.: Zur seelischen Entwicklung des diabetischen Kindes. Ärztl. Wschr., 9, 974 (1954).

20 Mueller, Chr.: Psychosomatische Aspekte bei einem insulinresistenten Diabetiker. Schweiz. Arch. Neurol. Psychiatr., 71, 377 (1953).

21 Bauch, M.: Beeinflussung des Diabetes mellitus durch psychophysische Entspannungsübungen. Dtsch. Arch. f. klin. Med., 178, 149 (1935-36).

22 Jacobson, F.: Progressive Relaxation. Univ. Chicago Press, 20 and 200 (1929).

23 Weiss, E. and English, O. S.: Psychosomatic Medicine. Philadelphia and London, 1950.

24 Rosen, H. and Lidz, T.: Emotional factors in the precipitation of recurrent diabetic acidosis. Psychosom. Med., 11, 211 (1949).

25 Newburgh, L. H. and Camp, C. D.: Influence of anxiety states on thyroid gland. Ann. Clin. Med., 4, 1926.

26 Pflanz, M.: Entlastung als pathogenetischer Faktor. Klin. Wschr., 3, 30, 414 (1952).

27 Müller-Eckhard, H.: Die Krankheit nicht krank sein zu können. Klett, Stuttgart, 1954.

28 Dunbar, F.: Deine Seele – Dein Körper. Meisenheim/Glan., 1951.

29 Daniels, G. E.: Analysis of a case of neurosis with diabetes mellitus. Psychoanalytic Quart., 5, 513 (1936).

30 Meyer, A., Bollmeyer, L. N. and Alexander, F.: Correlation between emotions and carbohydrate metabolism in two cases of diabetes mellitus. Psychosom. Med., 7, 335 (1945).

31 Alexander, F.: Psychosomatische Medizin. Berlin, 1951.
32 Mirsky, I. A.: Emotional factors in the patient with diabetes mellitus. Bull. Menninger Clin. 12, 187 (1948).
33 Siebeck, R.: Kurze Bemerkungen zur Behandlung Zuckerkranker. Dtsch. med. Wschr., 71, 6 (1946).
34 Grafe, E. und Kühnau, J.: Krankheiten des Kohlenhydratstoffwechsels. In: Handbuch d. Inn. Med., Band VII/2, Berlin, Göttingen, Heidelberg, 1955.
35 John, H. J.: Statistical study of 6000 cases of diabetes. Ann. Int. Med., 33, 925 (1950).
36 Lowe, R. C.: Metabolic and endocrine disturbances. Zit. i. Dunbar: Synopsis of psychosomatic diagnosis and treatment. St. Louis, 162, 1948.
37 Daniels, G. E.: Brief psychotherapy in diabetes mellitus. Psychiatry, 7, 121 (1944).
38 Dührssen, A.: Psychogene Erkrankungen bei Kindern und Jugendlichen. Göttingen, 1954.
39 Grafe, E.: Diabetes mellitus. Dtsch. med. Wschr., 79, 1242 (1954).
40 John, H. J.: Praediabetics: What becomes of them? Am. J. Digest. Dis. 17, 21911 (1950).
41 Koehler, A. E. and Hill, E.: Overnutrition and diabetic coma. Proc. Am. Diab. A., 6, 425 (1946).
42 Mirsky, I. A., Franzblau, A. N., Nelson, N. and Nelson, W. E.: The role of excessive carbohydrate intake in the etiology of diabetic coma. J. Clin. Endocrinol. 1, 307 (1941).
43 Cremerius, J., Elhardt, S., Hose, W.: Psychosomatische Konzepte des Diabetes mellitus. Psyche 4, 785 (1956/57).

Psychosomatische Untersuchungen über die Ätiologie des Altersdiabetes

> Ein wenig fetter, ein wenig magerer, wieviel Schicksal liegt in so Wenigem.
>
> Nietzsche

Für den Altersdiabetes, als welchen wir den Diabetes bezeichnen, der nach dem 35. Lebensjahr manifest wird, haben alle Untersucher übereinstimmend zeigen können, daß 70 bis 90 Prozent der Kranken schon lange vor Beginn desselben an einer hochgradigen Fettsucht leiden. Obgleich schon v. Noorden (21) von einer Mastfettsucht sprach, sind immer wieder Versuche unternommen worden, die Ätiologie dieser Fettsucht erbbiologisch, konstitutions- und hirnpathologisch oder endokrinologisch klären zu wollen. Auf das Unzureichende dieser Theorien sind wir andernorts eingegangen (9). Dort haben wir auch gezeigt, daß die Bemühungen, Fettsucht und Diabetes als gemeinsames Erbleiden oder als Ausdruck einer gemeinsamen endokrinen Störung zu bezeichnen, heute als gescheitert anzusehen sind. Auch der letzte Versuch, die organische oder erbbiologische Ätiologie der Fettsucht zu retten, indem man in der als Ursache der Fettsucht erkannten Freßsucht ein Charakteristikum einer ererbten Konstitution oder ein Anzeichen einer Zwischenhirnstörung sieht, ist mißglückt. Nach all diesen Exkursen steht die Forschung heute wieder auf dem Boden einer nüchternen Tatsachenbetrachtung, für welche das Problem der Fettsucht ein solches der Kalorienbilanz ist: Fettsucht entsteht, wenn die Nahrungsaufnahme größer ist als der Kalorienverbrauch in energetischen Prozessen. Eine solche Betrachtung verschiebt das Schwergewicht des Interesses von der Pathologie des Fettstoffwechsels auf die Pathologie des Eßtriebes. Die bisherigen Untersucher glauben sich nun aus dieser Erkenntnis heraus zu folgendem Schluß berechtigt: Da erbbiologische, konstitutions- und organpathologische Faktoren die Ätiologie der Fettsucht nicht erklären konnten, sind psychologische und soziologische Ursachen anzunehmen. Dieses Entweder–Oder ist nicht logisch.

Es wäre genausogut möglich, daß andere, noch nicht bekannte organische Faktoren die Ursache sind. Nur der Nachweis, daß psychologische Faktoren ursächliche Bedeutung in der Ätiologie der Fettsucht haben, kann die Entscheidung bringen. Wie kann ein solcher Nachweis geführt werden?

Der Faktor, der sich zunächst als Ursache der Fettsucht anbietet, ist die *Freßsucht,* abgesehen von den 2 bis 5 Prozent der Fälle, bei denen »endogene« Gründe vorliegen dürften (23). Sie ist psychologischen und soziologischen Untersuchungen zugänglich.

Neben einer psychologischen Störung auf seiten der Nahrungsaufnahme ist im Rahmen einer Betrachtung der Fettsucht als *Problem der Kalorienbilanz* auch eine solche auf seiten des Kalorienumsatzes in Energie denkbar, ein Vorgang, der etwa bei Stoffwechselgesunden bei erzwungener Bettruhe physiologischerweise zu Gewichtszunahme führen kann. (Ob dieser Vorgang, Fett zu deponieren, anstatt es energetisch zu verbrauchen, im Sinne des v. Bergmannschen [3] Begriffes der »Lipophilie« als primäres pathogenetisches Moment in der Ätiologie der Fettsucht eine Rolle spielt, ist experimentell nicht bewiesen.) Auch dieses Gebiet ist psychologischen Untersuchungen zugänglich. Es hieße, den Triebbereich zu erforschen, aus dem die Impulse zur Umsetzung von Kalorien in Energie hervorgehen, Impulse zu motorischer, expansiver, sexueller und anderer Aktivität und deren höheren Abkömmlingen, wie Arbeitslust, Tätigkeitsdrang, Leistungsstreben, Freude zu produzieren und im weitesten Sinne, Freude an aktiv-tätigem und emotional engagiertem Dasein, und zu sehen, ob hier psychologische Störungen (Hemmungen) auffindbar sind.

Ob solche Untersuchungen uns auch dazu verhelfen werden, die Entstehung des Diabetes bei diesen fettsüchtigen Personen psychologisch zu klären, wäre am Ende zu diskutieren. Ferner wird sich aus derartigen Untersuchungen die Notwendigkeit ergeben, die Ergebnisse der erbbiologischen Forschung einer Klinik zu unterziehen, da die statistisch nachgewiesene Häufigkeit von Fettsucht in der Aszendenz von Fettsüchtigen sowohl erbbiologisch als auch psychologisch und soziologisch bedingt sein kann.

Wir gingen so vor, daß wir aus einer Gesamtzahl von 148

Altersdiabetikern 40 mit einem Übergewicht von mehr als 15 Prozent auswählten[1]. (Das Normgewicht bestimmten wir nach der Brocaschen Formel: Körpergröße minus 100 = Normalgewicht in kg.) Das Übergewicht war bei allen Probanden dem Diabetes vorausgegangen, und zwar im Mittel um 18 Jahre. Das Durchschnittslebensalter betrug 54, das Durchschnittserkrankungsalter 48 Jahre. 24 Patienten waren Frauen, 16 Männer. Eine erbbiologische Belastung mit Diabetes (Heredität und Familiarität) bestand bei 30 Prozent, während bei den 62 Kindern und Enkelkindern der Diabetes nur bei 12 Prozent aufgetreten war, die Fettsucht aber bereits bei 43 Prozent bestand. Das Durchschnittsalter der Kinder und Enkelkinder der Probanden war 27 Jahre. Das Überwiegen der Frauen in unserer Gruppe entspricht dem Überwiegen in der Gesamtgruppe: von 148 Probanden sind 60 Männer und 88 Frauen. Da 4 der Probanden auf Grund mangelnder intellektueller Fähigkeiten nicht in der Lage waren, ausreichende Angaben zu machen, konnten nur 36 Personen der Untersuchung zugängig gemacht werden. Das angewandte Untersuchungsverfahren war die tiefenpsychologische Exploration[2], deren Ergebnisse wir nun vorlegen.

Bei allen 36 Patienten spielte das Essen durch das ganze Leben hindurch eine große Rolle. Alle gaben an, daß sie sowohl reichlich als auch gut zu essen lieben. Viele Patienten schilderten von sich aus, daß ihr Verlangen nach Essen etwas Zwanghaftes und Süchtiges habe, dem sie nicht widerstehen konnten. Einige beschrieben dies so: Sie müßten zwischen den Mahlzeiten, die sie regelmäßig und ausreichend einnähmen, immer wieder etwas zu sich nehmen, oft nur kleine Schleckereien. Meist läge gar kein Hungergefühl vor, sondern nur eine unbefriedigte, dranghafte Eßlust. Sehr oft befiele sie bei Befriedigung derselben ein Unbehagen, ein Gefühl, als ob sie etwas Verbotenes täten, eine Art Schuldgefühl. Aber sie könnten den Drang nicht unterdrücken. Nachher befiele sie oft so etwas wie ein seelischer Katzenjammer. Bei einigen sah es so aus, daß sie mitten aus einer normalen Eßphase heraus plötzlich in eine solche unstillbare Eßlust gerieten, in der es zu einem ausgesprochenen Überfressen kam, das dann eines Tages wieder aufhörte und ihren normalen Eßgewohnheiten Platz gab. Solche Zustände seien ihnen durch Jahre oder

Jahrzehnte bekannt. Bei einigen ließen sie sich bis in die Kindheit zurückverfolgen. Auch für diese phasenhaft auftretenden Freßattacken werden unbestimmte Schuldgefühle beschrieben. Ein Mann sagte, er müsse dann essen, wie er sich denke, daß ein Quartalssäufer seinen Rausch haben müsse. Übereinstimmend geben die Probanden an, daß, wenn die Befriedigung ihres Verlangens aus irgendwelchen Gründen längere Zeit verhindert werde, sie seelisch aus dem Gleichgewicht gerieten. Dies beschrieben einige als einen Zustand gereizter Unruhe mit einem Unterton von Unsicherheit oder Angst. Andere als vage Angstgefühle, wieder andere als ein Gefühl von Verlorenheit und Depression, das sich bis zum Erlebnis einer allgemeinen Hoffnungslosigkeit und Verzweiflung steigern könne. Eine andere Gruppe gab an, daß es bei ihr in solchen Situationen zu einer dumpfen Apathie und Antriebslosigkeit komme, zu einem Gefühl von Müdigkeit und Lustlosigkeit oder einem Bedürfnis, sich von der Umwelt zurückzuziehen, oft in der Form des Sich-ins-Bett-legens. Auch beim normalen Essen sei das Verlangen überstark, und viele geben an, daß sie von dem Zeitpunkt an, an dem die Fettleibigkeit sie begonnen hätte zu stören, bei jeder Mahlzeit einen erfolglosen Kampf geführt hätten, weniger zu essen. Fragt man direkt nach der Motivation dieses starken Essens, erhält man zur Antwort, es sei wohl vererbt, die Eltern wären auch starke Esser gewesen, oder es sei eine schlechte Angewohnheit, oder der Betreffende zuckt nur die Schultern. Erst die *tiefenpsychologische Exploration* läßt die Motivation erkennen.

Bei einer 56jährigen Frau des Arbeiterstandes ergab sich folgendes Bild. Sie war 20 Jahre, von ihrem 14. Lebensjahr ab, als Dienstmädchen tätig gewesen und stets nach kürzerer oder längerer Zeit entlassen worden, obgleich sie fleißig war, da sie immer Speisen aus der Speisekammer zwischen den Mahlzeiten verzehrt habe und dies nicht hätte unterlassen können. Dabei habe sie immer reichlich zu essen erhalten. Seit ihrem 34. Lebensjahr ist sie verheiratet und liegt mit ihrem Mann in dauerndem Streit um das Essen. Sie wacht ängstlich darüber, daß sie genug bekommt und er ja nicht mehr nimmt, als ihm zusteht. Ihre beiden Kinder versorgte sie bis zur Schulentlassung gut. Beide band sie sehr stark an sich. Sie dürfen nicht allein ausgehen und müssen stets bei ihr sein und bleiben: »Die Kinder sind dazu da, ihre Eltern zu versorgen.« Seitdem beide verdienen, hat sich das Verhältnis umgedreht, und sie läßt sich von den Kindern verwöhnen. Sie geben ihr beim Essen die besten Stücke, bringen ihr Obst und Süßigkeiten mit und gehorchten bis vor zwei Jahren aufs Wort. Als sie jedoch begannen, Beziehungen zum andern Geschlecht aufzunehmen und dafür Geld brauchten, kam es zu heftigen Auftritten. Als die Tochter dann das Haus verließ, bekam die Mutter ein unstillbares Verlangen nach Essen, wurde traurig, ängstlich und unruhig. Ein halbes Jahr später wurde ein Diabetes festgestellt. Seit ihrem 18. Lebensjahr ist sie übergewichtig. Das unbewußte Motiv für ihre Einstellung zum Essen war eine permanente Angst, nicht genug zu bekommen und ein starker Wunsch, von den andern ernährt zu werden. Ihre Kindheitssituation hatte so ausgesehen, daß sie von der Geburt bis zum dritten Lebensjahr in einem Waisenhaus gelebt hatte. Dann wurde sie von einer Familie in Pflege genommen, die selber schon 7 Kinder hatte und, wie sie sagt, dadurch nur in den Besitz des Pflegegeldes kommen wollte. Dort sei sie nie satt geworden und wurde oft zum Betteln geschickt. Die jetzige seelische Krise mußte folgerichtig eintreten, da ihre unbewußten Erwartungen, nun von den Kindern versorgt zu werden, enttäuscht wurden. Darauf reagierte sie mit vermehrtem Essensdrang und Angst. Der frühkindliche Mangel, die damals erlebte Angst, zu kurz zu kommen – hier im weitesten Sinne verstanden, also auch zu wenig Liebe und Fürsorge zu erhalten –, bleiben während des ganzen Lebens bestehen und machen für diese Frau aus dem Essen eine ständig erreichbare Quelle, aus der sie viele ihrer anderen Gefühle, wie Liebe, Sehnsucht nach Geborgenheit u. a., befriedigt. Zugleich wird es ein Mittel, die immer wieder auftretende Angst laufend zu besänftigen. Ein anderes Moment ist noch zu erwähnen, das dieser Fettsucht ein besonderes Gepräge gibt: der Befriedigung des Eßtriebes fehlt die rechte Lust. Immer erzeugt sie Gefühle von Angst und Schuld, die den Genuß beeinträchtigen. Die unbewußten Hintergründe dafür liegen ebenfalls in der Kindheit und lassen sich etwa so formulieren: Ich möchte mich satt essen, ich möchte viel essen und viel Liebe haben. Gebe ich diesem Verlangen nach, löst es bei den Pflegeeltern

Ärger, Mißmut und Strafe aus, bei den Geschwistern Haß. (Einmal war sie für eine weggenommene Scheibe Brot extrem hart bestraft worden.) Dies wiederum erzeugte eigene feindliche Gefühle, die aber nicht geäußert werden durften aus Furcht vor Strafe und Furcht davor, dadurch noch weniger an Nahrung und Liebe zu erhalten. Diese unterdrückten Wünsche nach Essen und Auflehnung erzeugten in ihr Angst, welche sie durch Schuldgefühle zu bannen versuchte. Alle späteren Situationen erhalten von dort her ihre Prägung. So wird es auch verständlich, daß sie ihre Wünsche nach Essen bei ihren Arbeitgebern nicht offen äußern konnte, sondern heimlich befriedigen mußte.

Ganz andere Verhältnisse zeigen sich bei der anderen, weitaus größeren Gruppe. An zwei Fällen soll versucht werden, das hier Typische darzustellen[3]:

Ein 56jähriger Mann, Angestellter der Lebensmittelindustrie, seit seinem 30. Lebensjahr stark übergewichtig, gibt an, stets viel und gut zu essen. Daneben käme es aber gelegentlich, und dies bereits seit seiner Kindheit, ganz plötzlich zu Freßattakken, in denen sein Appetit kaum zu stillen sei. Die Lebensgeschichte dieses Mannes war dadurch gekennzeichnet, daß er bei guter Begabung, Fleiß und Korrektheit nicht jene Stellung erreicht hatte, die er auf Grund seiner Fähigkeiten hätte erreichen können. Die Untersuchung seiner Freßgier ließ die Gründe für beides sichtbar werden. Es zeigte sich, daß er sich im Beruf nicht durchsetzen konnte und seine Aktivität starken Hemmungen unterlag. Wenn z. B. eine Situation bevorstand, in der er sich hätte durchsetzen müssen, auftreten, seine oder des Geschäftes Interessen gegen andere vertreten etc., dann wurde er unsicher und ängstlich, versuchte auszuweichen, was ihm meist gelang, um dann aber von diesem gierigen Eßtrieb »angefallen« zu werden. An solchen Tagen würde er im Geschäft immer wieder etwas von den vorhandenen Waren essen müssen und abends käme es dann zu wahren Freßorgien. Einige Tage später würde das wieder verschwinden und er dann normal essen. Derselbe Zustand setze bei ihm ein, wenn der Chef von ihm eine selbständige und selbstverantwortliche Arbeit verlange, die zu einem gewissen Zeitpunkt fertig sein müsse. Das habe er auch schon in der Volksschule gehabt. Er käme dann immer mehr in Druck und Angst, äße immer wieder wie zwanghaft, was ihn kurzfristig beruhige. Bald darauf wiederhole sich dieser Ablauf. Meist bekäme er die Arbeit nicht fertig. Er erinnere sich an einen Streit mit einem Jungen auf der Straße, als er sechs Jahre alt gewesen sei. Er sei davongelaufen und zu seiner Mutter gegangen, die habe ihm gesagt, es sei das beste, solchen Sachen auszuweichen und habe ihm Kuchen zu essen gegeben. Die frühkindlichen Erfahrungen des Patienten lassen sich etwa so zusammenfassen: seine Mutter, die in einer sehr schlechten Ehe lebte, hatte ihn sehr lange gestillt und war die ersten zwei Jahre seines Lebens stets um ihn gewesen. Er war und blieb das einzige Kind. Sein Vater verließ die eheliche Gemeinschaft, als der Patient fünf Jahre alt war. Als er mit zwei Jahren zu krabbeln begann und später fortschreitend immer mehr Freiheit forderte und mehr und mehr eigene selbständige Wünsche äußerte, beschnitt die Mutter diese normale Entwicklung unter dem Hinweis darauf, daß sie allein sei und er ihr ein und alles, daß das Ungezogenheiten seien, die ihr nicht gefielen. Als Lohn für seine Verzichte erhielt er ein ständiges Versorgtsein und eine dauernde Verwöhnung mit Essen. So hielt sie ihn im Babystadium und abhängig von sich als einer dauernden Essensspenderin. Später, als dann das Leben Forderungen stellte und von ihm die Eigenschaften verlangte, die seine Mutter, um ihn bei sich zu behalten, systematisch in der Entwicklung gehemmt hatte, bekam er Angst und floh zum Essen als einer erprobten Lustquelle. Auch wenn sich in ihm selber Wünsche regten, sich gegen etwas aufzulehnen, sich durchzusetzen, zu verbessern, eine Veränderung anzustreben, befiel ihn diese Freßsucht. Sein Diabetes brach aus, als er 1944 eingezogen wurde und aus einem dauernden Angstgefühl heraus alles in sich hineinfraß, was er kriegen konnte.

Zusammenfassend läßt sich sagen, daß bei diesem Mann in der Kindheit eine adäquate Entwicklung derjenigen Eigenschaften, Motorik, Expansion, Eigenständigkeit, Leistungsfreude, Produktionslust, Entdeckertum etc., wie sie sich vom zweiten Lebensjahr an zu entwickeln pflegen, aus Angst vor mütterlichem Liebesentzug nicht stattfinden konnte. Er lernte auf diese Antriebe weitgehend verzichten und den Verzicht mit Essen zu kompensieren. Da er dabei seine Aggressivität unterdrücken mußte, koppelten sich die daraus entstehenden

Schuldgefühle an die Befriedigung des Eßtriebes. Sein heutiges Verhalten der Welt gegenüber folgt den Gesetzen, die in der Beziehung zur Mutter gültig waren. Daß er nun kein Vertrauen zu seinen Fähigkeiten hat und vor Forderungen unsicher wird, ist erst sekundäre Folge des Grunderlebnisses.

Bei einer 55jährigen Frau, die vor fünf Jahren an Diabetes erkrankte, besteht seit dem 24. Lebensjahr ein Übergewicht zwischen 100 und 120 Prozent. Sie berichtet, daß sie nach dem ersten Kind in wenigen Wochen fast 30 kg zugenommen habe. In den darauffolgenden Jahren sei das Gewicht auf die jetzige Höhe geklettert. In jenen Jahren sei es erstmalig zu tage- und wochenanhaltenden Zuständen von Freßsucht gekommen, in denen sie riesige Mengen hochwertiger Nahrungsmittel verzehrt habe. Solche »Anfälle« ereigneten sich bis zum heutigen Tage, und sie sei ihnen hilflos ausgeliefert. Sie treten meist in den späten Abendstunden auf und hielten bis Mitternacht an, wodurch sie am Einschlafen gehindert werde. In solchen Phasen sei sie apathisch, deprimiert, lustlos, ließe die Arbeit liegen und wiche allen Entscheidungen aus. Sie liege einfach herum und döse.

Über das Leben dieser Frau erfahren wir, daß sie in den ersten beiden Jahren ihrer Kindheit in sehr wohlhabenden und verwöhnten Verhältnissen lebte. Dann habe der Vater über Nacht alles verloren, und man habe sparsam, aber auch weiterhin ohne von Sorgen bedroht zu sein, vom Erbe der Mutter leben müssen, da der Vater in einen Zustand apathischer Resignation verfallen sei und von da ab nie mehr gearbeitet habe. Er habe zu Hause gesessen und sich viel mit ihr beschäftigt, bis er in ihrem 8. Lebensjahr gestorben sei. Sie sei daraufhin seelisch völlig zusammengebrochen und nachher ein ganz anderer Mensch gewesen. Wochenlang nach dem Tode des Vaters sei sie ins Krankenhaus gegangen, in dem er verstorben sei, um ihn zu besuchen, da sie nicht glauben konnte, daß er tot war. »Als man mich dort nach einiger Zeit energisch abwies, ging ich zu seinem Grab und verbrachte dort ganze Tage. Einmal habe ich die Nacht über auf seinem Grabe geschlafen und bekam anschließend Rippenfellentzündung, die dann in eine Lungentuberkulose überging, wegen der ich dann ein ganzes Jahr ins Sanatorium mußte. Zu meiner Mutter hatte ich gar keinen Kontakt. Nach meiner Genesung tat sie mich in eine Klosterschule. Dort versteckte ich mich und weinte, wenn ein Mädchen Besuch von seinem Vater erhielt, da ich das nicht ertragen konnte. Die Kirche wollte ich nicht mehr betreten, da es hieß, der Vater sei beim lieben Gott. Ich sagte, er hat bei mir zu sein. Während ich vorher ein wildes Kind gewesen war, das gern mit Buben spielte, mied ich dieselben jetzt. Als mit 14 Jahren die Periode erstmalig auftrat, dachte ich, ich müsse sterben, und verlangte zu beichten.« Mit 17 Jahren bricht sie ihre Schulausbildung ab und lebt von da ab ein äußerst strebsames Erfolgsleben männlichen Stils, in dem die altersgemäßen Bedürfnisse eines Mädchens keinen Platz haben. Mit 22 Jahren heiratet sie einen älteren Mann, den sie nicht liebt und ist vom Sexualleben vom ersten Tag an so abgestoßen, daß sie dasselbe nur noch widerwillig geschehen läßt. Ein Jahr nach der Ehe setzen nach der ersten Entbindung die Anfälle von Freßsucht ein. Nach vier äußerst schwierigen Ehejahren stirbt der Mann, nachdem sie ihn durch ein langes, selbstverschuldetes Siechtum gepflegt hat. Sie baut eine eigene Existenz auf, der sie bis heute unter viel Verzichten alle ihre Kräfte geopfert hat. Männer tauchen nur an der Peripherie ihres Lebens auf, stets ältere, vaterähnliche Figuren, die sie zugleich liebt und meidet. Mit keinem kommt es zu irgendeiner Form des vertrauten Zusammenlebens. Die Kontakte bleiben sporadisch. Je älter sie wird, desto stärker werden ihre Hingabewünsche, von denen sie sagt, daß sie nach dem 45. Lebensjahr förmlich von ihnen überschwemmt worden sei, ohne daß sie eine für sie annehmbare Form der Befriedigung dafür gefunden hätte. Als Abwehrhaltung gegen echte Beziehungen zum Mann, vor allem gegen sexuelle Hingabe, benutzt sie ihre männliche Haltung und ihre Fettleibigkeit, wie in Träumen deutlich sichtbar wird.

Trotz der stark gekürzten Darstellung dürfte das Wesentliche, die ungelöste Vaterfixation und die Ambivalenz ihrer Gefühle, deutlich geworden sein. Ihre Eßorgien sind Ersatzbefriedigungen, Liebesmahle mit sich selber, in denen der Mund wieder ursprüngliches Lustorgan wie beim Kleinkind wird. Es sei in diesem Zusammenhang auf die Tatsache hingewiesen, daß dies meist abends stattfindet, was auch für viele andere unserer Patienten gilt. Es wurde deutlich, daß hier alte Ängste der Kindheit, von den Eltern getrennt zu werden,

unbewußt mitspielen. Dafür spricht, daß der abendliche Eßtrieb nicht auftritt, wenn in irgendeiner Weise eine angenehme
menschliche Beziehung am Abend zustande kommt. Eine
solche ist auch in der Lage, den schon im Gang befindlichen
Prozeß schlagartig zum Verschwinden zu bringen. Die Pro-
bandin weicht auf diese Weise ihren unerfüllbaren tabuierten
Strebungen, dem Vater ihre Liebe und der Mutter ihren Haß
zu zeigen, aus. Wenig erfolgreich jedoch, da sich die mit den
ursprünglichen Wünschen verbundenen Schuldgefühle nun
auch auf die Ersatzbefriedigung legen und die Eßlust als
verboten und böse erscheinen lassen. Der unvollständigen
Unterdrückung kommen ferner die Identifikation mit der
Männerrolle und die Abwehr eigener weiblicher Empfindungen durch das Dicksein zu Hilfe.

Es zeigten sich bei unseren Probanden noch andere seelische
Fehlhaltungen, die den gesteigerten Eßtrieb verursachten.
Stets waren die frühkindlichen Konstellationen, aus denen sie
erwuchsen, aufweisbar. In allgemeinster Weise läßt sich das
Problem etwa so formulieren: Der Freßsüchtige versucht,
einen Mangel der frühen Kindheit, sei es einen solchen an
Nahrung oder deren symbolischem Äquivalent, der Liebe,
durch Essen zu befriedigen (15).

Bei unseren Probanden sah die Situation in der Mehrzahl der
Fälle so aus, daß in ihren elterlichen Familien dem Essen, den
guten reichlichen Mahlzeiten, besondere Aufmerksamkeit geschenkt wurde. Diese Tatsache wußten die Patienten oft mit
Formulierungen zu belegen, die in ihrem Elternhaus den
Charakter eines Mottos hatten: »Essen und Trinken hält Leib
und Seele zusammen«, »Gut gegessen, ist das halbe Leben«,
»Wer gut schmeert, der gut fährt«, usw. Neben der Überbewer-
tung des Essens fand sich stets eine starke Zügelung und
Entwertung anderer Triebe, etwa aggressiver und/oder sexueller Art. Der Grund für die Überbetonung des Essens ließ sich
in einer Unfähigkeit zu echtem Lieben, das dem anderen
Freiheit der Entwicklung gewährt, nachweisen. Meist waren
es die Mütter, die aus einem solchen Mangel an echter Liebesfähigkeit Substitute in Form von Essen anboten und auf diese
Weise ihre Schuldgefühle zu kompensieren versuchten. In
dem geschilderten Fall des Mannes haben wir auch den Preis
zeigen können, den die Mutter dafür verlangte. Das Ergebnis

ihrer Verwöhnung erinnert an den »fat boy«, den uns Dickens in den Pickwickiern geschildert hat. Die starke Angst, die solchen Menschen unbewußt innewohnt und die sie essend besänftigen, ist in der Gestalt des Lamme Goedzak von de Coster und in der des Sancho Pansa von Cervantes überzeugend geschildert worden[4]. Eindrucksvoll war es zu sehen, wie diese Patienten ihre Kinder wieder in gleicher Weise erzogen, wie es ihre Eltern getan hatten. Auf Befragen gaben sie folgende Begründung an: Wir freuen uns, wenn die Kinder einen starken Appetit haben und nach Essen verlangen, denn das ist ein gesundes Zeichen. Viel und gut essen macht kräftig, und Dicksein ist gleich Gesund- und Wohlaufsein. Normalgewichtige Menschen erscheinen ihnen daher als mager und schwach, und sie neigen dazu, Krankheiten solcher Menschen auf mangelhafte Ernährung zurückzuführen.

Die familiär bedingte und zum großen Teil unbewußte Wertschätzung der Fettleibigen prägt auch das ästhetische Schönheitsideal. Unsere Probanden finden dünne und schlanke Menschen des anderen Geschlechtes weniger anziehend als dicke. Dies führt in der Partnerwahl zu einer in den Familien verfolgbaren Art von Selektion. Inwieweit es auf diese Weise möglich ist, im Ablauf von Generationen auch die den psychologischen Fehlhaltungen zugehörigen physiologischen Apparate und Funktionen zu verändern, können wir nicht entscheiden. Vielleicht ist das, was so schlechthin Konstitution genannt wird, Endresultat einer solchen »Vorgeschichte«. Dieser Frage nachzugehen, wäre lohnend und könnte dazu beitragen, den Menschen als geschichtliches Wesen immer klarer zu erkennen.

Eine andere Beobachtung sei hier noch erwähnt, die bei allen gemacht werden konnte: Das Auftreten von mehr oder weniger schweren depressiven Zuständen in Zeiten einer äußerlich oder innerlich verursachten Beschränkung ihres Eßtriebes. So war für alle die Zeit von 1945 bis 1948 wohl mit Gewichtsabnahme verbunden und, soweit der Diabetes damals schon bestand, mit dessen Besserung, aber die einsetzenden Depressionen hatten ihnen die Lebensfreude genommen. Gleichartige Zustände berichteten Patienten, die von Ärzten Entfettungskuren mit Nahrungseinschränkung unterzogen worden waren. Sie erklärten, sie könnten es einfach nicht durchhalten, obgleich sie im Anfang der Kur selber beobachtet hätten, daß die Abmagerung ihnen körperlich gut getan hätte. Gegen alle Warnungen des Arztes hätten sie heimlich essen müssen und wären nach der Kur rasch wieder in ihre alten Gewohnheiten zurückgefallen. (Elhardt hat diese Schwierigkeiten der Diabetestherapie eingehend dargestellt [11]).

Wichtig ist noch, auf folgenden Punkt hinzuweisen, der wohl die Ursache dafür ist, daß sich die Fama, es gäbe Menschen, die aus irgendwelchen Gründen »von nichts« dick würden, so hartnäckig auch in Ärztekreisen halten kann. 12 unserer 36 Probanden gaben auch auf insistierendes Befragen hin an, daß sie normal wie alle anderen äßen, ja, 5 sagten sogar, daß sie weniger als andere zu sich nähmen. (So wie unsere Probanden angaben, wenig zu essen, so gaben Patienten mit Anorexia mentalis stets an, zuviel zu essen.) Die psychologische Untersuchung dieser Angaben ergab, daß auch diese Personen freßsüchtig waren. Die Gründe für ihre Behauptung, sie äßen normal – ein bewußtes Lügen, das oft Fettsüchtigen nachgesagt wird, lag in ihrem Falle nicht vor –, sind folgende: 1. Die Menge dessen, was man ißt, wie auch die Eßgewohnheiten werden für normal gehalten, weil man es schon seit dem Elternhaus so gewöhnt ist. 2. Das starke Essen wird dem Betreffenden nicht bewußt, da es unbewußt als etwas Verbotenes empfunden wird. Daß ein Mensch, der regelmäßig viel und gut ißt, auf Befragen angibt, er äße normal, ist einfühlbar. Wenn aber die zuletzt geschilderte Patientin, eine gebildete Frau, mit einem 100prozentigen Übergewicht angibt, sehr wenig zu essen und abwehrend weiteres Fragen damit beenden will, daß sie die Vielzahl ihrer endokrinologischen Diagnosen zitiert, und die sich später im Rahmen der psychologischen Exploration extremer Freßorgien »erinnert«, illustriert – wenn man nicht an grobes Lügen denkt – wohl am besten, welch starke Abwehrhaltungen diesem Thema gegenüber vorhanden sein müssen. An diesem Beispiel wird auch verständlich, daß die vorbehandelnden Ärzte die Fettsucht dieser Frau nicht als Folge einer Triebstörung erkannten und mit ihren Diagnosen mithalfen, daß diese Seite ihres Wesens ihr »Inkognito« bewahren konnte. Auch ihre schweren depressiven Phantasien blieben unbekannt, so daß die Dynamik dieses Krankheitsbildes: neurotisch gestörtes Liebesstreben, Liebeshunger, Ersatzfressen, Depression, nicht sichtbar wurde. Dies hatte zur Folge, daß die Sekundärstörungen ihrer Fettsucht in wechselnden Diagnosen als ursächliche Faktoren verkannt wurden.

Die Vermutung, in dieser Gruppe Patienten mit Störungen in dem Triebbereich zu finden, aus dem die Impulse zur Umsetzung von Kalorien in Energie hervorgehen, hat sich nicht bestätigt. Auch sonst ließen sich keine Fälle finden, bei denen die Fettsucht bei normaler Ernährung primär durch eine psychische Ruhestellung, Sparhaltung oder phlegmatisch-inaktive Lebenseinstellung verursacht wurde. Das Primäre war stets ein aus psychologischen Gründen gesteigerter Eßtrieb, der dann natürlich sekundär auch zu Einschränkungen der Bewegung und der allgemeinen körperlichen Aktivität geführt hatte. Daß unter den psychologischen Gründen, die zur Fettsucht führen, primäre Gehemmtheiten des motorisch-expansiven und sexuellen Antriebserlebens nachweisbar sind (Fall 2 und 3 unserer Kasuistik), hebt diese Feststellung nicht auf, da erst über den Weg der Ersatzbefriedigung des gehemmten Triebes die Fettsucht in Gang kommt. Was eine in der Kindheit oder Jugend beginnende Fettsucht für Knaben und Mädchen im Entwicklungsprozeß für Auswirkungen auf die körperliche Aktivität hat, braucht hier nicht näher ausgeführt zu werden. Wie leicht hier passiv-resignierende Haltungen entstehen können, aus denen heraus der Betreffende sich Tätigkeiten zuwendet, die außerhalb des Körperlichen liegen, wo er keinen Spott und keine Niederlagen befürchten muß, ist bekannt.

Fassen wir die Ergebnisse unserer Exploration zusammen, so läßt sich sagen, daß in allen Fällen der Nachweis erbracht werden konnte, daß die Fettsucht Folge der Freßsucht und letztere Folge einer bestimmten, in der früheren Kindheit erworbenen, neurotischen Fehlhaltung ist. In den Falldarstellungen wurden 3 dieser psychischen Mechanismen wiedergegeben. Sie zeigten drei grundsätzliche Verursachungsmodi, denen wir modellhaften Charakter zusprechen können. Zahlenmäßig weitaus am häufigsten waren Fälle wie der zweite und dritte. Diese unsere Ergebnisse decken sich mit denen vieler anderer Untersucher (6, 7). Daß daneben eine Fülle anderer Verursachungsmodi bestehen, zeigen die Arbeiten von Brosin (6), Burdon (7), Wulff (28), Schmied (24), Coriat (8), Benedek (2). Auf die Komplexität des menschlichen Eßtriebes können wir hier nicht näher eingehen. Seit den entscheidenden Entdeckungen Freuds (12) und Abrahams (1) kann er jedoch nicht mehr ausschließlich unter dem Aspekt der Befriedigung des Nahrungsbedürfnisses betrachtet werden. Wie sehr er von allen Seiten her prägbar ist, geht am eindrucksvollsten aus den Untersuchungen Portmanns (21) hervor. Er konnte zeigen, daß bei Nesthockern die lange Periode der Unselbständigkeit durch Einbeziehung der Altvögel in den Entwicklungsgang kompensiert wird, wobei »der Altvogel obligatorische Teilfunktion der ganzen Ontogenese wird«. Gehlen (13) folgert daraus: »Faßt man den Menschen als sekundären Nesthocker auf, so müßte man sagen, daß nicht nur das Pflegeverhalten der Mutter, sondern auch der kommunikative Kontakt anderer Menschen, ja die unbestimmte offene Reizeinwirkung der Umgebung zu obligatorischen Teilfunktionen der ganzen Ontogenese werden«. In welch weite anthropologische Bezüge dieser Trieb gestellt ist, hat v. Weizsäcker (27) in seiner Pathosophie eindrucksvoll dargestellt. Auf die Frage, ob der psychische Faktor als das Primäre im pathogenetischen Prozeß angesehen werden muß oder nur als Folge einer primär pathologischen Schaltung des Stoffwechsels anzusehen ist, wollen wir hier nicht eingehen, sondern verweisen auf die Ausführungen von Goldstein (14), Jaspers (16), Binswanger (4) und Bleuler (5).

Die Frage, warum bei bestimmten Menschen (bei etwa 5 Prozent aller Fettsüchtigen) auf die Fettsucht ein Diabetes folgt, ist von der Forschung bisher so beantwortet worden, daß Fettsucht einer der Auslöser der latenten diabetischen Erbanlage sei. Auf den hypothetischen Charakter dieser Aussage und die Unhaltbarkeit der zur Stützung derselben angeführten Beweise sind wir andernorts eingegangen (9). Dort haben wir auch gezeigt, daß der derzeitige Stand der experimentellen Forschung die Entstehung des Diabetes durch Überernährung ohne Annahme erbbiologischer Anlagefaktoren als möglich erscheinen läßt. Für uns erhebt sich nun die Frage, ob vom Psychologischen her das Problem weiter zu klären ist, d. h. ob sich Faktoren auffinden lassen, die es verständlich machen, daß die Fettsucht einmal einen Diabetes im Gefolge hat, ein andermal nicht. Hier könnte die Untersuchung an großen Zahlen Fettsüchtiger ohne Diabetes mit demselben Verfahren weiterhelfen. Da wir selber nur 12 Vergleichsfälle, 11 explorierte und einen, mit 70 Stunden nicht zu Ende analysierten Fall besitzen, müssen wir die in der Literatur beschriebenen Fälle mit heranziehen.

Bei vorsichtiger Auswertung tritt ein Unterscheidungsmerkmal deutlich hervor: Bei den diabetischen Fettsüchtigen gelingt es dem Symptom Fettsucht weit weniger als bei den Fettsüchtigen ohne Diabetes, den Grundkonflikt zuzudecken. Dies hat zur Folge, daß stets eine starke Quantität frei flottierender Angst bestehen bleibt. Ob hierin ein Faktor für die Entstehung des Diabetes bei Vorliegen von Fettsucht zu sehen ist, wäre zu untersuchen. Auffallend dabei ist die Verzahnung zweier seelischer Befindlichkeiten, die einander normalerweise gegenseitig ausschließen: die der Angst und die des Verlangens nach Essen, wobei versucht wird, die Angst (Verlustangst, Angst vor aggressiven, sexuellen und anderen Impulsen) durch Essen zum Verschwinden zu bringen. (Man wird dabei an Übersprunghandlungen bei Tieren erinnert, bei denen es in einem Triebkonflikt dazu kommt, daß ein Triebverhalten ganz anderer Art im Übersprung zur Ausführung kommt; z. B. kämpfende Haushähne, die plötzlich am Boden zu picken beginnen. Tinbergen (25) weist darauf hin, daß auch beim Menschen erworbene Handlungen im Übersprung auftreten können. Diesen Eindruck erweckt das Eßverhalten der Freßsüchtigen.) Während der Eßakt durch Lust, Vertrauen, Hingabe, Freude, Geborgenheit und Entspannung charakterisiert ist, wird die Angst gerade vom Gegenteil gekennzeichnet: der Mensch fühlt sich ungeborgen, offen, gefährdet, wachsam, besorgt, auf dem Quivive vor etwas Drohendem. Dieser psychologische Tatbestand findet im Physiologischen sein exaktes Spiegelbild. Hier heißen die Antagonisten Sympathikus und Parasympathikus. Der Zustand des Appetits, des Essens und des Verdauens steht unter der Einwirkung des Vagus, der der Angst unter der des Sympathikus. Im einzelnen ergibt sich folgendes Bild: Auf der einen Seite gehen Appetit und Eßakt einher mit Stimulation der Insulinproduktion – einmal via Blutzucker als autochtonem Regulator der Insulinabgabe, einmal via Vagusendigungen in den Inseln als

Vermittler zentraler Impulse – beide mit dem Ziel, den alimentär anfallenden Blutzucker abzubauen. Auf der anderen Seite bewirken Angst und deren Äquivalente über den Sympathikus eine Mobilisation von Adrenalin, das wiederum eine Ausschüttung von Hypophysenvorderlappen-Hormon auslöst, mit dem Ziel, Zucker aus den Depots zu mobilisieren. Der Endeffekt ist in beiden Fällen der gleiche: Anstieg des Blutzuckers. Diese Wirkung des Adrenalins auf die Inkretion von corticotropem Hormon im HVL, die zu einer Ausschüttung von Glykosteroiden in der Nebenniere Anlaß gibt, wurde von Long u. a. nachgewiesen (17, 19). Vogt (26) konnte zeigen, daß Adrenalin auf diesem Wege eine langanhaltende Hyperglykämie bewirkt. Lukens (18) und Mitarbeiter erbrachten dann den Nachweis, daß die so bewirkte Hyperglykämie eine Erhöhung der Insulinsekretion bis zur Erschöpfung und Zerstörung der β-Zellen erzwingt. Es wäre also, fassen wir das Gesagte zusammen, die Angst – und zwar der Teil derselben, der durch die Bildung des Primärsymptoms Freßsucht-Fettsucht nicht gebunden würde – der Faktor, der bei unseren Probanden zum Grundsymptom hinzukäme und möglicherweise über den oben diskutierten Mechanismus in der Art eines Summationsphänomens die diabetische Symptomatik herbeiführt. (Wobei wir unserer These die Ergebnisse der experimentellen Arbeiten wie diejenigen der klinischen Beobachtung zugrunde legen, welche beide eine irreversible Erschöpfung der β-Zellen mit nachfolgendem Dauerdiabetes durch Überernährung auch beim Menschen als wahrscheinlich erscheinen lassen.) Daß die Angst auch ohne vorausgehende Funktionsstörung des Pankreas durch Fettsucht eine Hyperglykämie erzeugen kann, glauben Mirsky und Mitarbeiter an Hand ihrer Versuche bestreiten zu können. Sie nehmen an, daß die homeostatischen Mechanismen des Körpers normalerweise in der Lage sind, solche Reaktionen aufzufangen. Dem stehen jedoch die Ergebnisse anderer Autoren entgegen, die bei Tieren und Menschen durch Angst Glukosurie und Hyperglykämie erzeugen konnten (15).

Die Ergebnisse aus den vorgelegten Untersuchungen lassen sich dahingehend formulieren: Diejenigen Diabetiker, die in höherem Alter an Diabetes erkranken und bei denen viele Jahre vorher bereits ein Übergewicht von mehr als 15 Prozent bestanden hat, scheinen eine einheitliche Krankheitsgruppe darzustellen. Das Gemeinsame besteht darin, daß der Diabetes stets als zweite Krankheit auftritt und daß er meist mild verläuft und diätetisch oder mit kleinen Insulindosen zu beherrschen ist. Die vorausgehende Fettsucht ist Folge einer seelisch bedingten Freßsucht, deren Ursachen in einer neurotischen Grundstörung erkannt werden konnten. Ausdruck der gleichen Grundstörung ist auch die neben der Freßsucht bestehende Angst, von der wir, gestützt auf die Ergebnisse der experimentellen Forschung, glauben annehmen zu können, daß sie die durch die Überernährung bereits gestörte Funktion der Insulinproduktion durch ihre im Endeffekt gleichlaufende schädigende Wirkung derart beeinträchtigt, daß es zu einem manifesten Funktionsversagen mit Bildung einer diabetischen Symptomatik kommt. Ob man hier noch von einem Diabetes mellitus sprechen darf oder besser nur von einem diabetischen Syndrom spricht, ist zur Zeit noch eine Definitionsfrage. Eine derartige Betrachtung dieser Gruppe läßt das Krankheitsbild als ein psychosomatisches erscheinen, da die beiden ätiologischen Momente, Angst und Freßsucht, in ihrer psychischen Genese nachweisbar sind. Unter diesem Aspekt erhalten auch die andernorts (9) geschilderten widerspruchsvollen und zum Teil rein hypothetischen erbbiologischen Theorien über die Pathogenese des Diabetes eine andere Beurteilung. Die statistisch gefundene familiäre Belastung mit Diabetes kann jetzt so verstanden werden, daß auch schon in den Familien der Eltern und Großeltern des Patienten dieselben Ursachen zu den gleichen psychischen Fehleinstellungen mit Fettsucht und Angst im Gefolge geführt haben. In Analogie dazu sei auf den Alkoholismus verwiesen, der in gleicher Weise wie der Diabetes familiär gehäuft auftritt, ohne daß man dies mit Vererbung einer Anlage zu erklären versuchen würde. In welchem Ausmaß seelische Fehleinstellungen die Umwelt affizieren und das soziale Verhalten prägen, so daß es nach Generationen wie ein vererbtes Gengefüge erscheint, das Gruppen und Völkern einen spezifischen Charakter verleiht, fälschlich als ererbte Rassemerkmale definiert, ist hinlänglich bekannt. Es ist in diesem Zusammenhang interessant zu erwähnen, daß auch die tierischen Übeersprunghandlungen sich zu sozialen Auslösern entwickeln (25).

Anmerkungen

1 Eine statistische Aufgliederung unseres Ausgangsmaterials ist in Vorbereitung.
2 Wir verstehen darunter eine Befragung von etwa fünfstündiger Dauer, die auch die unbewußten Bereiche des Seelischen mit zu erfassen in der Lage ist. Zugleich besagt der Terminus, daß die Methode des Verstehens, Ordnens und Interpretierens des Erfahrenen die der Psychoanalyse ist, wie sie von Freud entwickelt wurde.
3 Wie typisch die beiden Fälle sind, hatte ich Gelegenheit, während eines längeren Aufenthaltes in einem Diabetes-Sanatorium unmittelbar zu beobachten.
4 Wie ganz anders – angstfrei, aktiv, heiter, sinnlich, genießend, in keinem Falle fettleibig – erscheint daneben das Bild des Gourmet.

Literatur

1 Abraham, K.: Versuch einer Entwicklungsgeschichte der Libido, Wien, 1924.
2 Benedek, T.: Zschr. f. Psychoanal. 22: 59 (1936).
3 v. Bergmann, G.: Funktionelle Pathologie, Berlin, 1932.
4 Binswanger, L.: Grundformen und Erkenntnis menschlichen Daseins. Zürich, 1942.
5 Bleuler, M.: Arch. Psychiatr. (D.) 180, 272 (1948).
6 Brosin, H. W.: Unveröffentlichter Vortrag.
7 Burdon, A. P.: Psychiatric. Quart. Oct. 1951 (dort weitere Literaturangaben).
8 Coriat, J.: Psychoanal. Rev. 8: 375 (1921)
9 Cremerius, J.: Med. Mschr. (1956).
10 Cremerius, J., Elhardt, S., Hose, W.: Psyche X, 4 (1956-1957).
11 Elhardt, S., Cremerius, J., Hose., W.: Psyche IX, 12 (1955-1956).
12 Freud, S.: Ges. W. Bd. 5, 10, 13, 14, London, 1942-1953.
13 Gehlen, A.: Der Mensch, Bonn, 1950.
14 Goldstein, K.: Der Aufbau des Organismus. Einführung in die Biologie unter besonderer Berücksichtigung der Erfahrungen am kranken Menschen. Haag, 1934.
15 Hose, W., Cremerius, J., Elhardt, S., Kilian, H.: Psyche IX, 8 (1955-1956).
16 Jaspers, K.: Allgemeine Psychopathologie. Berlin–Heidelberg, 1946.
17 Long, C. N. H.: Endocrinology 30, 870 (1942).
18 Lukens, F. D. W. und Dohan, P. C.: Science 92, 222 (1940).
19 McDermott, W. V., Frey, E. G., Brobeck, J. R. und Long, C. N. H.: Proc. Soc. Exper. Biol. a. Med. 73, 609 (1950).

20 v. Noorden, C. und Isaac, S.: Die Zuckerkrankheit und ihre Behandlung, Berlin, 1927.

21 Portmann, A.: Die Ontogenese des Menschen als Problem der Evolutionsforschung. Verhandl. d. Schw. Naturforschend. Ges. 1945.

22 Rynearson, E. H.: Proc. Int. Med. Chicago 15: 35 (1944).

23 Simon, N. M. and Mirsky, St.: Quarterly Bull Northwestern University Med. School 27, 2 (1953).

24 Schmied, M.: Zschr. Psychoanal. Paed. 10: 241 (1936).

25 Tinbergen, N.: Instinktlehre, Berlin–Hamburg, 1952.

26 Vogt, M.: J. of Physiol. 106, 394 (1947).

27 v. Weizsäcker, V.: Pathosophie, Göttingen, 1956.

28 Wulff, M.: Int. Zschr. Psychoanal. 18: 281 (1932).

Die Bedeutung der Oralität für den Altersdiabetes und die mit ihm verbundenen depressiven Phasen

Die Ätiologie der Zuckerkrankheit ist bis heute ungeklärt. Die experimentelle Forschung hat eine unübersehbare Fülle pathogenetischer Einzelheiten zutage gefördert, aus denen die widersprechendsten ätiologischen Theorien entwickelt wurden (9, 13). Der Unerträglichkeit dieses offenen Zustandes versucht die Erbbiologie mit der Klassifizierung des Diabetes als eines Erbleidens zu begegnen. Gegen diese Auffassung erheben sich schwerwiegende Einwände. Erstens ist die Pauschalformulierung: der Diabetes ist ein Erbleiden, unsinnig; denn *den* Diabetes gibt es nur als Idee. In der Realität gibt es nur ein »diabetisches Syndrom«, charakterisiert durch Blutzuckererhöhung, Zuckerausscheidung im Harn usw., welches bei ätiologisch ganz verschiedenen Grundstörungen zur Beobachtung kommt. Wir haben uns andernorts eingehend mit den ätiologischen Theorien über den Diabetes auseinandergesetzt (2). Trotz der Fülle dieser Theorien ließen wir uns nicht abschrecken, 1953 mit der psychoanalytischen Erforschung des Krankheitsbildes zu beginnen (3, 4, 6, 10). Bis heute haben wir etwa 100 Diabetiker eingehend untersucht und 9 davon längere oder kürzere Zeit seit 1953 psychoanalytisch behandelt. Nebenher liefen testpsychologische Untersuchungen an weiteren 80 erwachsenen Diabetikern (Szondi- und Wartegg-Zeichen-Test) und an 40 jugendlichen Diabetikern (Szeno-Test).

Unsere Forschungen erlaubten uns zunächst einmal, das Krankheitsbild in zwei Gruppen zu differenzieren: das des Jugend- und das des Altersdiabetes. Diese Zweiteilung deckte sich wesentlich mit der, welche die Klinik vornimmt. Wir verstehen unter Altersdiabetes den Diabetes, bei dem die Krankheit erst nach dem 35. Lebensjahr in Erscheinung tritt. Über diese Gruppe war folgendes bekannt: Sie ist siebenmal größer als die der jugendlichen Diabetiker, die Beteiligung der Frauen liegt bei etwa 64 Prozent. Die Patienten gehören vorwiegend den wohlhabenderen Ständen an, und 60 bis 90

Prozent von ihnen sind stark übergewichtig. Die Fettsucht geht dem Diabetes stets voraus, oft um zwanzig bis dreißig Jahre. Diese Gruppe des Altersdiabetes ist in ärmeren Ländern, wie Italien, Spanien oder Japan, wesentlich kleiner als in den Ländern mit Luxusernährung. Auch innerhalb der wohlhabenderen Länder sind die ärmeren Schichten weniger in ihr vertreten. Die Zahl der Diabetiker unterliegt in den wohlhabenderen Ländern Schwankungen, die mit Ernährungskrisen parallel gehen. So nahm z. B. nach Grafe (9) in Bayern die Mortalität an Diabetes in den Jahren 1945 bis 1948 um 35 Prozent, in England um 40 Prozent ab. Nach 1948 stieg sie wieder um das drei- bis dreieinhalbfache an. John (11, 12) konnte zeigen, daß es gelang, einen beginnenden Diabetes eines Fettsüchtigen zum Verschwinden zu bringen, wenn bei demselben eine wesentliche Gewichtsreduktion herbeizuführen war. Wurden die Patienten erneut übergewichtig – was nach unserer Erfahrung die Regel ist –, setzte der Diabetes wieder ein. Die Bedeutung der Fettsucht in der Pathogenese des Diabetes war somit bekannt. Man schrieb ihr die Funktion zu, die bis dahin latente diabetische Erbanlage zur Auslösung zu bringen. Hier setzt unsere Kritik ein: eine Krankheit, die nach einer vierzig- und mehrjährigen Lebensgeschichte in Erscheinung tritt, als Manifestation einer Erbanlage zu bezeichnen, kann nur erlaubt sein, wenn der Nachweis der Erbanlage und des Erbganges exakt erbracht ist. Das ist nicht der Fall. Damit verschob sich für uns die Frage nach der Ätiologie des Altersdiabetes von der Anlage zugunsten der Umwelt. Wir begannen zu untersuchen, welche exogenen Momente ätiologisch relevant sein könnten. Dies führte uns zur Beschäftigung mit der Fettsucht dieser Patienten, die stets als erste Krankheit nachweisbar war. Sieht man Fettsucht unter dem Aspekt der Kalorienbilanz: Fettsucht entsteht, wenn die Nahrungsaufnahme größer ist als der Kalorienverbrauch in energetischen Prozessen, so hat sich das Interesse der Primärstörung, der Pathologie des Eßtriebes, zuzuwenden.

Ich gebe zunächst einmal eine Zusammenfassung der Aussagen, welche unsere Patienten selber über ihre Beziehung zum Essen machten. Alle gaben an, daß sie sowohl reichlich wie gut zu essen lieben. Viele Patienten schilderten von sich aus, daß ihr Verlangen nach Essen etwas Zwanghaftes und Süchtiges habe, dem sie nicht widerstehen könnten. Einige beschreiben dies so: Sie müßten zwischen den Mahlzeiten, die sie regelmäßig und ausreichend einnähmen, immer wieder etwas zu sich nehmen, oft nur kleine Schleckereien. Meist läge gar kein Hungergefühl vor, sondern nur eine unbefriedigte, dranghafte Eßlust. Sehr oft befiele sie bei Befriedigung derselben ein Unbehagen, ein Gefühl, als ob sie etwas Verbotenes täten, eine Art Schuldgefühl. Aber sie könnten den Drang nicht unterdrücken. Nachher quäle sie oft so etwas wie ein seelischer Katzenjammer. Bei einigen sah es so aus, daß sie mitten aus einer normalen Eßphase heraus plötzlich in eine solche unstillbare Eßlust gerieten, in der es zu einem ausgesprochenen Überfressen kam, das dann eines Tages wieder aufhörte und den normalen Eßgewohnheiten Platz machte. Solche Zustände seien ihnen durch Jahre oder Jahrzehnte bekannt. Bei einigen ließen sie sich bis in die Kindheit zurückverfolgen. Auch für diese phasenhaft auftretenden Freßattakken wurden unbestimmte Schuldgefühle beschrieben. Ein Mann sagte, er müsse so essen, wie er sich denke, daß ein Quartalsäufer seinen Rausch haben müsse. Übereinstimmend gaben die Kranken an, daß, wenn die Befriedigung ihres Verlangens aus irgendwelchen Gründen längere Zeit verhindert werde, sie seelisch aus dem Gleichgewicht gerieten. Dies beschrieben einige als einen Zustand gereizter Unruhe mit einem Unterton von Unsicherheit oder Angst, andere als ein Gefühl der Verlorenheit und Depression, das sich bis zum Erlebnis einer allgemeinen Hoffnungslosigkeit, Verzweiflung und vagen Angststimmung steigern könne. Eine andere Gruppe gab an, daß es bei ihr in solchen Situationen zu einer dumpfen Apathie und Antriebslosigkeit komme, zu einem Gefühl von Müdigkeit und Lustlosigkeit oder einem Bedürfnis, sich von der Umwelt zurückzuziehen, oft in der Form des Sich-ins-Bett-Legens. Auch beim normalen Essen sei das Verlangen überstark, und viele gaben an, daß sie von dem Zeitpunkt an, wo die Fettleibigkeit sie begonnen hätte zu stören, bei jeder Mahlzeit einen erfolglosen Kampf geführt hätten, weniger zu essen. Fragte man direkt nach der Motivation dieses starken Essens, erhielt man zur Antwort, das sei wohl vererbt, die Eltern wären starke Esser gewesen, oder es sei eine schlechte Angewohnheit, oder der Betreffende zuckte nur die Schultern.

Schon von Noorden (15) und seitdem viele andere, erkannten, daß Fettsucht mit Überernährung zusammenhängt. Auf die sich aber dann ergebende Frage nach der Ursache des Vielessens erfolgte – und erfolgt noch – die Antwort: sie liegt im Konstitutionstyp, in der Erbanlage oder in einer angeborenen oder erworbenen Störung im Thalamusbereich. Es ist das Verdienst exakter Empirie, durch Auswertung großer anthropologischer Meßreihen und Zwischenhirnfunktionsprüfungen nachgewiesen zu haben, daß es unter den Fettsüchtigen keinen vorherrschenden Konstitutionstyp gibt und daß keinerlei Anzeichen dafür zu finden sind, daß die Kohlenhydratstoffwechselstörung Teil eines bestimmten Hirnsyndroms sei. Was bei einer Stoffwechselerkrankung so komplexer Natur wie des Diabetes als Erbgeschehen zu betrachten ist, gehört zur Zeit noch in den Bereich der bloßen Vermutung. Besteht eine anlagemäßige Minusfunktion des Inselapparates, eine Korrelationsstörung im endokrinen System oder eine angeborene Fermentschwäche? Das alles sind offene Fragen. Rynearson karikiert dieses Dilemma folgendermaßen: »Die einzigen Drüsen, die bei der Fettsucht eine Rolle spielen, sind die Speicheldrüsen.« Die Prozentzahl der durch nachweislich organische Ursachen hervorgerufenen Fettsucht wird mit zwei bis fünf angegeben. Die kritischen Stoffwechselforscher erklären das Vielessen im Sinn des Sprichwortes, »Vielfresser werden nicht geboren, sondern erzogen«. Dies ist zunächst einmal richtig, und es war interessant, dies genauer anzusehen. In den Elternhäusern dieser Kranken nimmt das Essen eine zentrale Stelle ein, was aus dort herrschenden Leitsprüchen deutlich wird: »Essen und Trinken hält Leib und Seele zusammen«, »gut gegessen ist das halbe Leben«, »wer gut schmeert, der gut fährt«, und anderes. Für unsere Patienten ergaben sich unter diesem Einfluß einige wesentliche Prägungen. So die, daß viel und gut essen kräftig mache, und dick sein gleich gesund – und wohlauf sein bedeute. Unter diesem Aspekt erzogen sie wiederum ihre eigenen Kinder. Eine andere Prägung ist die, daß normalgewichtige Menschen als mager und schwach erscheinen, deren Krankheiten sie auf mangelhafte Ernährung zurückführen. Besonders wichtig erscheint folgende Prägung, da sie wohl nicht ohne Bedeutung für die Erbtheorie der Fettsucht sein dürfte: für die Patienten ist das Schönheitsideal das des kräftigen, dicken Menschen, ihre Partnerwahl wird häufig von daher bestimmt. Daß aus einer oppositionellen Einstellung zum »Familienklima« ganz andere Verhaltensweisen zum Essen und damit ganz andere Menschen resultieren, hat die psychoanalytische Forschung aufzeigen können. So hatte ich eine magersüchtige Patientin in Behandlung, deren Schwester stark übergewichtig und deren Bruder normalgewichtig waren.

Untersucht man die Gründe des Vielessens genauer, stößt man schnell auf die Tatsache, daß es sich letztlich nicht um ein Erlernen handelt. Es ist nicht so, daß hier ein Trieb besondere Förderung und Pflege erfahren und sich zu differenziertem Gebrauch entwickelt hätte. Im Gegenteil! Sehen wir uns zunächst die Familien genauer an, aus denen unsere Patienten stammen. Da gibt es einmal die Mutter, die ihre mangelnde Liebesfähigkeit durch ein übergroßes Angebot von Essen zu kompensieren versucht. Fassen wir mangelnde Liebesfähigkeit weit genug, so finden wir in diesem Rahmen die drei Neurosenstrukturen mit ihren spezifischen Problemen wieder: die *depressive Mutter,* die ihre eigene gestörte Oralität in die Beziehung zum Kind hineinträgt, sei es in der Form, daß sie das Kind »zum Fressen gern hat«, d. h., es völlig in Besitz nimmt, oder in der, daß sie ihm nur Gutes tun will, d. h., ihre eigenen Interessen soweit opfert, daß sie dann plötzlich versagt und sich gegen das Gefressenwerden durch das Kind zu wehren beginnt. Die besondere Schwierigkeit des Kindes einer solchen Mutter gegenüber wird darin bestehen, gegen »soviel Liebe« aufzukommen und eine normale Entwicklung der aggressiven und zärtlichen Strebungen zu leisten. Unsere Patienten aus dieser Gruppe zeigten starke infantile Züge, hatten wenig echte Objektbeziehungen und bekamen bei jeder eigenen Entscheidung starke Angstgefühle.

Bei *zwanghaften Müttern* kommt es seltener zum Überfüttern. Wenn, dann zu jenem Zeitpunkt der Entwicklung, wenn die Kinder beginnen, sich aggressiv-motorisch-expansiv zu entfalten. Um dies zu verhüten, trösten sie die Kinder mit Essen über den geforderten Triebverzicht hinweg. Für das Kind kann das wie ein Entweder–Oder aussehen. Dies spiegelt sich in den Träumen der Patienten in Bildern wider, die zeigen, daß sie nur die Wahl hatten, entweder motorisch-expansiv zu leben, oder oral.

Die *hysterischen Mütter* unserer Patienten lassen durch ihre Unbeständigkeit in den Kindern das Gefühl von Unsicherheit und mangelnder Geborgenheit aufkommen. Oft entsteht dies auf die Weise, daß sie die Fütterungszeiten sehr willkürlich handhaben. Die daraus entstehende Angst des Kindes sucht nach Beruhigung im Essen, das jetzt einen übergroßen Stellenwert erhält. Sehr häufig benutzen solche Mütter die Verwöhnung mit Essen auch zur Befriedigung ihrer Bemächtigungstendenzen. Essen wird ein Mittel, mit dem sie die beginnende Freiheit blockieren und das Kind so im Babystadium fixieren. Eine Mutter benutzte dies als Waffe in ihrer gescheiterten Ehe, um das Kind für sich zu retten. Nachdem sie es gerichtlich zugesprochen erhalten hatte, gebrauchte sie die Verwöhnung weiter, da sie fürchtete, der Knabe, ihr Letztes, könne sie auch verlassen.

Es würde zu weit führen, alle Varianten aufzuzählen. Ich wollte nur auf die Vielfältigkeit der Störungen im Bezugsrahmen der mütterlichen Struktur hinweisen und zugleich aufzeigen, daß alle Möglichkeiten der Entstehung oraler Störungen vorkommen: Fixierung in der oralen Phase aus Gründen der Verwöhnung wie des Mangels. Dieser Mangel bestand in einem Falle in einem extremen Fehlen von Nahrungsmitteln. In der Mehrzahl jedoch fehlten die Äquivalente der Nahrung: Liebe und Geborgenheit. Aber auch physiologische Gründe können bedeutsam sein. In einem Falle hatte das Kind im vierten Monat eine schwere Infektionskrankheit zu überstehen, in der es keine Nahrung behalten konnte. Hier schien der Grund für die orale Fixierung und extreme Verlustangst in frühen Erfahrungen des Körpers zu liegen. Auf das bekannte Modell der Regression der Libido auf die orale Phase, wenn in einer späteren die Versagungen zu hart werden, gehe ich nicht näher ein. Es sei jedoch betont, daß dies in der Mehrzahl der Fälle so war. Die meisten Mütter waren gute Babymütter und wurden erst versagend in der ödipalen Phase. So träumte einer der Patienten, er befände sich im oberen Zimmer eines festungsartigen Turmes eingesperrt. Eine Nonne bediente ihn dort und erfüllte ihm jeden Wunsch. An den Wänden befanden sich Schränke voller Lebensmittel. Die Kindheit hatte so ausgesehen, daß die Mutter wie eine Nonne alle zärtlichen Gefühle abwies. Seine genitalen Spiele wie seine sexuelle Neugierde wurden von ihr scharf gerügt. Da sie ihm den Weg zu den anderen Jungen abschnitt und der Vater von der Mutter getrennt lebte, gab es für ihn keine männlichen Identifikationsfiguren. So mußte er bei ihr bleiben und gewöhnte sich an den Käfig voll guten Futters.

Die bei allen Fällen auffallende Ambivalenz dem Essen gegenüber findet ihre Erklärung in folgendem: die Patienten essen stets dann, wenn aggressive und/oder sexuelle Wünsche auftauchen. Ich gebrauche diese Kurzformel, die für eine Fülle von Qualitäten stehen soll, die sich aus diesen beiden Grundantrieben ableiten. Da das Essen den primären Triebwunsch nicht befriedigt, bleiben die Patienten ungesättigt, worin eine sekundäre Ursache des Vielessens zu sehen ist, und zweitens verschieben sie die Schuldgefühle, die wegen des Primärwunsches bestehen, unbewußt auf das Essen. Dies ist ein wichtiger Gesichtspunkt für das Verständnis der seltsamen Tatsache, daß die Patienten auf Befragen angeben, sie äßen wie alle anderen, ja häufig sogar, sie äßen weniger als andere Menschen. Dies hat dazu geführt, daß sich in der Medizin der Glaube so hartnäckig hält, es gäbe Menschen, die bei geringem Essen dick würden. Ich habe immer wieder erlebt, wie erfolgreich die Freßsucht aus dem Bewußtsein der Kranken verdrängt war. Man kann fast eine Regel aufstellen: Fettsüchtige geben an, wenig zu essen und Magersüchtige beschuldigen sich des Vielfraßes.

Das Ende der verschiedenen Entstehungsmodi des Vielessens ist im Effekt stets das einer Einengung der Gesamtpersönlichkeit auf das orale Interesse. Quantitativ bestehen natürlich größte Unterschiede. Auf der untersten Stufe erscheint dies im Bild schlichter Eßgier. Varianten der Art, alles haben zu müssen, oft als kindlich-diffuser Drang empfunden, sind Randerscheinungen desselben Phänomens. Besonders drastisch spiegelt sich dies in den ehelichen Beziehungen der Patienten wider, die mehr einer »oralen Interessengemeinschaft« als einer Liebesgemeinschaft ähneln. Der »Clinch«, ein ängstlich den Partner Umklammern, fällt allgemein auf. So lebte eine meiner Patientinnen solange in relativem Gleichgewicht, wie es ihr gelang, die Familie durch orale Verwöhnung an das Haus zu fesseln, wobei sie selbst stets eifersüchtig bedacht war, auch selber nicht zu kurz zu kommen. In dem Augenblick, als die Kinder begannen, eigenes Geld zu verdienen, wandte sich das Blatt und sie verlangte, oral verwöhnt zu werden. Unter dem Motto »die Kinder sind dazu da, die Eltern zu versorgen«, erwartete sie, daß diese ihr stets Geschenke brachten, meist Süßigkeiten, und ihr beim Essen die besten Stücke ließen. Als die Kinder ihr Geld für eigene Zwecke, vor allem für das Zusammensein mit andersgeschlechtlichen Freunden zu verbrauchen begannen, wurde sie zunächst böse, dann resignierte sie in einer zunehmenden Depression, bis ein wachsender Heißhunger und unstillbarer Durst den Ausbruch des Diabetes anzeigten.

Schon die Wahl des Partners unterliegt weitestgehend dem Bedürfnis der Angstbindung. Hier liegt, wenn ich auf einen später noch zu behandelnden Punkt jetzt schon eingehen darf, einer der Unterschiede gegenüber den Fettsüchtigen ohne Diabetes. Viele Kranke erwarten vom Partner, daß er ihnen mithilft, eine Welt aufzubauen, die sozusagen bombensicher ist. Folgendes Beispiel mag dies verdeutlichen. Ein 36jähriger Mann, gelernter Schlosser, wünschte mit seiner Frau zusammen einen Bauernhof zu betreiben. Felder und Tiere liefern alles, was man zum Essn braucht, auch die Stoffe, aus denen die Frau Kleider und er Schuhwerk herstellen kann. Er besitzt eine Werkstatt, in der er schreinern, schlossern und schmieden kann. Das Ziel ist die totale Autarkie. Dieses Bild verdeutlicht zugleich die Tiefe der Angst, aus der es geboren wurde. Mit dieser Einengung geht von Anfang an eine Verkümmerung aller wesentlich menschlichen Bezüge einher; Gestalten der Literatur wie der »fat boy« aus den Pickwickiern, der Lamme Goedzack von de Coster und der Sancho Pansa des Cervantes machen dies in eindrucksvoller Weise deutlich. Auf höheren sozialen oder bildungsmäßigen Stufen kann dieses »alles haben wollen« sehr subtile Gestalt annehmen. Die Sublimierungsformen dieser Haltung können Menschen dieser Art in unserer Gesellschaftsordnung zu angesehenen und erfolgreichen Positionen verhelfen.

Das zweite Krankheitszeichen in diesem Syndrom ist die bei allen Patienten zeitweise auftretende Depression, die erst die psychoanalytische Forschung als zum Krankheitsbild gehörend erkannte (10). Beginnen wir mit den Formen, die anstaltspflichtig werden. Hier fällt zunächst auf, daß es sich eigentlich nie um das reine Bild der Melancholie handelt, sondern stets um depressiv-paranoische Mischformen (5). Manische Zustände scheinen völlig zu fehlen (5). Überzeugend wirken die Zahlen der Diabetesfrequenz: unter Depressiven finden sich 27 pro mille Diabetiker, in der Paranoiker-Gruppe 73 pro mille manifeste Diabetiker und 166 mit Glykosurie (Zuckerausscheidung im Harn), bei den Schizophrenen 1,7 pro mille und im Durchschnitt der Bevölkerung 1,5 pro mille Diabetiker (5)[1]. Geht man der Beziehung der beiden Krankheiten zueinander nach, so findet man, daß einmal der Diabetes der Depression vorausgeht, ein andermal ihr folgt. In seltenen Fällen kommt es auch zu echtem Alternieren. Über die Auslösung der Psychose liegen keine Beobachtungen vor, während der umgekehrte Prozeß, der Übergang einer Depression in einen Diabetes, genau verfolgt worden ist. Die psychiatrischen Beobachter sprechen davon, daß bei manchen paranoid-depressiven Kranken plötzlich schwere sympatikotone Angstzustände auftreten, in deren Verlauf der Diabetes manifest wird. Remissionen des Diabetes treten auf, wenn das Zustandsbild eine kataton apathische Form annimmt. So eindrucksvoll dieses Material ist, so finden wir einen Zugang zum Verständnis desselben doch erst durch die psychoanalytische Methode. Kehre ich zu den selber untersuchten Krankheitsfällen zurück, so läßt sich über die beiden Vorgänge: Übergang eines Diabetes in eine Depression und einer Depression in einen Diabetes, folgendes sagen:

Zunächst etwas Grundsätzliches: bei allen meinen Fällen war die Depression in Form mehr oder weniger starker depressiver Strukturanteile das Primäre. Freßsucht-Fettsucht war nur ein Aspekt derselben, und es gelang ihr meist bis über das 35. Lebensjahr hinaus, den Grundkonflikt zu beschwichtigen. Das heißt nicht, daß bis zu diesem Zeitpunkt die depressiven Züge keine Rolle gespielt hätten. Im Gegenteil: oft ist das Leben schon weitgehend als mißglückt zu betrachten. Daran hat die mißtrauische, kontaktarme, oft schwer paranoische Komponente den entscheidenden Anteil. Letztere spielt auch in der Auslösung des Diabetes, soweit wir sehen, die wesentliche

Rolle. Ich konnte diesen Vorgang im Wiederholungsablauf während einer Analyse miterleben: Die Projektionen der Kranken hatten ihre Umgebung – so glaubte sie – im Lauf weniger Jahre in eine Welt von Feinden verwandelt. Sie hatte ihr Leben unbewußt so arrangiert, daß ihre Annahme laufend Bestätigung erfuhr. Die schon lange schwelende Angst nahm in dem Augenblick stürmischen Charakter an, als feindselige Handlungen konkret auf sie zukamen. Über Wochen sah es aus, als würde ihre Panik mit einem Realitätsverlust enden. Die gut eingefahrene Kompensation durch Essen brach zusammen, der Stoffwechsel war nicht mehr zu regulieren. Beim ersten Mal rettete sie sich durch die Aufnahme einer großen Kampfaktion, beim zweiten Mal dadurch, daß sie in eine resignierte, apathische Depression versackte, in der sie die Analyse abbrach. Eine gleiche Situation hatte bei Ausbruch ihres Diabetes bestanden. Ähnliches läßt sich derart häufig auch bei anderen aufdecken, daß es naheliegt, in der Angst- und Kampfstimmung, in welche die Patienten geraten, den wesentlichen Faktor für die Erklärung der Tatsache zu sehen, daß aus der Fettsucht ein Diabetes wird. Um dem weiter nachzugehen, untersuchte ich Fettsüchtige ohne Diabetes. Diese Untersuchungen sind noch nicht abgeschlossen.

Bei vorsichtiger Auswertung tritt ein Unterscheidungsmerkmal deutlich hervor: Bei den diabetischen Fettsüchtigen gelingt es dem Symptom Fettsucht weit weniger als bei den Fettsüchtigen ohne Diabetes, den Grundkonflikt zuzudecken. Dies hat zur Folge, daß stets eine starke Quantität frei flottierender Angst bestehen bleibt. Auffallend dabei ist die Verzahnung zweier seelischer Befindlichkeiten, die einander normalerweise gegenseitig ausschließen: die Angst und die des Verlangens nach Essen, wobei versucht wird, die Angst (Verlustangst, Angst vor aggressiven, sexuellen und anderen Impulsen) durch Essen zum Verschwinden zu bringen[2]. (Man wird dabei an Übersprunghandlungen bei Tieren erinnert, bei denen es in einem Triebkonflikt dazu kommt, daß ein Triebverhalten ganz anderer Art im Übersprung zur Ausführung kommt; z. B. kämpfende Haushähne, die plötzlich am Boden zu picken beginnen. Tinbergen [16] weist darauf hin, daß auch beim Menschen erworbene Handlungen im Übersprung auftreten können. Diesen Eindruck erweckt das Eßverhalten der

Freßsüchtigen.) Während der Eßakt durch Lust, Vertrauen, Hingabe, Freude, Geborgenheit und Entspannung charakterisiert ist, wird die Angst gerade vom Gegenteil gekennzeichnet: der Mensch fühlt sich ungeborgen, offen, gefährdet, wachsam, besorgt, auf dem Quivive vor etwas Drohendem. Dieser psychologische Tatbestand findet im Physiologischen sein exaktes Spiegelbild. Hier heißen die Antagonisten Sympathikus und Parasympathikus. Der Zustand des Appetits, des Essens und des Verdauens steht unter der Einwirkung des Vagus, der der Angst unter der des Sympathikus.

Im einzelnen ergibt sich folgendes Bild: Auf der einen Seite gehen Appetit und Eßakt einher mit Stimulation der Insulinproduktion – einmal via Blutzucker als autochthonem Regulator der Insulinabgabe, einmal via Vagusendigungen in den Inseln als Vermittler zentraler Impulse –, beide mit dem Ziel, den alimentär anfallenden Blutzucker abzubauen. Auf der andern Seite bewirken Angst und deren Äquivalente über den Sympathikus eine Mobilisation von Adrenalin, das wiederum eine Ausschüttung von Hypophysenvorderlappen-Hormon auslöst, mit dem Ziel, Zucker aus den Depots zu mobilisieren. Der Endeffekt ist in beiden Fällen der gleiche: Anstieg des Blutzuckers. Diese Wirkung des Adrenalins auf die Inkretion von corticotropem Hormon im HVL, die zu einer Ausschüttung von Glycosteroiden in der Nebenniere Anlaß gibt, wurde von Long (14) und anderen nachgewiesen. Vogt (J. of Physiol. 106, 394, 1947) konnte zeigen, daß Adrenalin auf diesem Wege eine langanhaltende Hyperglykämie bewirkt. Lukens und Mitarbeiter (Science 92, 222, 1940) erbrachten dann den Nachweis, daß die so bewirkte Hyperglykämie eine Erhöhung der Insulinsekretion bis zur Erschöpfung und Zerstörung der β-Zellen erzwingt. Es wäre also, fassen wir das Gesagte zusammen, die Angst – und zwar der Teil derselben, der durch die Bildung des Primärsymptoms Freßsucht-Fettsucht nicht gebunden würde – der Faktor, der bei unseren Probanden zum Grundsymptom hinzukäme und möglicherweise über den oben diskutierten Mechanismus in der Art eines Summationsphänomens die diabetische Symptomatik herbeiführt. (Wobei wir unserer These die Ergebnisse der experimentellen Arbeiten wie diejenigen der klinischen Beobachtung zugrunde legten, welche beide eine irreversible Erschöpfung der β-Zellen mit nachfolgendem Dauerdiabetes durch Überernährung auch beim Menschen als wahrscheinlich erscheinen lassen.)

Verlassen wir dieses Problem wieder und kehren zurück zum zweiten Punkt: dem Übergang von Diabetes in die Depression. Hier imponieren in der Lebensgeschichte unserer Kranken zunächst *äußere* Anlässe. So war für alle die Zeit der Lebensmittelverknappung im Kriege eine schwere Krise. Parallel zu der durch die Gewichtsabnahme bedingten wesentlichen Stoffwechselbesserung verlief eine zunehmende Apathie, mürrische Gereiztheit und traurige bis leere Stimmung. Damit einherging in allen Fällen ein mehr oder weniger starkes Nachlassen der Teilnahme an der Welt. Den Patienten selber am auffallendsten war der weitgehende Verlust der schon vorher geringen sexuellen Appetenz. Ein Beweis übrigens dafür, daß dies nicht Folge der Stoffwechselstörung ist, sondern mit der Depression in Zusammenhang steht. Gleichartige Folgen berichten die Patienten von den ihnen auferlegten Fastenkuren oder starken Diätregeln. Der Zustand würde nach kurzer Zeit so unerträglich, daß sie einfach essen müßten. Auf diesem Essen liegen nun noch stärkere Schuldgefühle, als schon normalerweise damit verbunden sind. Die Patienten lösen das Problem so, daß sie dem Arzt die Vernachlässigung der Diät verheimlichen. Das löst wiederum Störungen der Stoffwechsellage aus, die im Unbewußten als gerechte Strafe empfunden werden (6). Die *inneren* Gründe für das Auftreten der Depression sind mannigfaltig. Sie lassen sich unter der Formel subsumieren: jede Art Verlust von Liebesobjekten, welche zur Sicherheit beitragen könnten, wird dergestalt verarbeitet.

Die Schwere dieser Verlustangst und ihre Bedeutung in der Ätiologie der Depression veranschaulichte uns eine Patientin in eindrucksvoller Weise. Sie bekam immer abends – über Tag aß sie etwa normal –, wenn sie allein war, das unstillbare Bedürfnis zu essen. Es war ihr unmöglich, zu Bett zu gehen, obgleich sie tagsüber einen anstrengenden Beruf nachging. Stunden um Stunden mußte sie sich mit der Befriedigung dieses ihr selber befremdlichen Bedürfnisses beschäftigen. Das Wort befremdlich gebrauchte sie bei der Darstellung dieser Vorgänge deshalb, weil sie hatte beobachten können, daß die

Eßgier an Abenden, die sie in angenehmer menschlicher Gesellschaft verbrachte, nicht einsetzte, und an solchen, an denen sie bereits in Gang war, schlagartig zum Verschwinden kam, wenn etwa Besuch kam, über den sie sich freute. Es sei an dieser Stelle eingeschoben, daß die große Zahl vorbehandelnder Ärzte, denen sie davon berichtet hatte, diese Auffälligkeit zum Anlaß genommen hatte, komplizierte Stoffwechsel- und Zwischenhirnuntersuchungen durchzuführen, über deren negativen Ausgang sie die Patientin und sich mit neuesten Theorien über Rhythmusstörungen usw., je nach der schulischen Einstellung des Untersuchers, hinwegtrösteten. Die Patientin begrüßte auf der einen Seite diese Theorien als Unterstützung ihrer eigenen Abwehr, auf der anderen konnte sie jedoch kein Vertrauen zu einem solchen Arzt fassen, von dem sie fühlte, daß er das eigentliche Problem nicht sah. Diese Freßgier war leicht als depressives Symptom zu erkennen. Die Patientin selber hatte herausgefunden, daß, wenn sie, sei es im Auftrage des Arztes, aus eigenem Entschluß oder aus äußerem Mangel (Nachkriegszeit), diesem Drang nicht nachgab, eine »große Leere« über sie kam, ein Anwachsen des Gefühls von Traurigkeit, gemischt mit Angst. Zu diesem Gefühl fielen ihr Abende der frühen Kindheit ein, wenn das Zubettgehen jedesmal für sie mit Angst und Verzweiflung verbunden war. Diese »orale Verlustangst«, die wir hier in ödipaler Verarbeitung vor uns sehen, hatte ihre primären Ursachen in den Erfahrungen an der Mutter, die sich wenig Zeit für das Kind nahm und, da sie keine wirkliche Beziehung zu ihm hatte, nie solange bei ihm blieb, beim Füttern z. B., bis die Bedürfnisse des Kleinkindes befriedigt waren. Dabei lag die Frustrierung ausschließlich in den emotionalen Beziehungen. Die zugeführte Nahrung war üppig und hochqualifiziert[3].

Die Objekte, die zur Sicherung beitragen, können Essen, Geld, Stellung, Liebe, Geborgenheit und vieles andere mehr sein. Stets läßt sich nachweisen, daß zu denselben keine echten Beziehungen bestehen. Sie sind nur Gegenstände, an denen die Libido solange hängt, wie sie in der Lage sind, Triebängste zu befriedigen. Ob es hier auch echte Zurücknahme der Objektlibido im Sinne des Freudschen Modells der Melancholie (7) gibt, kann ich nicht sagen. Die psychiatrischerseits beschriebenen Psychoseformen bei Diabetikern erlauben kein endgültiges Urteil. Die Angaben Ten Berghs (9), daß Suicide bei Diabetikern 7,5mal häufiger sind als in der Durchschnittsbevölkerung, darf man vielleicht in diesem Sinne interpretieren. Dafür sprechen auch unsere Erfahrungen aus der analytischen Behandlung von Diabetikern, in der starke selbstzerstörende Tendenzen, und zwar nach dem für die Depression beschriebenen Modus der Zerstörung introjizierter Objekte, eine bedeutsame Rolle spielen. Bei den von mir untersuchten Fällen leichter Depression war der Objektverlust stets derart, wie er für die ödipale Phase bekannt ist: die Kranken ersetzen die realen Objekte durch solche der Phantasie (Introversionsvorgang). Für diese Annahme sprechen auch die Abwehrmechanismen, deren sich die Patienten bedienen, wenn wir dabei dem Freudschen Gedankengang folgen, daß dieselben auf den verschiedenen Organisationsstufen der Libido unterschiedlicher Art sind.

Ich möchte nicht schließen, ohne noch einige besondere Schwierigkeiten der Therapie zu erwähnen. Sie sind verschiedener Natur:

1. Der Leidensdruck des Altersdiabetes ist gering. Der somatisch behandelnde Arzt kann meist die körperliche Seite des Prozesses zur vollen Zufriedenheit des Kranken handhaben.

2. Die Kranken sind süchtig. Das Suchtmittel, die Nahrung, ist aber als solches vom Bewußtsein schwer zu isolieren. Das führt dazu, daß aufkommende Konfliktspannungen sofort durch Essen – und zwar unterschwellig – aufgefangen werden, was ihnen ermöglicht, außerhalb der Analyse zu bleiben. Auf diese Weise wird der Aufbau einer Übertragung im Sinne neuer Objektbesetzungen erschwert.

3. Die Freßsucht ist bei Behandlungsbeginn stets als chronifiziertes Symptom zu betrachten und bis in die Zellen hinein als pathologisch gesteigerter Gewebshunger mit sekundären Stoffwechseldysregulationen fixiert.

4. Die Abwehrmechanismen sind gleichartig chronifiziert wie die Fehlverarbeitung der Antriebe. Das paranoische Mißtrauen und die auf die orale Stufe regredierte Identifikation sind oft fast unüberwindlich. Die autoplastische Verarbeitung psychischer Konflikte macht Krisen in der Behandlung leicht zu vitalen Gefährdungen, z. B. einsetzende Abmagerung.

Ich habe die Fülle der Probleme in dem hier gegebenen

Rahmen zum Teil nur andeuten können. Aber vielleicht ist es mir gelungen, deutlich zu machen, was Nietzsche in die Kurzformel brachte: »Ein wenig fetter, ein wenig magerer, wieviel Schicksal liegt in so Wenigem.«

Zusammenfassung:

Als Ergebnis der Untersuchung läßt sich sagen, daß bei allen unseren altersdiabetischen Kranken der Nachweis erbracht werden konnte, daß die bei ihnen gefundene Fettsucht Folge der Freßsucht und diese wiederum Folge einer bestimmten, in der frühen Kindheit erworbenen neurotischen Fehlhaltung ist, welche sich genauer definieren läßt. Letzteres ist nicht unsere Aufgabe. (Siehe hierüber die von uns andernorts [10] zitierten Arbeiten von Alexander, Benedek, Burdon, Coriat u. a.). Auf die Komplexität des menschlichen Eßtriebes wird ebenfalls nicht eingegangen. Wir konnten aber bei diesen Untersuchungen die Entdeckungen Freuds (8) und Abrahams (1) bestätigen, daß er nicht ausschließlich unter dem Aspekt der Befriedigung des Nahrungsbedürfnisses verstanden werden kann. Die Freß-Fettsucht ließ sich als Körpersymptom begreifen, das bei den untersuchten Kranken die tieferliegende Depression zu bewältigen hatte. Der Diabetes wird bei diesen Personen in mittlerem bis höherem Alter nach langjähriger, zum Teil extremer Fettsucht manifest zu einem Zeitpunkt, an dem es dem Eßtrieb nicht mehr gelingt, den neurotischen Grundkonflikt zu kompensieren. Die Dekompensation des Freß-Fettsucht-Gleichgewichtes wird durch sympathikotone Angstzustände und paranoische Kampfstimmungen, welche durch bestimmte Konfliktsituationen aus der Latenz in die aktuelle Intensität überführt werden, verursacht.

1 Siehe unsere ausführlichen Darstellungen dieser Beziehungen andernorts (10).

2 Frau G. Weller vom Berliner Psychoanalytischen Institut verdanke ich die freundliche Mitteilung, daß sie bei drei eigenen fettsüchtigen nichtdiabetischen Patientinnen meine Beobachtung bestätigen konnte, daß Freßsucht bei diesen Kranken angstbindend wirkt. (Frau W. fand ferner, daß Freßsucht die Zerstörungstriebe binde. Auch letzteres deckt sich mit meinen Beobachtungen an nicht-diabetischen Freßsüchtigen.) In der Ätiologie der Angst scheinen jedoch weitgehende Übereinstimmungen zwischen freßsüchtigen nicht-diabetischen und freßsüchtigen diabetischen Kranken zu bestehen. Frau W. schreibt: »Eine große Rolle spielt sicher die Einsamkeitsangst: ›Die Eltern haben sich, ich bin allein.‹ So ist das Essen Trost und als Regression zur Mutterbrust auch ein ›Du‹. Aber es ist auch Kastrations- und Inzestangst, die aufgehoben werden sollen. Vor allem ist man mit einem dicken Bauch nicht mehr allein und auch nicht wertlos. Man ist kein leerer Sack, sondern hat Bestand, Substanz, hat Wert.« Die nächtlichen Freßattacken, die viele meiner diabetischen Patienten beschrieben haben (siehe die Falldarstellung auf Seite 220 f.), zeigen dieselbe Ursache: Wiederholung ödipaler Einsamkeitsangst.

3 Eine genauere Darstellung des Falles befindet sich andernorts (3).

Literatur

1 Abraham, K.: Versuch einer Entwicklungsgeschichte der Libido. Wien 1924.

2 Cremerius, J.: Können die ätiologischen Theorien über den Diab. mell. eine für alle Diab.Formen verbindliche Gültigkeit beanspruchen? Med. Monatsschr. 8: 497, 1956.

3 – Psychosomatische Untersuchungen über die Ätiologie des Altersdiabetes. Die Medizinische? 35: 1199, 1956.

4 Cremerius, J., Elhardt, S., Hose, W.: Psychosomatische Konzepte des Diabetes mellitus. Psyche 4: 785, 1956-57.

5 Duc, L.: Contribution à l'étude des troubles du métabolisme hydrocarboné dans les affections mentales. Diabète et psychoses. Arch. suisse neurol. 69: 5, 1952.

6 Elhardt, S., Cremerius, J., Hose, W.: Beitrag der Psychosomatischen Medizin zur Therapie des Diabetes. Psyche 12: 881, 1956.

7 Freud, S.: Trauer und Melancholie. Ges. W. Bd. X, London 1942-53.

8 – Ges. W. Bd. V, X, XII, XIV, London 1942-53.

9 Grafe, E.: Krankheiten des Kohlenhydratstoffwechsels. Handbuch d. Inneren Medizin, Bd. VII/2 Berlin–Göttingen–Heidelberg 1955.

10 Hose, W., Cremerius, J., Elhardt, S., Kilian, H.: Ergebnisse der psychosomatischen Diabetes-Forschung. Psyche 8: 815, 1955.

11 John, H. J.: Praediabetics: What becomes of them? Am. J. Digest Dis. 17: 7, 1950.

12 – Clinical observations on diabetics of long standing. Am. J. Digest Dis. 22: 2, 1955.

13 Kühnau, J.: Grundzüge der Physiologie und Pathologie des Kohlenhydratstoffwechsels. Handbuch d. Inn. Med. Bd. VII/2, Berlin–Göttingen–Heidelberg 1955.

14 Long, E. N. H.: Discussion of mechanism of action of adrenal cortical hormones on carbohydrate and protein metabolism. Endocrinology 30: 870, 1942.

15 Noorden von, C. und Isaac, S.: Die Zuckerkrankheit und ihre Behandlung. Berlin 1927.

16 Tinbergen, N.: Instinktlehre. Berlin–Hamburg 1952.

Rheumatische Muskel- und Gelenk-
erkrankungen als funktionelles Geschehen

Nachdem bereits 1928 G. v. Bergmann auf die Einwirkung des vegetativen Nervensystems auf den Tonus der quergestreiften Muskulatur hingewiesen hat, soll hier versucht werden, Gedanken der funktionellen Pathologie für das Rheumaproblem fruchtbar zu machen. Dabei sollen die Erfahrungen der psycho-somatischen Medizin miteinbezogen werden, indem wir danach fragen, in welcher Weise Psychisches für die anfänglich bloß »funktionale Betriebsstörung« ätiologisch wirksam wird. Ferner, ob dieses »Psychische« spezifisch definiert werden kann (4, 73). Dies kann nicht heißen, daß demselben pathogenetisch eine ausschließliche Bedeutung zukäme. Die Hervorhebung kennzeichnet eine Blickrichtung unter anderen. Sie leitet ihre Berechtigung ab aus den seit langem gemachten Beobachtungen über psychische Einwirkungen auf das Krankheitsgeschehen (3-23), dessen oft sprunghafter Verlauf mit unvorhergesehenen Rezidiven und Remissionen die öfteren in auslösenden emotionalen Motiven seine Erklärung finden konnte. Für das Bestehen solcher Einwirkungen sprechen die Heilerfolge durch Psychotherapie (4, 10, 13, 14, 24).

Fragen wir uns, ohne am Streit der Meinungen über die Ätiologie des Rheumatismus teilzunehmen, was denn unumstritten und für alle verbindlich heute ausgesagt werden kann, so ist es im wesentlichen wohl dies, daß es sich um eine Erkrankung des Mesenchyms handelt, die durch Schmerzen und Bewegungseinschränkung gekennzeichnet ist. Gestört ist also die Funktion der Muskeln, Sehnen und Gelenke, die sowohl unsere freie Beweglichkeit wie die ungestörte Körperhaltung gewährleisten. Nun bestehen zwischen der Emotionalität und der Motorik sowie der Körperhaltung Wechselwirkungen, die seit langem bekannt und in den letzten Jahren genauer psychologisch untersucht worden sind (25-30). Diese Beziehung ist derart, daß außen und innen dabei nicht unterscheidbar sind, was an dem Wort Haltung in einer einmaligen Weise evident wird. Der Bedeutung der aufrechten Haltung ist Straus (31) in grundlegenden anthropologischen Untersuchungen, die unsere Auffassung stützen, nachgegangen. So sehen wir, wenn wir von der aufrechten Haltung eines Menschen sprechen, unmittelbar eine Ganzheit der Person vor uns, charakterisiert durch freie aufrechte Körperhaltung und aufrichtige, gerade Gesinnung. Eine große Zahl anderer Redewendungen umfaßt in gleicher Weise die psycho-physische Einheit von Körperhaltung und innerer Zuständlichkeit: gedrückt, gebeugt, unterwürfig, aufrichtig, gerade, halsstarrig, Rückgrat haben, haltlos, schlaksig, schlaff, abgespannt, steif, locker, gespannt, beschwingt, verbissen, verkrampft etc. Ohne daß wir es bewußt wahrnehmen, trägt hier, um eine Formulierung von Boss zu gebrauchen, fortwährend der Bewegungsapparat die Gestimmtheit des Menschen im Leiblichen aus. Seit 1886 (Loeb) bemüht sich die Physiologie, diese Zusammenhänge messend zu erfassen. Zuerst beobachtete man, daß während geistiger Tätigkeit die Muskelspannung[1] deutlich zunahm (32-36).[2] Besonders eindrucksvoll sind Versuche von Allers und Scheminzky (37), die zeigen konnten, wie schon bei reinen Bewegungsvorstellungen ein Ansteigen der Muskelaktionsströme eintrat. Stärker als bei geistiger Tätigkeit steigt die Muskelspannung bei affektiven und emotionalen Vorgängen an (42-47). Schon früher fiel diese Beziehung auch den psychoanalytisch arbeitenden Ärzten auf (48-51). Diese affektphysiologischen Untersuchungen beweisen, was wir vorher schon an Hand der Sprache zu verdeutlichen versuchten. Wenn wir bedenken, daß die Spannungsverhältnisse der Muskeln sich fortwährend auf das Gesamt des Halteapparates auswirken, so kann Haltung stets nur das somatische Außen eines gleich gearteten seelischen Innen sein. Bei Kindern und Tieren ist diese Korrelation noch eine direkte und absolute. Hier gibt es keinen Affekt, der sich nicht unmittelbar in der Motorik anzeigt. Bei den Tieren werden Körperhaltung und Motorik wie eine Sprache gebraucht: Bestimmte Haltungen haben einen bestimmten festgelegten Kundgabewert (52), der für alle Tiere derselben Art verbindlich ist.

Als wir begannen, uns psycho-somatisch mit dem Rheumatismus zu beschäftigen, war das erste, was uns auffiel, daß alle Patienten gewisse gleichartige emotionale Konflikte hatten (53, 54, 55), deren Lösung ihnen nur mit Hilfe der Muskulatur im Sinne einer Spannungserhöhung, oft bis zur Verkrampfung gelang.

Es handelt sich um einen dreißigjährigen Arzt, der wegen immer wieder rezidivierender schmerzhafter Nackensteifigkeit in Behandlung kommt. Klinisch handelt es sich um ein Cervikalsyndrom mit Myogelosen, Spannungen in der Schultergürtelmuskulatur und manchmal Einschlafen der Hände in der Nacht.

Die Biographie ist charakterisiert durch eine Aufstiegsproblematik aus kleinsten Verhältnissen. Beide Eltern zeigten ausgesprochen sozialen Ehrgeiz, dem er als der älteste von zwei Kindern (es folgt nur noch ein drei Jahre jüngerer Bruder) in extremem Maße ausgesetzt war. Der Vater war ein jähzorniger, unbeherrschter, etwas primitiver Mensch, der durch äußerst harte körperliche Arbeit (Fabrik) in niedrigster Stellung in jahrelanger rücksichtsloser Überforderung das Geld verdiente, mit dessen Hilfe er später ein kleines Häuschen baute. Er ist in seinem Leben nie aus der Schicht der ungelernten Arbeiter herausgekommen. Vieles weist auf intellektuelle Unterbegabung, große Unreife und Unselbständigkeit hin. An seine Mutter war er extrem fixiert. Seine Frau, klüger, wagemutiger, beweglicher und noch ehrgeiziger, aus einer besser situierten Familie stammend, litt sehr an der Hoffnungslosigkeit der Situation. Sie verhärtete, stellte an sich die gleichen Überforderungen und verfiel in eine Sparsamkeit, der weitgehend alles geopfert wurde, was das Leben, vor allem eines Kindes, freundlich gestalten kann. Der einzige »Luxus« in dem Leben der Eheleute war eine bigotte, sektiererische Frömmigkeit ohne jede Weltbezogenheit. Dadurch, daß sie alle Freuden dieser Welt zu Sünden deklarierten, erleichterten sie sich die Härte des Daseins, wandten ihre Hoffnungen dem Himmel als einem zukünftigen Paradiese zu und entwickelten eine überhebliche, selbstgefällige und aggressive Verachtung gegen alle jene, die irgendwie anders waren. Die Mutter, anscheinend von Haus aus lebensfreudig und triebstark, kam in einen Konflikt, den sie durch maximale Affektschwankungen und wechselnde Körpersymptomatiken zum Ausdruck brachte.

Unter ihrer Regie wurden Reinlichkeitsgewöhnung, Gehen- und Sprechenlernen, Tischsitten und andere Manieren zu wahren Meisterwerken der Dressur, auf die der Patient mit jahrelangem Pavor nocturnus und zeitweise leichter Kränklichkeit antwortete. Da er anscheinend sehr vitalstark war, kam es vom vierten Lebensjahr an zu sich häufenden Auflehnungsersuchen, die an der kalten, unbeherrschten Wut der Mutter zerbrachen. Eingestreute Bestrafungen durch den Vater, die als Androhung über jeder Untat standen, waren Exzesse der Mißhandlung. Die Mutter versuchte in solchen Situationen, die sie durch Meldung an den Vater selber heraufbeschworen hatte, zu bremsen, was ihr den Zorn des Vaters zuzog. Nach solchen Vorkommnissen erwachten in der Mutter verdrängte Gefühle der Liebe und Zuneigung, wie des Mitleids, sicherlich angetrieben von Schuldbewußtsein. So kam ein Zickzack-Kurs zustande, dessen extreme Pole durch Kälte, Härte und Überforderung auf der einen und Verwöhnen und Gewährenlassen auf der anderen Seite gekennzeichnet waren. Das Fehlen einer gemäßigten, wohltemperierten Mitte ist das entscheidende Kennzeichen jener Jahre, entstanden aus dem totalen Unvermögen der Eltern, auch nur die kleinsten individuellen Regungen des Kindes zu verstehen.

Das Resultat dieser Jahre kann abstrahierend wie folgt formuliert werden:

1. Der vitalstarke, emotional und intellektuell sehr gut angelegte Junge brach unter der Härte der Erziehung nicht zusammen. Nachdem Pavor nocturnus, vergebliches Liebeswerben, zum Teil mit dem Mittel des Kränklichseins die altersspezifische Liebeszuwendung nicht herbeiführen konnten, wurde er vom fünften Lebensjahr an verbissen, abgeschlossen und unempfindlich gegen Schläge.

Der Erwachsene ist ein kräftiger, athletischer Mann, der im Leben Überdurchschnittliches erreicht hat; er wirkt kühl, betont intellektuell, egozentrisch und ehrgeizig.

2. Als Erbe der besondes schwierigen Ödipusphase (übermächtiger und furchterregender Vater, hilflos ihm ausgelieferte Mutter, die ihn an denselben verriet) entstand ein besonders ich-feindliches Über-Ich (Freud). Aus den Introjektionen elterlicher Verbote und Verurteilungen konstellierte sich das Über-Ich in besonderer Schärfe. Aus dem elterlichen: »Es muß sein« wurde nun das Über-Ich prägende »Es soll sein« (Jones). Dieses Über-Ich wurde der Stachel im eigenen Fleisch, ein kategorischer Imperativ zu permanenter Selbstüberforderung. Es hat seine größte Härte dem Ich gegenüber

da, wo Wünsche des Es, vor allem Aggressionen, sich anmeldeten. Es wurde zum Motor für Leistungen, die zum Ziel hatten, auf dem Wege über die Anerkennung eine Art Zuneigung zu erwerben. Daß diese auf geistigem Gebiet liegen mußte, ist verständlich, da eine Rivalität mit dem Vater im Körperlichen nicht möglich war und Selbständigkeit – vom »Ödipus« her gesehen auch eine Art Bewältigung des Vaters – nur erhofft werden konnte an dieser schwächsten Stelle des Vaters.

Der Patient ist ein Mensch der Pflicht, der mit sich umgeht wie mit einer Maschine. So ist er in einem dauernden Spannungszustand, kann nur selten nachlassen. Er schildert z. B., daß er morgens mit hartgespannten Muskeln im Bett erwacht, Nägelmale in der Hohlhand vorfindet und in der Nacht mit den Zähnen knirscht. Oft ist er dann bereits ein bis zwei Stunden nach dem Aufstehen müde und zerschlagen wie nach einer schweren körperlichen Arbeit.

3. Nun reichten aber alle Anstrengungen nicht aus, den Forderungen der Eltern zu genügen. Da sie Wunder erwarteten und für das entwicklungs-entsprechende Leistungsvermögen eines Kindes kein Verständnis hatten, erhielt alles in dieser kindlichen Welt einen überspannten, nicht mehr realitätsbezogenen Leistungscharakter. Das dauernde Vergleichen mit einer möglichen hundertprozentigen Leistung, die natürlich unerreichbar bleiben mußte, nahm dem Patienten die Freude am Werk. Arbeiten wurde Selbstzweck. Hier ist die Wurzel der Ehrgeizseite. Der Patient arbeitet ohne Gelassenheit. Nicht den Arbeitsprozeß, den Weg, das Tun hat er im Auge – das ist nur das qualvolle Mittel –, sondern das Ziel, die Leistung. Alles ist dem Ehrgeiz, der Selbstbestätigung unterworfen. Dadurch erhält das Leben etwas Glanzloses und Hartes. Ferner fährt er sozusagen eingleisig: der Intellekt ist zum einzigen Mittel der Weltbewältigung geworden, in der er rigoros alle Vitalität hineinsteckt. Gefühls- und Gemütsmäßiges wird nicht erlebt, Intuition als unzuverlässig und als ein Geschenk, auf das man nicht hoffen darf, zurückgewiesen. Da er alles hundertprozentig machen muß, steckt er auch in Kleinigkeiten einen extremen Aufwand. Er beschreibt einmal, wie er am Schreibtisch sitzt und arbeitet: »Der ganze Körper ist gespannt, der Rücken wie ein angezogener Bogen; es ist, als

ob ich mit der gesamten Muskulatur dächte.« Ergebnis: Rasche Ermüdung – noch größere Anstrengung – Erschöpfung (im Körperlichen Muskelschmerz, im Psychischen das Erlebnis des Unökonomischen zwischen Aufwand und Ergebnis) – Bezweiflung des Selbstwertes – Depression – Schuldgefühle – »Ich muß noch mehr hineinstecken.«

4. Daß unter diesen Verhältnissen eine selbstverständliche und gelassene Ich-Entfaltung nicht gelingen konnte, ist einfühlbar. Jede Form einer Aggression, einer Selbstbehauptung hatte sich gegen einen übergroßen Druck zu entwickeln; der sich nach dem Gesetz: Druck erzeugt Gegendruck, in dem Kind ansammelnde aggressive Spannungszustand konnte sich jedoch nicht ohne Selbstaufopferung entladen. So blieb nur die Möglichkeit, dieselben zu verdrängen, womit das Bild eines Dampfkessels mit zugeschraubten Ventilen entsteht. In diesem Druckkessel mußten die sich ansammelnden Potentiale einen überwertigen Charakter bekommen. Das in der Ehrgeizhaltung geschaffene Notventil (der Ehrgeiz sublimiert die verdrängte Aggression) genügte nicht, die innere Ladung zu verringern. Der Weg des Ehrgeizes hatte ein allzu fernes Ziel: Selbständigkeit durch geistige Leistung in der Zukunft zu erreichen, das heißt auch dann erst die Selbstbehauptung gegen den Vater zu verwirklichen. In der täglichen Auseinandersetzung mit den Eltern mußten Trotz, Härte, maximale Anspannung hinzukommen, um eine momentane Selbstbehauptung wahren zu können. Die Kampfhaltung wird Dauerhaltung und muß wiederum ohne die Möglichkeit adäquaten motorischen Abfließens allmählich zu einer verkrampften Zwangshaltung werden. Auf die Angstseite dieser Haltung sei noch verwiesen: Die Welt ist gefährlich, man weiß nie, was kommen kann. Deshalb ist man am besten auf der Hut, stets gesammelt, »in Waffen«. Man ist stets in Bereitschaft zur Abwehr eines möglichen Drohenden.

Er fühlt überall Widerstand, Feindseligkeit, glaubt, man sei gegen ihn, gerät immer wieder in Situationen, wo es dann auch realiter so ist; es entsteht Streit und er verpufft Energien in Aggressionen, die er in sich groß werden läßt und auf denen er sich verbeißt, hilflos und schäumend wie ein Pferd an der Kandare. Kommt es dann in äußersten Situationen zur Entladung, hat diese explosiven Charaker: Er geht los wie ein Stier aufs rote Tuch, wobei er sich selber meist am stärksten schädigt. Allen Männern gegenüber hat er Rivalitätsgefühle, kann sich nicht ein- und unterordnen, muß stets alles allein machen, da es »die anderen ja doch nicht können« und überhäuft sich so mit Arbeit. In allen Situationen, die ihm bedrohlich erscheinen, und das sind fast alle mit Ausnahme des Zusammenseins mit intimen Freunden, geht er sofort in eine Abwehrhaltung.

5. In jener kindlichen Welt mußte der Eindruck entstehen, daß echte, fließende, beständige Liebe nicht existiert. Da, wo liebevolle Gefühle auftraten, war kein Verlaß auf sie, sie schlugen ebenso rasch ins Gegenteil um. Eine Kontinuität gefühlsmäßigen Lebens und Geliebtwerdens wird nicht erlebt. Passiert es einem, daß man mal Vertrauen oder Hingabe zeigt, sich weich und offen verhält, kommt ein neuer Schlag, der in dieser Haltung gefährlicher trifft, als wenn man abgeschlossen und gefühllos ist. Daß diese Grunderfahrung zuletzt zur Abwertung und Ablehnung der eigenen Gefühlswelt, der eigenen »weiblichen« Seite führen muß, ist verstehbar. Daß ferner die an der Mutter erlebte Instabilität auf die Welt als Ganzes projiziert wird, gehorcht nur den Gesetzen der Psychologie des Kleinkindes. Nur wer ein Mann ist wie der Vater, leidet nicht. Es entsteht so ein Entwurf des Männlichen, der in seiner rigorosen Härte, jähzornigen Unbeherrschtheit und empfindungslosen Leidensfreiheit zum düsteren Idol in einer Welt wird, deren Ängste und Gefahren man so am besten zu bestehen glaubt.

Er kann nur schwer sich überlassen, hingeben, geliebt werden; er drosselt alle weichen Regungen ab. Das bedeutet erneute Anspannung und Verhärtung. Gerät er in Situationen, wo das Gefühl übermäßig angesprochen wird, hat er nur zwei Reaktionsweisen: entweder qualvolle Versteinerung, die sich ihm sofort als Muskelschmerz darstellt, oder aber inadäquates Überwältigtwerden, dessen er sich nachher schämt.

Diese fünf genetischen Faktoren, hier abstrakt dargestellt, konnten im Verlauf der Analyse jeweils einzeln in seinem jetzigen Leben als eingefahrene Verhaltensweisen aufgezeigt werden. Nicht nur in jeder der beschriebenen Situationen, sondern auch als Antwort auf die Bearbeitung seiner Probleme in der Analyse reagierte er mit heftigen Schmerzattacken im Sinne des Cervikalsyndroms.

Von der Neurosenstruktur her gesehen finden wir bei dem Patienten vorwiegend Zwangszüge. Deren besonders schroffe Ausprägung hat ihre Wurzeln in der starken biologischen Vitalität und Aggressivität, der besonderen Situation der Familie, dem extrem jähzornigen Vater, der liebesunfähigen Mutter und dem Vorhandensein eines drei Jahre jüngeren Bruders, der weicher und anpassungsfähiger spielend das Wenige an Zärtlichkeit und Liebe der Eltern zu erwerben wußte, was diese zu geben hatten. Diese Frage, auf die hier nicht näher eingegangen wurde, wurde vom Patienten besonders quälend empfunden: Der Bruder erreichte sozusagen lächelnd, was alle seine eigenen Anstrengungen nicht zuwege brachten.

Diese Tatsache ist vielen amerikanischen Untersuchern vor uns aufgefallen (48-51, 56, 57). French und Shapiro (58) konnten in ihrer Arbeit über die Träume eines Patienten mit rheumatischer Arthritis zeigen, wie sich verdrängte Tendenzen über die Skelettmuskulatur Ausdruck verschaffen. Die Vorgeschichte der Patienten war stets gekennzeichnet durch Schmerzen im Rücken oder Schulter-Nacken-Bereich, sowie durch häufig auftretende Hexenschüsse und ähnliche Beschwerden.

Ferner fanden wir, daß sie vor allem nachts starke Spannungszustände der Muskulatur hatten, die ihnen als Zähneknirschen von anderen berichtet oder ihnen beim Aufwachen selber bemerkbar wurden. Sehr häufig gaben sie an, daß sie nach dem Aufwachen eine allgemeine Muskelsteifigkeit empfänden, die dann allmählich in das Gefühl einer Abgeschlagenheit überginge. Ein Patient berichtete uns, daß er sich nachts so sehr verkrampfe, daß er morgens Nägelmale in der Hohlhand vorfände.[3] Die Richtigkeit dieser ersten Beobachtung bestätigte sich weiterhin, und wir konnten im Verlauf der analytischen Therapie sehen, wie spezielle Auslösersituationen für das Entstehen neuer Schübe verantwortlich waren. Umgekehrt zeigten sich Besserungen der Symptomatik im Verlauf der Therapie stets dann an, wenn der Patient es lernte, seine gehemmten Antriebe nicht mehr im Milieu seines Bewegungsapparates auszutragen.

Die Tatsache, daß sowohl beim Muskel- wie beim Gelenkrheuma starke Verspannungen der Muskulatur bestehen, ist den Ärzten seit langem vertraut. Beim Muskelrheuma und oft auch beim Gelenkrheuma sind Schmerz und Bewegungseinschränkung die einzigen verläßlichen diagnostischen Zeichen. Die Ursachen für diese Spannungserhöhungen können mannigfaltig sein, sicherlich handelt es sich dabei auch oft um ein sekundäres Phänomen, etwa bei toxischen, infektiösen, traumatischen und vertebralen Prozessen (Gutzeit). Gutzeit (59), der erstmalig die »Wirbelsäule als Krankheitsfaktor« in den Vordergrund stellte, sah aber zugleich, daß die Ausschließlichkeit einer solchen Betrachtung eine Simplifizierung des Problems bedeuten würde. Deshalb betonte er, daß für die Auslösung vertebraler Krankheitsbilder viele Faktoren in Betracht zu ziehen seien, u. a. auch das Verhalten der innervierten Muskeln, Bänder, Gelenke und Gelenkkapseln, von welchen oft propriorezeptive Reflexe, die wiederum die Umgebung beeinflussen, ausgehen. Auch Braeucker (60) sieht – jedoch ausschließlich – in pathologischen Reflexbögen, die durch abnorme neurale Erregung über das Rückenmark und den Grenzstrang auf die Gelenke einwirken, die Ursache der Polyarthritis. Bayer (61) konnte durch elektromyographische Untersuchungen wahrscheinlich machen, daß es sich bei den schmerzhaften Muskelpartien um Zonen mit pathologischer Steigerung der Eigenreflexerregbarkeit handelt. Er stellte daraufhin folgende Überlegungen an: Wenn der Muskelrheumatismus Folge einer primär pathologischen Steigerung der Muskelspannung ist, dann könnte die Polyarthritis die Folge davon sein und nicht, wie bisher angenommen, umgekehrt.[4] Diese Auffassung wird seit 1938 von Good (62) vertreten, der sich ausschließlich mit diesem Problem beschäftigt. Für ihn steht im Anfang jedes rheumatischen Prozesses die Muskelerkrankung mit Schmerz und Kontraktion, die erst sekundär zu den bekannten Veränderungen an den Gelenken führt. Beweisend führt er an, daß er bei allen rheumatischen Arthritiden stets peri- und paraartikuläre Myopathien gefunden habe, deren myalgische Punkte in weitem Ausmaße mit denen identisch seien, die für den gewöhnlichen Muskelrheumatismus als charakteristisch gälten. Interessant für unseren Gedankengang sind seine Untersuchungen, die er während des Krieges an 500 an Muskelrheumatismus leidenden Soldaten über die Häufigkeit des Befalles bestimmter Muskeln angestellt hat. Dabei zeigte sich, was auch anderen Beobachtern aufgefallen war (63), daß Stellen mit großer Haltungskapazität besonders exponiert sind: Der M. quadrat. lumb. war mit 31,6% und der Trapezius mit 24,4% am häufigsten befallen. Es folgen dann der Tensor fasc. lat. mit 16,8%, Glut. med. mit 14%, Glut. max. mit 12,8%, Semimembranosus tendinosus mit 11,6% und Sacrospinalis mit 11%. Dagegen war keine Erkrankung im M. triceps hum., in den Adduktoren und Tensoren der Beine nachweisbar. Good erklärt diese Bevorzugung bestimmter Stellen damit, daß es sich hier um Muskeln handele, die für die Unterstützung der Körperhaltung besonders wichtig seien, während diejenigen Muskeln, die sich speziell auf aktiv gewollte Bewegungen beziehen, deren wir uns also mehr direkt bewußt sind, funktionellen Myopathien weniger ungeworfen seien. In diesem Zusammenhang können vielleicht auch die Befunde der Pathologen sinnvoll verstanden werden, die beim primär chronischen Rheumatismus sehr häufig eine Mitbeteiligung der Sehnenscheiden und Schleimbeutel der befallenen Gelenke beobachtet haben (64, 65, 66). Auch die Schweizer Rheumakommission führt den Rheumatismus der gelenknahen Gewebe an erster Stelle auf: »Klinisch handelt es sich um schmerzhafte Zustände an den Übergangsstellen der Sehnen in das Periost. Diese bedingen eine Bewegungseinschränkung im Bereich der an und für sich intakten Gelenke. Die Ätiologie dieser Zustände ist unbekannt.« Walthard (66) findet ebenso wie Good bei Periarthritiden Erhöhungen des »Tonus« derjenigen Muskeln, die an den betreffenden Gelenken ansetzen. Er betont ferner, daß das Röntgenbild dieser Gelenke anfänglich stets normal sei. Walthard weist unter anderem auch auf die Tendinosen mit Druckschmerz im Sehnenansatz am Periost hin. Sie befallen vor allem die ligg. spinalia im Bereich der Brust- und Lendenwirbelsäule, also jene Bereiche, die weitaus am häufigsten von Muskelrheuma befallen werden und fast ausschließlich Haltungsaufgaben zu erfüllen haben. Die Frage liegt nahe, ob nicht solche periartikulären Reizzustände mit pathologischen Affektionen der Sehnen, Sehnenscheiden, der Schleimbeutel und des Periostes, die von Klinikern und Pathologen häufig bei intakten Gelenken gefunden werden, Folge der erhöhten

Muskelspannung seien und somit das Bindeglied zwischen Muskelrheumatismus auf der einen und Gelenkrheumatismus auf der anderen Seite darstellen.

Exakte elektrophysiologische Untersuchungen dieser Frage stellten Morrison und Mitarbeiter (57) an. Sie fanden, daß bei 50% aller rheumatischen Arthritiden ein »Ruhetonus«, den sie, im Gegensatz zu Göpfert, bei gesunden Kontrollpersonen nie nachweisen konnten, elektromyographisch registrierbar war. Auch sie sehen die Muskelspannung bei rheumatischen Prozessen als primäres Geschehen an, dem die Gelenkstörung folgt. Eindrucksvoll konnten sie dies an einem Fall zeigen, bei dem eine einseitige Arthritis des Handgelenkes bestand. Das Besondere war nun, daß der Patient außer am erkrankten Arm auch am gesunden einen ausgesprochenen Ruhetonus zeigte. Eine Woche später konnten auch auf der gesunden Seite Schmerzen und Gelenkstörungen nachgewiesen werden. Bei diesem Patienten deckten weitere elektromyographische Untersuchungen auf, daß jede klinische Manifestation einer Gelenkerkrankung von Störungen der Muskelfunktion (»Tonuserhöhungen«) im Gelenkbereich eingeleitet wurde. Gleichartige Beobachtungen finden sich bei Jones (67). Einen weiteren Beitrag in dieser Richtung lieferten die Untersuchungen von Lüderitz und Meyer (68) über die Wirkung von β-Tetrahydronaphtylamin (T.) bei primär chronischer Poliarthritis. Sie fanden, daß T. die Gelenkbeschwerden bessert. Ihre erste Annahme, daß dies dadurch geschehe, daß T. die Schmerzempfindlichkeit herabsetze, erwies sich als falsch. Danach stellten sie Messungen des Muskelinnendruckes nach Henderson (69) an und konnten feststellen, daß 10 bis 20 Min. nach Injektion von T. derselbe absank, und daß mit dem Sinken des Muskelinnendruckes auch gleichzeitig die Gelenkbeschwerden sich besserten. Besondere Bedeutung für die Erhärtung der Auffassung, daß eine erhöhte Muskelspannung für die rheumatischen Erkrankungen entscheidend sei, kommt den korrelations-physiologischen Forschungsmethoden zu. Holmes und Wolff (56) untersuchten 75 Patienten (10 davon gesunde Kontrollpersonen) mit muskel- und gelenkrheumatischen Beschwerden im zervikalen und lumbalen Bereich im Alter von 14 bis 56 Jahren, ein- bis zweimal wöchentlich während eines Zeitraums von einer Woche bis zu 2 Jahren unter gleichartigen Bedingungen mit elektromyographischen Methoden. Alle Patienten zeigten in den erkrankten Regionen schmerzhafte Muskelverspannungen. Es ergaben sich folgende Untersuchungsergebnisse: 1. Alle Patienten boten bei Ausübung einer leichten, einige Zeit anhaltenden Bewegung bald eine generalisierte Mitbeteiligung entfernter und bei dieser Tätigkeit nicht benötigter Muskelgruppen. 2. Führte man mit den in entspannter Ruhelage befindlichen Patienten Gespräche über ihre speziellen Konflikte, so stiegen dabei die vorher geringen Muskelaktionsströme wie auch der Schmerz stark an und erreichten regelmäßig beim Aufkommen aggressiver Thematik ihr Maximum, um stets nach Beruhigung zu den Ausgangswerten zurückzukehren. Im täglichen Leben kam es bei diesen Patienten auf Grund der Fehlverarbeitung gewisser Konflikte mit Hilfe der Muskulatur und ihrer Unfähigkeit, die sich dort in Form von Spannung anstauenden Affekte abfließen zu lassen, zu einem circulus vitiosus zwischen den psychischen Störungen und dem Bewegungsapparat, die sich nun gegenseitig verstärkten bis zur Manifestation chronischer Organsymptomatik.

Versuchen wir diese Befunde von dem Gesichtspunkt einer funktionellen Betrachtung aus zu ordnen, so ist dies für den Muskelrheumatismus mit Ausnahme jener seltenen echten infektiösen Form nicht schwierig, auch geschieht dies bereits seit einigen Jahren in großer Breite. Dies veranschaulicht am deutlichsten jener Ausdruck, der das Krankheitsbild als »Kolik der quergestreiften Muskulatur« bezeichnet (70). Anders jedoch und verwirrend erscheint die Situation für die rheumatischen Gelenkerkrankungen. Eine Fülle von ätiologischen Theorien, oft gewaltsam erscheinenden Ordnungsversuchen der Verlaufsformen und eine nicht endende Auseinandersetzung über Befunde, die einmal nachgewiesen, dann wieder bestritten, auf der einen Seite als primär, auf der anderen Seite als sekundär gedeutet werden, erschwert das Verständnis des Krankheitsbildes. Dieser Zustand erinnert an denjenigen, wie er von von Bergmann (1) eindrucksvoll für die Magensymptomatik vor der Zeit des Erscheinens der grundlegenden Arbeiten zum Verständnis einer funktionellen Pathologie beschrieben wurde. Eine große Zahl deskriptiver Diagnosen: nervöse Dyspepsie, Sekretions- oder Motilitätsstörungen u. a. verhüllt das dahinterstehende »ens morbi«, dessen zahlreiche Symptomatik jeweils nur ein Teilstück jenes größeren funktionalen Ablaufes ist. Wenn hier der Versuch unternommen wird, das gesamte rheumatische Geschehen als Krankheitseinheit, analog der Veilschen Definition des Rheumatismus, aufzufassen, ausgehend von der Betriebsstörung im Muskel, als deren, unter ganz bestimmten Bedingungen, die im einzelnen noch zu erforschen wären, letztlich morphologisch faßbar werdende Endglieder die Gelenkerkrankungen anzusprechen wären, so kann dies nur als Arbeitshypothese geschehen, die sich der Fülle der bei einem solchen Versuch offenbleibenden Fragen bewußt ist. Es erscheint bei dem derzeitigen Stand der Forschung sehr wahrscheinlich, daß gegen dieses hypostasierte einheitliche Krankheitsgeschehen andere sich scharf abheben und nicht in den Rahmen einer funktionalen Betrachtung hineinpassen werden, wie dies heute schon für das Felty-Syndrom gilt. Wir glauben jedoch, daß die vorgelegten Forschungsergebnisse, zumindest für eine bestimmte Gruppe von rheumatischen Erkrankungen mit einer bestimmten Verlaufsform, die noch schärfer von internistischer wie psycho-somatischer Seite gegeneinander abzugrenzen wäre, das Aufzeigen jener Kette erlauben, die von Bergmann als fortschreitenden Leistungswandel von Organen und Organsystemen bezeichnet hat. Die einzelnen Glieder wären dann:

1. Schmerzhafte Erhöhung der Muskelspannung als Antwort auf heterogene, exogene wie endogene Reize. Wenn diese, wie wir es für jene Gruppe von Menschen aufzeigten, die auf Grund einer bestimmten neurotischen Struktur ihre Problematik mit der Skelettmuskulatur verarbeiteten, eine gewisse Stärke und Dauerhaftigkeit erreichen, so stellen sie ein pathogenetisches Moment dar, das mit der Zeit auch andere Teile des Bewegungsapparates affizieren muß. Die resultierende Schwere der Affektion wäre als proportional zur Stärke dieser Reize anzusehen. Wie schon betont, gelten für andere Reize (toxische, infektiöse), die unter denselben Bedingungen wirken, die gleichen Gesichtspunkte. Nur glauben wir, daß für bestimmte Formen und Verläufe, die noch nicht genügend abgegrenzt sind, die psychischen Faktoren für die Entstehung und Chronifizierung des Leidens ätiologisch verantwortlich zu machen sind.

2. Die unphysiologische Dauerspannung der Muskulatur, die im Leben in dieser Weise, d. h. ohne ausreichende Erholungsphasen nicht vorkommt, muß notwendig im Laufe der Zeit auch die die Fixierung der Muskeln am Knochen bewerkstelligenden Teile, die Sehnen und das damit eng verbundene Gewebe wie Periost und Gelenkkapseln in den krankhaften Prozeß hineinziehen. Dies vor allem, wenn man die Ergebnisse der psycho-somatischen Forschung mitberücksichtigt, die gezeigt haben, daß bestimmte Muskelpartien – und diese decken sich wieder mit denen, die nach der Statistik am häufigsten erkranken – besonders im Schlaf und in der Ruhe maximal gespannt sind. Auf diese Weise würden die rheumatischen peri- und paraartikulären Prozesse, die in den bisherigen Definitionen des Rheumatismus nirgendwo richtig unterzubringen waren, und deren häufiges Vorkommen bei der Sektion primär chronischer Polyarthritiden bei intakten Gelenkbefunden unverständlich blieb, im Verlauf des rheumatischen Geschehens als eines funktionalen einen pathogenetisch eindeutig definierten Platz einnehmen können. Es sei an dieser Stelle nochmals darauf hingewiesen, daß die am häufigsten erkrankten Muskeln gerade jene sind, die für die Unterstützung der Körperhaltung besonders wichtig sind und deren Funktion wir uns am wenigsten bewußt sind. Dementsprechend sind es also auch die untere und die obere Wirbelsäulenregion, die am häufigsten auch artikulär erkrankt.

3. Die Folge der pathologischen Beanspruchung der Sehnenansätze am Periost und an der Gelenkkapsel führt zuerst zu Reizzuständen des Gelenkes selber, die entweder irreversible Defekte herbeiführen oder selbst trotz mehrjährigen Bestehens keine Dauerschäden entstehen lassen. Über das Zustandekommen der Gelenkstörung im einzelnen liegen keine gesicherten Beobachtungen vor. Wir wissen jedoch, daß der marginale Anteil des Gelenkknorpels durch den circulus articuli vasculosus versorgt wird, während der zentrale Anteil gefäßlos ist und durch die Synovialflüssigkeit ernährt wird. Nun ist es naheliegend, daß durch den periartikulären Reizzustand auch die Gefäße betroffen werden. Die Gefäße sind es aber, die für die Entzündung verantwortlich sind (vermehrte Permeabilität, Ex- u. Insudation) (65). Störungen der Zirkulation, wie sie durch Gefäßunterbindungen im Tierexperiment her-

beigeführt werden können, konnten beweisen, daß dadurch Knorpelschäden auftreten, die denen bei der Arthrosis ähnlich sind (71).

Bayer (61) konnte solche arthrotischen Veränderungen am Gelenk auf folgende Weise experimentell erzeugen: Er setzte die Wirbelsäule von Meerschweinchen einem chronischen Stauchungsdruck aus, der den mechanischen Effekt eines gewöhnlichen Rheumatismus der Rückenstreckermuskulatur nachahmt, und konnte die Entstehung von Skelettveränderungen beobachten, wie sie für den Beginn der Arthropathia deformans kennzeichnend sind. Zuletzt sei noch auf das Auftreten der einzelnen Erkrankungsformen in den verschiedenen Lebensaltern verwiesen, das in großer statistischer Breite die von uns aufgezeigte Mehrphasigkeit zu stützen scheint. Die akute Polyarthritis rheumat. ist eine Erkrankung des jugendlichen Alters. Der primär chron. Gelenkrheumatismus jedoch vornehmlich eine solche des vierten bis sechsten Lebensjahrzehntes (65). Seidel (72) fand folgende Höhepunkte der Erstmanifestation in den verschiedenen Lebensaltern: akute und subakute Polyarthritis, wie sekundär chronische Polyarthritis in den ersten 25 Lebensjahren; primär chronische Polyarthritis und Rheumalgien (worunter er Affektionen der Muskeln und Sehnen versteht) zwischen dem 35. und 50. Lebensjahr; Arthropathie und Spondylosis def. jenseits des 50. Lebensjahres.

Wenden wir uns nun der psycho-somatischen Betrachtung zu, so darf folgendes vorausgeschickt werden. Will man im allgemeinen die Entstehung körperlicher Erkrankungen aus psychologischen Motiven verstehen, muß man sich zwei Tatsachen vergegenwärtigen:

1. Es gibt eine Ansprechbarkeit bestimmter Organsysteme auf Affekte schlechthin, unabhängig von speziellen psychologischen Inhalten. So wirken etwa Wut, Trauer, Angst, Freude und sexuelle Erregung alle in der gleichen Weise auf Herz- und Atemfrequenz im Sinne einer Frequenzsteigerung.

2. Spezielle Organsysteme zeigen eine Ansprechbarkeit auf spezielle Affekte. Nehmen wir, wie es Dührssen dargestellt hat, aus unseren Gefühlserlebnissen z. B. das Gegensatzpaar Spannung und Lösung, so wissen wir aus der Selbsterfahrung – die von elektromyographischen Untersuchungen der Af-

fektphysiologie, wie wir oben gezeigt haben, bestätigt werden konnten – daß dieser Innenzustand aufs engste gekoppelt ist mit Spannungs- und Lösungszuständen in der willkürlichen Muskulatur. »Gehen wir von dieser Tatsache aus noch einen Schritt weiter, so ist leicht zu sehen, daß eine außerordentlich nahe Verwandtschaft zwischen diesen beiden Gemütsbewegungen und jenen Erlebnisweisen besteht, die nach Schultz-Hencke (73) »retentiv« genannt werden, also jene Erlebnisabläufe, für die das Sichzurückhalten, Sichanspannen, im Gegensatz zum Sichhingeben, Sichverströmen charakteristisch ist. Offenbar liegt in dieser Koppelung von motorischer Reaktion und affektiven Innenzuständen eine biologische Konstante. Jetzt ist es aber im Unterschied zum vorhergehenden nicht mehr ein Affekt schlechthin, sondern ein ganz bestimmter. Es ist das retentive oder das hingebungsvolle Erleben, das unsere willkürliche Muskulatur in Spannung oder Lösung versetzt« (zitiert nach Dührssen [47]). Wird diese psychophysische Koppelung so schwer gestört, daß das dahinterstehende Antriebserleben in einem Grade gehemmt wird, daß eine neurotische Struktur entsteht, so bleibt ein Teil des ehemals voll erlebten Antriebsbedürfnisses als Sprengstück erhalten. Dieses nennen wir die neurotische Symptomatik (Schultz-Hencke). Diese folgt nun bei der sogenannten Organwahl dem Weg, der durch die präformierte psycho-somatische Korrelation vorgezeichnet ist (75).

Das retentive Antriebserleben, das erstmalig von Freud (76) unter dem Begriff des analen definiert wurde, wird in der Entwicklung des Kleinkindes bedeutsam um die Zeit der Reinlichkeitsgewöhnung und der motorischen Entfaltung. Nachdem das Kind im oralen und kaptativen Antriebserleben Welt mit Mund und Händen in zupackender Weise sich angeeignet, einverleibt, in Besitz genommen hat, will es in der neuen Phase das Ergriffene und Eroberte sich erhalten, in dauernden Besitz verwandeln, es nicht mehr hergeben. Das kategoriale Erleben ist also das »retinere«. Dieses Verhalten stößt nun mit den ersten Forderungen zusammen, die die Umwelt an das Kleinkind in der Weise stellt, daß eines Tages verlangt wird, daß es Stuhl und Urin zu bestimmter Zeit und an bestimmtem Ort absetzt. So erklärt sich, daß das »retinere« in dieser Zeit am stärksten der Störbarkeit ausgesetzt ist.

Entweder mißversteht die Umwelt diesen Antrieb, Gegenstände, die das Kind einmal an sich genommen hat, nicht mehr hergeben zu wollen, auf dem Töpfchen herumzuspielen und oft zu dem vom Erwachsenen gewünschten Zeitpunkt nichts »zu machen« als Bösartigkeit, oder sie ist hart und rücksichtslos in der Durchsetzung der erzieherischen Ziele, oder schließlich, sie bringt dem Kind, von dem erstmalig gefordert wird, nicht genug liebende Zuwendung entgegen. Nun weiß jeder erfahrene Reiter z. B., daß man Remonten mit Sicherheit ruiniert, so daß sie bei bester Veranlagung später nie das leisten werden, was sie hätten erreichen können, wenn man ihren Willen gewaltsam bricht. Ist es doch gerade dieser zuerst als Eigenwilligkeit und Bockigkeit Mühe machende Wille des Pferdes, der später zur Quelle der Leistung wird. Dies gilt auch für die erzieherische Haltung in der Phase des retentiven Antriebserlebens. Das in der Phase mit Hilfe des rententiven Prinzipes ausgesprochene Nein gegen die Umweltforderungen, dieses Festhalten und Zurückhalten stellt ein tastendes, übendes Wachsen der Eigenständigkeit, ein Erwachen erster Ichhaftigkeit dar. Es ist der »eigene Sinn«, das sich erstmalig selbsterlebende Abgehobensein von der Umwelt durch die Möglichkeit, selber Macht zu haben, eine Eigen-macht. Wird dieses kategoriale Bedürfnis mit Härte und Gewalt zerbrochen, darf das Kind keinen eigenen Sinn haben, wird es erfahrungsgemäß gefügig. Das Antriebserleben jedoch rettet sich in die präformierte, psychosomatische Korrelation: der After übernimmt die nicht erlaubte Eigenwilligkeit und hält nun seinerseits einmal in Besitz genommenes zurück. Wird auch noch dieses retentive Antriebsstück, dieser Rest eines im Kern gesunden Wollens, vergewaltigt, so übernimmt in einem nun einsetzenden Prozeß das Kind in seiner seelischen Grundstimmung eine retentive Haltung der Welt schlechthin gegenüber, welche sich nun auf dem Weg der präformierten Korrelation im Gesamt der quergestreiften Muskulatur ausdrückt, von welcher der After nur ein Teil war. Diese ist es nun, die im Sichanspannen, Sichverkrampfen, im Ansichhalten das retentive Bedürfnis ausdrückt. Gegen die Welt mit ihrem unverständlich-bedrohlichen Forderungscharakter, die »mir alles wegnehmen will«, die mich selber zerstören will, wird eine zurückhaltende, reservierte Position bezogen, die den Charakter einer feindseligen Abwehr hat. Das Kind bezieht also eine ängstliche, gespannte »Haltung«, ist dauernd auf dem Quivive, auf gefährdetem Beobachtungsposten. Die korrespondierend gespannten Muskelpartien sind also diejenigen, welche schon phylogenetisch der Abwehr und Verteidigung fest zugeordnet sind. Wir sehen dies bei höheren Tieren, können es beim stillstehenden, einen Angriff erwartenden Boxer oder Ringer sowie bei jedem Kämpfer auf der Straße, der in Verteidigungshaltung sich »zusammennimmt«, beobachten: es sind die Schulter-Nackenmuskeln und die der unteren Rückenpartie, welche dieser Situation ihr Gepräge geben. Diese »Haltung« kontrastiert aufs Auffallendste mit einer paradox erscheinenden Gefügigkeit, Willigkeit und übermäßigen Tendenzen des Hergebens und Dienens. Wir können hier nur skizzieren und verweisen auf die grundlegenden Darstellungen dieser Struktur bei Freud (76). Was uns hier speziell interessiert, ist die Tatsache, daß dieses rententiv gehemmte Kind, das anscheinend sein Problem gelöst hat, diese Lösung mit dem Verlust von Freiheit und der Fähigkeit bezahlt, die erforderlich ist, die folgenden Phasen adäquat zu meistern. Seine »Lösung« hat nämlich in etwa den Charakter eines Gefängnisses. Wie in einem Korsett, wie eingepanzert in feindselige Abwehr kann es nun nicht die motorisch expansiven und aggressiven Antriebsbedürfnisse realisieren. Dazu bedarf es ja gerade der gegenteiligen Haltung, eines Hingebens, eines Aussichherausgehens, eines wagenden »ad-gredi«. Der Mut zur Weltentdeckung, die Freude am Expansiven und die Neugier auf das »ganz Andere« haben aber Bestätigung, Anerkennung, Geliebtwordensein und daraus erwachsendes Vertrauen in die Welt zur Voraussetzung. So gelingt der motorische Entladungsdrang dieses Alters nicht im rechten Sinne. Der Mensch wird ein »Vermeider« (Herzog-Dürck). Bei unseren rheumatischen Patienten mit dieser Genese fanden wir, daß sie für einige Jahre, oft bis in die Pubertät hinein, versuchten, diesen Spannungsdruck in motorischer Bewegung zu entladen, was aber stets auf die Dauer scheiterte. Die hier geschilderte neurotische Struktur ist typisch für die Zwangsneurose, bei der stets das Motorische tabuiert ist. Liegt die Hemmung dabei vor allem auf dem retentiven Antriebserleben, so wird das Symptom dasselbe korrelativ in Form von

Muskelspannungen anzeigen. Liegt sie jedoch im aggressiv-geltungsstrebigen Bereich, also in jener Phase, in der das Kind vor allem einen expansiv motorischen Entladungsdrang empfindet, so wird das Körpersymptom das Gegenteil zum vorhergehenden darstellen, nämlich Restzustände verdrängter und verstümmelter Handlungsimpulse. Diese Rudimente intendierter Handlungen, deren Antriebstotal durch Verdrängung zugehöriger Vorstellungen und Impulse unkenntlich geworden ist, zeigen sich in Muskelstörungen, die das ursprüngliche Antriebserleben sprengstückhaft zeigen: Stottern, Tick, motorische Unruhe, vasomotorische und muskuläre Paroxysmen. Während der eine Trieb sich in der feindlichen Welt in Verteidigung befindet und ihm alles Sicheinlassen mit der Welt gefährlich erscheint, kommt es bei dem anderen immer wieder zu expansiv-aggressiven Entladungen. Da ihm die Welt, weil das ad-gredi nicht gelingt, feindselig erscheint, muß er sie immer wieder attackieren. Hierhin gehören als psycho-somatische Korrelate der Wut- und Kampfhaltung, je nach dem Punkt, wo dieselbe gestoppt wird, das Gefäßsystem oder die quergestreifte Muskulatur. Im Gegensatz aber zur Gespanntheit der Muskulatur des retentiv Gehemmten handelt es sich hier um eine Gespanntheit, die zuschlagen will, sich einlassen möchte und darauf drängt, mitzumachen. Die hier durchgeführte scharfe Trennung ist methodischer Natur und zeigt im Leben meist fließende Übergänge und breite Überschneidungszonen. Es muß jedoch betont werden, daß in der erfahrbaren Wirklichkeit sehr wohl auch isolierte Störungen vorkommen. Etwa derart, daß Eltern das retentive Antriebserleben nicht zulassen, wohl aber, bei Jungen z. B. häufiger als bei Mädchen, das motorisch-aggressiv-geltungsstrebige. Vielleicht kann von hier aus einmal die Tatsache verstanden werden, daß Frauen drei- bis viermal häufiger an rheumatischen Prozessen erkranken als Männer. Unsere tiefenpsychologischen Explorationen haben übereinstimmend mit anderen Untersuchern des Rheumaproblems zeigen können, daß die frühkindliche Situation unserer Patienten stets wie oben skizziert auszusehen pflegt (wir werden dies im kasuistischen Teil genauer darstellen).

Zur Manifestation der Symptomatik im Sinne von Krankheit kommt es stets dann, wenn bestimmte äußere oder innere

Umstände eintreten, Auslösersituationen, die für die verschiedenen Neurosenformen jeweils spezifisch determiniert sind. Wir wollen dieselbe hier nur im Modell betrachten. Wir hatten gesehen, daß retentiv gehemmte Menschen in ihrem äußeren Gehabe gefügig sind, mehr geben als sie eigentlich können und möchten. Daraus machen sie dann eine Tugend in der Weise, daß sie selbstlos Dienende werden. Die prämorbiden Charakteristika, die wir bei unseren Rheumatikern fanden, sind altruistisches Verhalten, stete Hilfsbereitschaft, sich selber zurückstellen, strebsam, tüchtig, entschlossen, dabei meist voll und ganz in die herrschende moralische Ordnungswelt eingepaßt. Bei genauer Betrachtung aber zeigt sich, daß es sich nicht um ein echtes dienend-helfendes Mitsein handelt, nicht um ein echt gütig, liebend-hingebungsvolles Dasein, sondern um eine Form, die man am besten als wohltuende Tyrannei, oder wie Bondy einmal sagte, als »böse« Demut bezeichnen kann. Mit der Perfektion ihrer eigenen erstaunlichen Leistungsfähigkeit in Zeiten der Besserung beherrschten sie sich selbst und andere. Dienen ist für sie, da echte Hingabe nicht möglich ist, der einzige Ausweg aus der Verspanntheit und Isoliertheit ihrer Zurückhaltung. Zugleich gelingt es ihnen auf diese Weise, ein Stück der Feindseligkeit, die sie gegen die Welt empfinden, abfließen zu lassen, derart, daß sie an die anderen herrschend jene Forderungen stellen, von denen sie sich selber nicht befreien können. Nun birgt eine solche Art mitmenschlicher Beziehung den Keim zum Scheitern bereits in sich. Entweder wehren sich die Mitmenschen auf die Dauer gegen so viel »fürsorgende Liebe«, oder sie stellen so enorme Forderungen, daß der Rheumatiker ihnen nicht mehr nachkommen kann. Wird auf eine dieser Weisen das Dienen beendet, sind sie plötzlich sich selber überlassen, kehren sie zu einer vermehrt retentiven Haltung zurück, panzern sich jetzt ganz ab und beginnen regelmäßig ehrgeizig und sich selber überfordernd zu arbeiten, wobei sie ohne jeglichen menschlichen Kontakt sind. Es scheint, als ob sie jetzt mit aller Macht sich ganz dem Sammeln, Behalten, Sparen hingeben würden. Es scheint so, als ob nach solchen Wendepunkten in ihrem Leben die Welt wieder ganz feindlich erlebt würde, so sehr, daß sie sich nur in einer maximalen Zurückgezogenheit bewahren könnten. Sie leben in diesen Zeiten in keinerlei Beziehung zur

Gegenwart, alles ist auf Zukunft abgestellt. Das Korrelat dieser Haltung, die Muskelspannung, setzt prompt wieder ein und bringt diese Patienten, die sehr oft von sich selber sagen »mein Problem ist, daß ich mir nicht helfen lassen kann«, immer wieder in eine Situation absoluter Abhängigkeit und Hilflosigkeit, die zu der nächsten stationären Aufnahme führt. Hier geben sich die Patienten endlich hin, aber nun an eine Hilflosigkeit auf der infantilen Stufe. Nur auf diesem komplizierten Umweg können sie die durch die Fixierung in der retentiven Phase nicht geglückte Sehnsucht nach verströmender Hingabe leben, sich vertrauend fallen lassen. Umgekehrt geschehen Besserungen im therapeutischen Prozeß stets dann, wenn die Patienten es lernen, aus ihrer retentiven Haltung herauszugehen, zur Welt Vertrauen zu fassen, Forderungen zu stellen, offen aggressiv zu sein und Hilfe anzunehmen. Dabei ist die größte Schwierigkeit die, daß die Patienten fürchten, im Augenblick der Aufgabe der Verteidigungshaltung von der Welt versklavt, in ihrer Eigenart zerstört zu werden. Schwierig ist für den Patienten ferner, ein bestimmtes, sich selber schützendes und bewahrendes Nein sagen zu lernen. Dieses Nein, das er bisher mit seiner Muskulatur ausgedrückt hat, kann er nur sehr schwer in ein bewußtes verbalisiertes und gelebtes übertragen[5].

Als Beweis für die Hemmung des retentiven Antriebserlebens sei hier zusätzlich darauf hingewiesen, daß alle unsere Patienten Störungen von seiten des Darmes zeigten. In der Arbeit von Karush und Daniels (77) über Colititis ulcerosa hatte eine der Patientinnen (Fall 1) als Mädchen, bevor sie an der Colitis erkrankte, rheumatische Muskelbeschwerden. Aus dieser Zeit wird berichtet, daß ihre vorhergehenden Zornausbrüche beim Auftreten der rheumatischen Symptomatik abgelöst wurden durch eine gewaltsame Unterdrückung allen Gefühls. Wir fanden bei unseren Patienten einige Male, erstaunlicherweise bei Frauen, bei denen dieses Symptom im Verhältnis zum männlichen Geschlecht sehr selten ist, daß über viele Jahre der Kindheit, meist bis zur Pubertät, enuresis nocturna bestanden hat. Wir glauben nicht, daß dies als erstes Symptom der retentiven Gehemmtheit anzusehen ist, sondern sind der Meinung, daß es sich um den Versuch handelt, in einer Regression auf die Babystufe mit diesem fließend, verströmenden Verhalten wieder wie einst sich vertrauensvoll auf die liebende Zuwendung der Umwelt verlassen zu wollen. Psychologisch zeigten alle Patienten eine gesteigerte Ordnungs- und Sauberkeitsliebe, oft bis zur Pedanterie gesteigert. Ferner eine Überbetonung des Ethischen bei gewisser Verarmung des Emotionalen und einen Mangel an Spontaneität besonders im Gefühlsbereich.

Die hier vorgetragene Einordnung des rheumatischen Geschehens in das retentive Antriebserleben stellt eine Bewältigung des Spezifitätsproblems in einem Rahmen dar, der noch andere psycho-somatische wie psychoneurotische Krankheitsbilder umschließt. Die weitere Einengung der Spezifitätsfrage »warum erkrankt hier die Muskulatur und warum entstehen nicht andere Störungen aus dem retentiven Antriebserleben?« (Darmerkrankungen oder Zwangsneurosen ohne klinisch manifeste Organsymptome) erfordert noch genauere Untersuchungen bes. der Impulsverarbeitung im Verlauf der analytischen Therapie von Rheumatikern, die dann mit den Impulsverarbeitungen bei anderen Störungen aus dem retentiven Antriebsgebiet zu vergleichen wären.

Auf eine andere Möglichkeit der Entstehung muskulärer Symptome, die jedoch nur selten und wenn, dann nur leichte rheumatische Beschwerden macht, sei noch kurz eingegangen. Gedacht wird hier an eine Organwahl, die es ermöglicht, daß der Kranke damit in einer sich selber und der Umwelt gegenüber verschleierten Form eine Konfliktsituation symbolisch zum Ausdruck bringt. Den Fall der Fräulein E. v. R., den Freud (78) bereits 1893 in seinen Studien über die Hysterie darstellte, erklärt er auf diese Weise. Bei Vorliegen dieser Ätiologie werden stets Muskelgruppen befallen, die eine ausgesprochen expressive Bedeutung haben: vor allem die Muskeln der Arme und Beine (Abasie und Astasie).

Ausgehend von der Beobachtung, daß sich beim gesunden Menschen fortwährend geistige, besonders aber affektive Vorgänge, ohne daß sein Bewußtsein davon ausgesprochen Kenntnis hat, in einer Spannungserhöhung der Skelettmuskulatur ausdrücken, insbesondere in derjenigen, die mit der »Haltung« zu tun hat, konnten wir zeigen, daß dies beim Muskelrheumatismus regelmäßig in pathologischer Weise nachweisbar ist. Elektrophysiologische und klinische Befunde machen es wahrscheinlich, in dieser Spannungssteigerung den eigentlichen pathogenen Faktor anzunehmen. Von dieser Grundkonzeption weitergehend unternahmen wir den Versuch, das rheumatische Geschehen als Krankheitseinheit zu verstehen und seine verschiedensten Stadien bis zur morphologisch nachweisbaren Gelenkstörung als die verschiedenen Phasen einer funktionellen Betriebsstörung anzusprechen. Korrelationsphysiologische und psychosomatische Untersuchungen zeigen übereinstimmend auf, daß für diese Spannungsphänomene psychische Motive als ätiologische Faktoren bedeutsam sind. Diese Motive sind nun, abgesehen von der für die Rheumatismusfrage unbedeutsamen Gruppe der konversionshysterischen muskelrheumatischen Beschwerden, spezifischer Natur. Sie gehören dem »retentiven« Antriebserleben an, das bei neurotischer Hemmung seine präformierte, psycho-somatische Korrelation in Spannungszuständen der quergestreiften Muskulatur findet. Die Spezifität der retentiven Thematik für die Muskelpathologie konnte korrelationsphysiologisch übereinstimmend mit den Ergebnissen psycho-somatischer Forschung bewiesen werden. Obgleich viele Fragen offen bleiben, hat die psycho-somatische Forschung bereits heute eine Fülle neuer Erkenntnisse vorzulegen, die unser Verständnis dieses problematischen Krankheitsgeschehens vertieft haben und neue therapeutische Möglichkeiten erschließen.

Anmerkungen

1 Der Terminus »Muskeltonus« wird bewußt nicht gebraucht, sondern durch Muskelspannung ersetzt. Eine Verwendung des Begriffs hätte eine umfangreiche Definition zur Voraussetzung, über die aber trotz hervorragender Untersuchungen (38-41) bis heute keine Verbindlichkeit erreicht werden konnte.

2 Die Plastik »Le penseur« von Rodin stellt dies eindrucksvoll dar. Die Konzentriertheit des Denkvorganges veranschaulicht R. in einer maximalen Angespanntheit der Muskulatur, vor allem des Schultergürtels und des Rückens.

3 Diesen von mir psychoanalytisch behandelten Fall hat H. Stolze in seinem Buch »Das obere Kreuz«, München 1953, publiziert.

4 Dies schließt nicht aus, daß umgekehrt eine Gelenkaffektion ihrerseits wieder sekundär die Muskelspannung erhöht.

5 Auf eine Polemik, etwa mit der von F. Alexander (4) herausgearbeiteten Theorie der psychodynamischen Faktoren des Rheumatismus, die als die wissenschaftlich geschlossenste vorliegt und die sich mit der hier vorgetragenen an vielen Stellen deckt, muß aus Platzgründen verzichtet werden. Der wesentliche Unterschied liegt darin, daß Alexander die genetische Störung in der motorischen Phase sieht, wodurch das aggressive Antriebserleben akzentuiert wird.

Literatur

1 Bergmann, G. von: Funktionelle Pathologie, Springer, Berlin 1932.

2 Seitz, W. u. J. Cremerius: Klin. Wschr. 45/46 (1953) 1065.

3 Boss, M.: Psychosomatische Medizin. S. 202. Huber, Bern u. Stuttgart 1954.

4 Alexander, F.: Psychosomatische Medizin, de Gruyter, Berlin 1951.

5 Hartfall, St. J.: Practitioner 172 (1954) 29.

6 Hench, P. S. u. E. W. Boland: Ann. rheum. 5 (1946) 106.

7 Ellman, P. u. G. Shaw: Ann. rheum. 9 (1950) 241.

8 Cobb, S., W. Bauer u. L. Whiting: J. Amer. Med. Ass. 113 (1939) 668.

9 Short, C. L., N. R. Abraham u. P. E. Sartwell: Proc. Int. Congress Rheum. Dis., Philadelphia 1952, S. 47.

10 Mohr, F.: Psychophysische Behandlungsmethoden, Leipzig 1925.

11 Groddeck, G.: Allg. ärztl. Kongreß f. Psychotherapie, 1928. Hirzel, Leipzig 1929.

12 Levy, J.: Med. Klin. 25 (1929) 1819.

13 Géronne, A.: Dtsch. med. Wschr. 58 (1932) 1513 u. 1753.

14 Joseph, A.: Zschr. ärztl. Fortbild. 28 (1931) 119.

15 Brun, R.: Schweiz. Arch. Neurol. 6 (1920) 63.

16 Dunbar, Fl. H.: Emotions and Bodily Changes. Columbia University Press, New York 1935.

17 Lorenz, Th. H. u. M. J. Musser: Ann. Int. Med. 6 (1952) 1232.

18 Brown, Th., J. C. Nemiah, J. S. Barr u. H. Barry: New England J. Med. 251 (1954) 123.

19 Coventry, M. B.: J. Amer. Med. Ass. 151 (1953) 177.

20 Paul, L.: Psychosomat. Med. 12 (1950) 116.

21 Rome, H. P.: M. Clin. North America 33 (1949) 1061.

22 Solomon, A. P.: Indust. Med. 18 (1949) 6.

23 Young, H. H.: M. Clin. North America 26 (1946) 799.

24 Cremerius, J.: in Stolze, H.: Das obere Kreuz. J. F. Lehmann, München 1953.

25 Nitschke, A.: Dtsch. med. Wschr. 52 (1953) 1787.

26 Schlegel, K. F.: Med. Klin. 26 (1953) 917.

27 Spitz, R.: Gen. psychol. Mon. 34 (1946) 1.

28 Klages, L.: Grundlegung d. Wissenschaft vom Ausdruck (1950).

29 Lorenz, K.: Studium generale 3 (1950) 455).

30 Gehlen, A.: Der Mensch (1950).

31 Straus, E.: Mschr. Psychiatr. 66 (1927) 261 u. 117 (1949) 367.

32 Göpfert, H., A. Bernsmeier u. R. Stufler: Pflügers Arch. Physiol. 256 (1953) 304.

33 Bills, A. G.: Amer. Psychiatr. 38 (1927) 227.

34 Freemann, G. L.: J. Gen. Psychol. 4 (1930) 309.

35 Jacobson, E.: Amer. J. Physiol. 91 (1930) 567 u. 94 (1930) 22.

36 von Eiff, A. W., H. Göpfert, F. Pfleiderer u. Th. Steffen: Ztschr. Inn. Med. 7 (1952) 830.

37 Allers, R. u. F. Scheminzky: Pflügers Arch. Physiol. 212 (1926) 169.

38 Krüger, P.: Tetanus u. Tonus d. quergestreiften Muskulatur d. Wirbeltiere u. d. Menschen. Akad. Vlgs. Ges., Leipzig 1952.

39 Lewy, F. H.: Die Lehre vom Tonus u. d. Bewegung. Springer, Berlin 1923.

40 Spiegel, E. A.: Der Tonus d. Skelettmuskulatur. Springer, Berlin 1927.

41 Wachholder, K.: Willkürliche Haltung und Bewegung. J. F. Bergmann, München 1928.

42 von Eiff, A. W.: Verh. Dtsch. Ges. Inn. Med., 58 Kongreß 1952. J. F. Bergmann, München 1952.

43 Sainsbury, P. u. J. G. Gibson: J. Neur, Neurosurg. Psychiat. 17 (1954) 216.

44 Malmo, R. B., Ch. Shagass u. J. F. Davis: J. clin. and experiment. Psychopathologie 1 (1951) 45.

45 Tallaferro, A.: Rev. Psiconalalisis 4 (1952) 455.

46 Lundervold, A.: J. nerv. ment. Dis. 115 (1952) 512.

47 Newmann, P. P.: J. neur. Neurosurg. Psychiat. 16 (1953) 200.

48 Ferenczi, S.: Int. Zschr. ärztl. Psychoanal. 5 (1919) 102.

49 Fenichel, O.: Int. Zschr. Psychoanal. 14 (1928) 45.

50 Landauer, K.: Int. Zschr. Psychoanal. 12 (1926) 379.

51 Kempf, E. J.: California and West. Med. 35 (1931) 182 u. 272.

52 Lorenz, K.: Dtsch. med. Wschr. 45 (1953) 1566 u. 46, 1600.

53 Halliday, J. L.: Brit. med. J. 1 (1937) 213 u. 264; Proc. Roy. Soc. Med. 35 (1942) 455.

54 Booth, G. C.: Rheumatism 1 (1939) 48.

55 Johnson, A. M., L. B. Shapiro u. F. Alexander: Psychosom. Med. 9 (1947) 295.

56 Holmes, Th. H. u. H. G. Wolff: Psychosom. Med. 1 (1952) 18.

57 Morrison, L. R., C. L. Short, A. O. Ludwig u. R. S. Schwab: Am. J. med. Sc. 1 (1947) 33.
58 French, Th. M. u. L. B. Shapiro: Psychosom. Med. 2 (1949) 110.
59 Gutzeit, K.: Medizinische 40 (1954) 1343.
60 Braeucker, W.: Acta neuroveg. 1-4 (1953) 360.
61 Bayer, H.: Dtsch. med. Wschr. 25 (1950) 854; Zschr. Rheumaforsch. 9/10 (1951) 309 u. 5/6 (1952) 159.
62 Good, M. G.: Med. Klin. 20 (1953) 693 u. 21, 733; Brit. J. Phys. Med. Dec. 1950 and March 1951.
63 Dubois, M.: Schweiz. med. Wschr. 84 (1954) Beiheft Nr. 2, S. 63.
64 Böhmig, R.: Zbl. allg. Path. 91 (1954) 245.
65 Terbrüggen, A.: Dtsch. med. J. 11/12 (1954) 312.
66 Walthard, K. M.: Dtsch. med. J. 11/12 (1954) 334.
67 Jones, R. L.: Arthritis deformans, John Wright, Bristol 1909.
68 Lüderitz, B. u. K. A. Meyer: Klin. Wschr. 21/22 (1953) 492.
69 Henderson, Y., Oughterson, Greenberg u. Searle: Am. J. Physiol. 114 (1936) 261.
70 Stuhlfauth, K. u. R. Prosiegel: Med. Klin. 5 (1954) 198 (zitiert nach).
71 Fellinger, K.: Lehrbuch d. Inn. Med. Urban & Schwarzenberg, Wien u. Innsbruck 1954.
72 Seidel, K.: Zschr. Altersforsch. 2 (1953) 140.
74 Dührssen, A.: Kongreßbericht Analyt. Psychotherapie u. Erziehungshilfe. Berlin 1951.
75 Kemper, W.: Zschr. Psychotherapie 3 (1954) 101.
76 Freud, S.: Ges. Werke, Bd. VII, S. 203. Imago Publ., London 1952.
77 Karush, A. u. G. Daniels : Psyche 7 (1953/54) 401.
78 Freud, S.: Ges. Werke, Bd. I, S. 196. Imago Publ., London 1952.

Zur Dynamik des Krankenhausaufenthaltes von Ulkuskranken[1]

In der Mitte der vierziger Jahre beobachteten Alexander und seine Mitarbeiter, daß Ulkuskranke, wenn die Symptome bedrohlich werden, dem unbewußten Wunsch, sich von ihren Verantwortlichkeiten zurückzuziehen, offen nachgeben können. Seitdem hat sich, vor allem seit dem Versuch, den Heilfaktor in den verschiedenen Ulkustherapien kritisch zu isolieren (Jores), gezeigt, daß die Ulkuskranken die stationäre Kur als eine Befriedigung ihrer stets abgewehrten passiv-rezeptiven Haltung akzeptieren können. Daraus erwuchs die Annahme, daß aus dem Zulassen eines derartigen regressiven Erlebens und Verhaltens die entscheidende Heilwirkung (für das akute Ulkus) resultieren müsse. Während meiner Tätigkeit in einer Klinik für Innere Medizin hatte ich immer wieder Gelegenheit, die Richtigkeit dieser Annahme bestätigt zu sehen. Eines Tages stieß ich dann im Verlauf der psychoanalytischen Behandlung eines ulkuskranken jungen Mannes in den Jahren 1952 bis 1954 auf die Frage, ob sich Ulkuskranke während einer stationären Behandlung – auch wenn diese aus anderen Gründen erforderlich wird – immer in dieser Weise verhalten. Die Frage schien mir insofern wichtig, als ich glaubte, daß ihre Beantwortung ein Licht auf die Beziehung zwischen der passiv-rezeptiven Haltung und dem Magen (seiner normalen wie pathologischen Funktion) werfen könnte. So unternahm ich den Versuch, die Kranken in beiden Situationen zu beobachten.

Methodisch ging ich so vor, daß ich Kranke, die wegen eines akuten Magengeschwürs stationär behandelt wurden, bat, mich zu verständigen, wenn sie wegen einer anderen als der Ulkuskrankheit in irgendeiner Klinik stationär behandelt werden würden[2]. Während des Aufenthaltes wegen des akuten Ulkus legte ich ein Protokoll an, das eine Reihe von Verhaltensweisen erfassen sollte und auf eigenen wie auf Beobachtungen der behandelnden Ärzte und der Schwestern basierte. Dasselbe geschah bei einem späteren Aufenthalt wegen einer andersartigen Erkrankung[3]. Die Protokolle sollten dann miteinander verglichen und auf Unterschiede wie Übereinstimmungen geprüft werden.

Im Laufe der Beobachtungszeit (von 1952-1960 und 1964-1967) konnte ich 42 Patienten mein Vorhaben mitteilen und bei ihnen ein erstes Verhaltensprotokoll anlegen. 31 von ihnen informierten mich rechtzeitig vor oder gleich zu Beginn einer stationären Behandlung wegen einer anderen als der Ulkuskrankheit. Von diesen konnten 26 eingehend beobachtet und ihr Verhalten protokolliert werden. Der Grund, warum 5 Patienten nicht erfaßt wurden, lag entweder darin, daß ich zu diesem Zeitpunkt nicht verfügbar war oder die Krankenhäuser, in denen die Kranken lagen, zu schwer zu erreichen waren. Die Gruppe der 26 Patienten, die in die Auswertung eingingen, setzte sich aus 22 Männern und 4 Frauen zusammen. Das Durchschnittsalter zum Zeitpunkt der stationären Erstbeobachtung lag bei 24,5 Jahren. Bei allen war röntgenologisch ein Magengeschwür eindeutig festgestellt worden. Die Erkrankungsdauer seit der Diagnosestellung des ersten Ulkus betrug minimal ein Jahr, maximal sechs Jahre. Bei keinem Fall lag eine Ersterkrankung vor, ferner war bei keinem Kranken zwischen der Erstbeobachtung und der Zweitbeobachtung eine Resektion durchgeführt worden. Die Behandlung des akuten Ulkus bestand in beiden Kliniken in strenger Bettruhe, Schonkost, im Bedarfsfall schmerzstillenden Medikamenten und Rollkuren.

Die Erkrankungen, die eine stationäre Behandlung erforderlich machten und nicht mit dem Ulkusleiden zu tun hatten, waren bei den 22 Männern: Unfälle (drei Frakturen, eine Quetschung), Appendektomie (zweimal), Virushepatitis (zweimal), Lumbago (zweimal), fieberhafte Bronchitis (dreimal), fieberhafter Darminfekt (zweimal), Bronchopneumonie (einmal), funktionelle Herz-Kreislauf-Störungen (dreimal), eitrige Nebenhöhlen-Entzündung (zweimal), Ischias (einmal); bei Frauen je einmal Lumbago, Verbrennung, Parametritis und Virushepatitis.

Die kürzeste Beobachtungszeit wegen des akuten Ulkus betrug 14, die längste 40 Tage; die kürzeste Beobachtungszeit wegen der nicht mit dem Ulkus im Zusammenhang stehenden Erkrankung betrug 12, die längste 24 Tage.

1. *Das Verhalten des Ulkuskranken während der stationären Behandlung des Ulkus.* Das Verhalten der Kranken während der Beobachtungsphase wegen eines akuten Ulkus war durch folgende Merkmale gekennzeichnet:

Durch eine große Bereitschaft, sich den ärztlichen Anweisungen wie den pflegerischen Maßnahmen willig zu unterwerfen. Sie nahmen eine akzeptierende Einstellung zur Klinik, zum Behandlungsplan wie zum Stationsregime ein. Auch unangenehme Einschränkungen, wie das von Rauchern schwer befolgbare Rauchverbot, wurden ohne allzugroßes Murren hingenommen und weitgehend ohne heimliche Umgehungsversuche befolgt.

Auch nach Abklingen der akuten Phase, wenn Patienten mit anderen Erkrankungen dieser Altersstufe üblicherweise wieder anfangen, Aktivitäten zu entwickeln, blieben sie ruhig und auffallend inaktiv. Sie verlangten von sich aus weder nach Lockerung der strengen Bettruhe noch nach stundenweiser Ausgangsgenehmigung, wie sie in beiden Kliniken, in denen ich die Kranken beobachtete, üblicherweise, vor allem verheirateten Patienten, gestattet wurde, vorausgesetzt, daß der Zustand des Patienten und der Behandlungsplan dies erlaubten. Sie zeigten auch keine Impulse, an den heimlichen Gruppenveranstaltungen teilzunehmen, wie sie auf den Krankenstationen abends stattzufinden pflegen, um entgegen der Hausordnung Bier zu trinken, zu rauchen und Skat zu spielen. Selbst gegen Ende der Kur, wenn andere Patienten, sich wieder wohlfühlend, in der Regel anfangen, auf Entlassung zu drängen, behielten sie ihr stilles, inaktives Verhalten bei. Dies fiel Ärzten und Schwestern vor allem deshalb als etwas Besonderes auf, weil die Angehörigen dieser Kranken bei den Besuchen in der Klinik das Verhalten mit Verwunderung bemerkten und auf den Gegensatz zu dem sonst sehr tätigen, aktiven Leben dieser Kranken hinwiesen.

Den Schwestern berichteten die Kranken immer wieder, wie wohl sie sich in der Klinik fühlten; wie froh sie seien, daß die Behandlung nicht zu Hause durch den behandelnden Arzt ausgeführt würde, weil sie fürchteten, zu Hause nicht zur Ruhe zu kommen. In den Gesprächen, die ich mit den Kranken über dieses Thema führte, wurde deutlich, daß ihnen an dem ungestörten, für einen längeren Zeitraum geplanten Aufenthalt im Bett besonders gelegen war.

Es fiel ferner auf, daß sich die Kranken durch den Klinikaufenthalt gegen ihr früheres Leben abschirmten, daß sie ihn dazu benutzten, sich von ihrer Berufs- und Familienwelt zu distanzieren. So war es bemerkenswert, daß freiberuflich Tätige sich keine Geschäftspost in die Klinik bringen ließen und nicht versuchten, über Telefon oder durch Besuche von Klienten einen Teil ihrer Geschäfte fortzuführen. Sie erklärten ihren Angehörigen, sie fühlten sich körperlich so schlecht, daß sie sich solchen Anstrengungen nicht gewachsen fühlten – auch fürchteten sie die bei solchen Gelegenheiten möglichen Aufregungen. So konnte des öfteren beobachtet werden, daß, da keine entsprechende Vorsorge für eine Vertretung getroffen worden war und die Eltern oder Ehefrauen nicht dazu in der Lage waren, die Dinge plötzlich ins Gleiten gerieten und unkontrolliert dahinschlitterten, ohne daß die Kranken sich entschließen konnten, irgendwelche Maßnahmen zu ergreifen. Auch dieser Gegensatz zum vorigen Verhalten wurde von den Angehörigen immer wieder hervorgehoben. Sie konnten sich dieses Verhalten nur dadurch erklären, daß sie es auf die Schwere der Erkrankung zurückführten. Daraus erwuchs eine starke Besorgtheit, mit der sie sich an den behandelnden Arzt wendeten in der Hoffnung, er werde sie beschwichtigen.

Das in beiden Kliniken übliche Behandlungsschema für das akute Ulkus (es wurde routinemäßig angewendet und war in die Regie der Schwestern übergegangen, wohingegen die spezielle medikamentöse Therapie in den Händen der Ärzte lag, war über alle Jahre hinweg gleichgeblieben, während die spezielle Therapieform mit den Ärzten und den sich ändernden theoretischen Konzepten gewechselt hatte): eine reizarme, meist breiige Diät, Wärmeanwendungen in der Magengegend (Gummiflasche) und Bettruhe, wurde nicht nur hingenommen, sondern entsprach den Wünschen der Patienten. So achteten sie ängstlich darauf, daß die Kost auch wirklich reizarm und breiig war. Auf Verwechslungen oder Nachlässigkeiten von seiten der Küche reagierten sie mit einer klagend-anklagenden Vorwurfshaltung. Auch wurden nur selten Übertretungen des Diätregimes beobachtet. Kamen sie dennoch vor, so handelte es sich darum, daß Mütter oder Ehefrauen den Kranken ihre Lieblingsspeise in die Klinik gebracht hatten. – Dieselbe ängstliche Besorgtheit bestand gegenüber der strengen Einhaltung der Wärmeanwendung.

Beobachtungen über erotische Impulse, wie sie auf allgemeinen Männerstationen zu beobachten sind (Neckereien mit dem weiblichen Personal und den Schwestern), sind in den Protokollen nicht zu finden.

Wie schon aus den Protokollen über die Einstellung der Kranken zu den pflegerischen Maßnahmen (Bettruhe, Wärmflasche, Diät) hervorgeht, sind sie sehr stark mit sich und der Krankheit beschäftigt. Dieser Eindruck verstärkt sich noch mehr, wenn man registriert, welch hohen Grad der Aufmerksamkeit sie ihrem Magen, der Verdauung und den Exkrementen zuwenden. So trugen die Kranken den Ärzten täglich genaue Detailschilderungen über Vorgänge im Magen (Schmerzen, Knurren, Bewegungen usw.) und im Bauchbereich vor. Diese Schilderungen haben deutlich ängstlich-hypochondrischen Charakter. Sie zeigen an, wie sehr die Kranken sich in den Stunden, in denen sie still daliegen, mit dem erkrankten Organ und den damit zusammenhängenden Verdauungsfunktionen beschäftigen. Wie stark der Druck war, der von den ängstlichen Selbstbeobachtungen ausging, war daran feststellbar, daß sie nicht nur mit den Ärzten, sondern auch mit den Schwestern und ihren Angehörigen darüber sprechen mußten. Wieder löste dies bei den letzteren – wie auch bei manchen Schwestern – das Gefühl der Besorgnis aus, auf das bereits in anderem Zusammenhang hingewiesen wurde.

2. *Das Verhalten des Ulkuskranken während der stationären Behandlung einer anderen als der Ulkuskrankheit. (Von der Ulkuskrankheit her gesehen handelt es sich um das symptomfreie Intervall.)* Wir gliedern wieder wie im vorhergehenden Abschnitt unter denselben Gesichtspunkten. Folgende Merkmale ließen sich erfassen:

Obgleich die Kranken sich ohne Schwierigkeiten in die Ordnung einfügten, fiel auf, daß ihnen dies nicht leichtfiel. Der Grund ihrer Schwierigkeit lag darin, daß sie die Rolle des Kranken nur schwer übernehmen konnten. Sie empfanden

den Krankenhausaufenthalt als unliebsame Unterbrechung ihres Lebens und wollten ihn so schnell als möglich beenden. Das hatte zur Folge, daß sie sich nicht wie während der Behandlung des Ulkus im Krankenhaus »einrichteten«. Sie betrachteten die Krankenhauszeit nur als eine Unterbrechung des gewohnten Lebens und waren bestrebt, soviel als möglich von demselben im Krankenhaus fortzusetzen. So ließen sie sich ihre Post bringen, blieben in Kontakt mit ihren Geschäften und zeigten auch sonst eine rege Aktivität. Auch litten sie darunter, nicht in gewohnter Weise weiterarbeiten zu können. Sobald es ihr Zustand erlaubte, drängten sie darauf, aufstehen zu können, und sobald es möglich war, verlangten sie, stundenweise nach Hause gehen zu können, um dort irgendwelche Dinge zu erledigen. Mit ihrem ungeduldigen Drängen gelang es ihnen auch, frühzeitig nach Hause entlassen zu werden. Immer wieder taucht in den Protokollen auf, daß von den Kranken eine gewisse Unruhe ausgehe, daß sie etwas Drängendes an sich hätten und daß sie nicht eigentlich zur Ruhe kämen. Immer wieder klagen sie, daß es ihnen schwerfalle, still im Bett zu liegen. So sind die Protokolle über die Patienten, die nach Frakturen eingegipst worden waren, wie über die, welche postoperativ oder aus anderen Gründen strenge Bettruhe halten mußten, voller Klagen und Jammern über das Still-liegen-müssen. Die Kranken finden schwer oder gar nicht zu einer Anpassung an ihre Lage – geschweige denn, daß sie den Zustand passiver Zurückgezogenheit erreichen könnten, den sie während der Behandlung des Ulkus eingenommen hatten.

In der Einstellung zum Essen bestand kein einheitliches Verhalten. Es ließen sich nach den Protokollen jedoch zwei Gruppen gegeneinander abheben. Die eine, aus elf Personen bestehend, fiel überhaupt nicht auf. Die Kranken dieser Gruppe aßen die übliche Normalkost, tranken, was ihnen vorgesetzt wurde, und rauchten bis auf zwei Personen. Die Schwestern wußten nicht einmal, daß es sich um Ulkuskranke handelte. Die Kranken der anderen Gruppe hingegen hatten sich sofort auf den Stationen als Ulkuskranke eingeführt und die Ärzte um Verordnung von Diät gebeten. Dabei wurden mehr oder weniger große Ansprüche an die Art der Zubereitung der Speisen gestellt. Zwei Patienten verlangten die Breikost, die sie während der Behandlung des akuten Ulkus erhalten und seitdem beibehalten hatten. Vier Kranke dieser Gruppe erregten die Aufmerksamkeit der Schwestern durch die Skurrilität ihrer selbsterfundenen Diäten. Wenn sie sie nicht in der von ihnen gewünschten Weise erhalten konnten, spannten sie die Angehörigen ein, die sie ihnen ins Krankenhaus brachten. Die Einhaltung der Diät wurde von ihnen pedantisch beobachtet – hatte etwas von einem Zwangsritual an sich. Konnte sie aus irgendwelchen Gründen einmal nicht korrekt ausgeführt werden, verzichteten sie lieber aufs Essen. So mußte einer vor jeder Mahlzeit ein weichgekochtes Ei essen. Wurde dies von der Schwester vergessen oder hatte es nicht die vorgeschriebene Konsistenz, begann er nicht zu essen. In dieser Gruppe befanden sich zehn Milchtrinker und zwei Biertrinker; in der anderen Gruppe waren es zwei Milchtrinker und sieben Biertrinker. Während in der ersten Gruppe von den elf Kranken neun rauchten, waren es hier nur vier von fünfzehn. Von diesen Kranken finden sich in den Protokollen des öfteren Beschwerden über den Magen. Von vielen werden sie in der Form von Vorwürfen gemeldet: weil das Essen zu spät kam, weil es zu kalt, zu scharf gewürzt, zu fett war, weil es nicht den Diätansprüchen genügte oder weil ein Stück des Rituals ausgelassen worden war, so z. B. das Glas warme Milch vorher. Die Art und Weise, wie diese Beschwerden vorgetragen wurden, die Mannigfaltigkeit der Beschwerdebilder lassen deutlich werden, daß es sich um hypochondrische Ängste handelt. An dieser Stelle entstehen gespannte Verhältnisse zwischen den Kranken und den Schwestern. Sie empfinden die Patienten als anspruchsvoll, nörgelnd und fühlen sich durch ihre Unzufriedenheit bedrückt, manche gebrauchen den Ausdruck gequält.

Auffallend ist, daß dieselben Patienten, die ihrem Magen so viel ängstliche Aufmerksamkeit zukommen ließen, der jetzt bestehenden Erkrankung gegenüber weitgehend indifferent blieben. Nur hier und da zeigte sich bei den Patienten dieser Gruppe eine allgemeine Ängstlichkeit und Empfindlichkeit. Von einigen wird berichtet, daß sie sich bei Maßnahmen wie intravenösen Injektionen, Verbandswechsel usw. »anstellten«.

Bemerkungen über erotische Impulse tauchen im Gegensatz zu vorher jetzt des öfteren auf. Es handelt sich um die auf

Männerstationen üblichen Neckereien mit dem weiblichen Personal und den Schwestern.

Diskussion der Ergebnisse

Mit Hilfe protokollarischer Aufzeichnungen wird das Verhalten einer Gruppe von 26 Ulkuskranken unter bestimmten Gesichtspunkten in zwei verschiedenen Situationen registriert: Einmal während der stationären Behandlung eines akuten Magengeschwürs (erste Situation), zum anderen während der Behandlung einer nicht mit dem Ulkus zusammenhängenden Erkrankung (zweite Situation).

Es ergaben sich folgende eindeutige Unterschiede:

Während der Behandlung des Ulkus nehmen die Patienten die Rolle des Kranken willig an – während der Behandlung der nicht mit dem Ulkus zusammenhängenden Erkrankung tun sie dies nicht. Während sie in der ersten Situation gern im Krankenhaus sind und froh darüber, von zu Hause weg zu sein, sind sie in der zweiten Situation ungern dort und drängen nach Hause. Der Krankenhausaufenthalt hat eindeutigen Interimscharakter.

Während die Kranken in der ersten Situation das Krankenhaus wie eine Zuflucht, wie einen Ort des Rückzuges behandeln, der sie gegen die Berufs- und Familienwelt abschirmen soll (das Krankenhaus als Glasglocke), sehen sie im Krankenhaus in der zweiten Situation nur ein notwendiges Übel, lästig, weil es sie daran hindert, ihren bisherigen Tätigkeiten nachzugehen. So entschieden sie in der ersten Situation jede Verantwortung für ihre berufliche Arbeit zurückwiesen, so sehr behalten sie sie in der zweiten Situation bei.

In der ersten Situation sind die Kranken froh, daß sie im Bett sein sollen – sie kriechen hinein und bleiben dort wie in einer Höhle versteckt –, in der zweiten Situation ist ihnen das Bett verhaßt und selbst dann unerträglich, wenn, wie nach Operationen, sie gar nicht in der Lage wären, anders als im Bett zu existieren.

Übereinstimmend zeigen ferner alle Kranken in der ersten Situation eine extreme Passivität, in der zweiten behalten sie ihren üblichen energischen Tätigkeitsdrang bei und werden ungeduldig, unruhig, wenn sie durch die Krankheit daran gehindert werden, ihn zu betätigen.

Die Passivität in der ersten Situation läßt sich genauer als eine sich dem anderen überlassende, eigene Aktivitäten aufgebende Haltung beschrieben, die sich dem Pflegepersonal als Hilflosigkeit vermittelte. So konnte ich beobachten, daß die Schwestern diese Kranken, deren Zustand ja im allemeinen nicht als besonders ernst imponiert, wie Schwerstkranke behandelten. Die Aktivität in der zweiten Situation ist dagegen sehr ausgeprägt und geht so weit, daß das Pflegepersonal sie als störend, ja als bizarr empfindet, z. B. wenn die Kranken trotz der Schwere ihres Krankheitszustandes (nach der Operation, in der Gipsschale wegen unerträglicher Ischiasschmerzen) innerlich nicht nachlassen und keine Ruhe geben können. Während die Einstellung zum Essen in der ersten Situation einheitlich ist, nämlich passiv-rezeptiv, ist sie dies in der zweiten Situation nicht mehr. Hier gibt es eine Gruppe, die dem Essen keine Beachtung schenkt und sich so verhält, daß die Schwestern gar nicht erfahren, daß die Kranken Ulkuskranke sind.

Die in der ersten Situation bei allen Kranken zu beobachtende hypochondrisch-ängstliche Einstellung dem Magen gegenüber erweist sich nicht als eine generelle hypochondrische Haltung. Wie die Beobachtung während der zweiten Situation zeigt, äußert sie sich den jetzt erkrankten Organen gegenüber z. B. nicht. Jedoch behält eine Gruppe der Kranken ihre hypochondrische Aufmerksamkeit dem Magen gegenüber auch in dieser Situation, in der kein akutes Ulkus besteht, bei. Sie sind es auch, die besondere Diätformen seit der Ulkuserkrankung beibehalten haben und auch jetzt fordern.

Während in der ersten Situation keinerlei erotische Impulse zur Beobachtung kommen, werden solche in der zweiten Situation bei der Mehrzahl der Kranken sichtbar: Je mehr die Kranken ihren Magen hypochondrisch beobachteten und je mehr sie mit Vorstellungen über bestimmte Diäten und deren strikter Einhaltung beschäftigt sind, desto weniger zeigen sie Tendenzen zu Neckereien mit dem weiblichen Personal.

Betrachtet man diese Ergebnisse unter *neurosenpsychologischen* Gesichtspunkten, so kann man feststellen, daß die Kranken während der stationären Behandlung eines akuten Magengeschwürs:

eine deutliche *regressive* Tendenz zeigen;

eine ausgesprochen *oral rezeptive* Lebensweise annehmen;

sich ihrem Magen gegenüber deutlich *hypochondrisch-ängstlich* verhalten;

anstatt einer männlichen Einstellung zum weiblichen Personal eine eindeutig *passiv anlehnende* Haltung einnehmen, wie sie Kleinkinder der Mutter gegenüber zeigen;

in den Personen ihrer Umgebung – Angehörigen wie Krankenschwestern – ein Gefühl von *liebevoller Besorgnis* und Impulse zu Hilfsbereitschaft wie Fürsorge auslösen.

Dagegen zeigen dieselben Kranken während der stationären Behandlung einer nicht mit dem Ulkus zusammenhängenden Erkrankung:

eine *aktive*, die geordnete Tätigkeit fortsetzen-wollende Einstellung;

sie tun sich schwer, *die Patientenrolle einzunehmen;*

ein Fehlen der üblichen regressiven Einstellung, die Krankenhausaufenthalte in der Regel beim Menschen auszulösen pflegen;

sie *wehren sich gegen die Bettruhe* und gegen das erzwungene Stillhaltenmüssen;

dem weiblichen Pflegepersonal gegenüber zeigen sie ein männliches Verhalten – nicht ein passiv-anlehnendes;

keine hypochondrische Aufmerksamkeit für das jetzt erkrankte Organ.

Eine Gruppe der Kranken nimmt zwischen den beiden Extremen eine Mittelstellung ein: Sie verhalten sich in der zweiten Situation annähernd im gleichen Maße aktiv, tätig wie die soeben beschriebene Gruppe, sind aber zur selben Zeit ängstlich-hypochondrisch mit ihrem Magen beschäftigt, den sie genauestens beobachten und nach strengen Ritualen behandeln.

Diese Befunde legen es nahe, sie konfliktpsychologisch zu interpretieren. Danach entspräche das Verhalten der Kranken in der ersten Situation ihren unbewußten Triebwünschen, ihrem Verlangen nach oral-passiver Befriedigung durch eine mütterliche Beziehungsperson – in der zweiten Situation der Abwehr dieser unbewußten Wünsche durch eine Reihe verschiedener Mechanismen.

Wenn die Beobachtungen stimmen, daß Ulkuskranke während der stationären Behandlung einer nicht mit dem Ulkus in Zusammenhang stehenden Erkrankung sich ihren passiv-rezeptiven Triebwünschen gegenüber so verhalten, wie sie dies auch im alltäglichen Leben tun, nämlich sie durch die Reaktionsbildung der Hyperaktivität abwehren, sich also überkompensierend verhalten, so liegt es nahe anzunehmen, daß die Rezidivquote in dieser Situation verstärkter Abwehr minimal sein müsse. Dagegen spricht, daß es hier häufig zu Überforderungen der Abwehr kommt, also zu Krisensituationen des Gleichgewichtes, die uns als Auslöser des Rezidivs wohlbekannt sind. Um diese Frage im mathematisch-statistischen Sinne beantworten zu können, bedürfte es einer sehr komplizierten und ausgedehnten Untersuchung. Ich beschränkte mich darauf, Kollegen verschiedener Disziplinen, vor allem solche, die längerdauernde Behandlungen durchführen (Orthopäden, Internisten, Dermatologen), zu fragen, ob sie während dieser Zeit bei Ulkuskranken das Auftreten frischer Rezidive beobachten konnten. Dies war, wie auch bei den von mir selber beobachteten 26 Fällen, nicht der Fall. So vage diese Information im statistischen Sinne auch sein mag, so gibt sie doch bei einer Zahl von insgesamt 48 Fällen (26 eigene und 22 fremde), die schätzungsweise im Mittel dreißig Tage stationär behandelt wurden, d. i. insgesamt etwa 1440 Tage, einen bemerkenswerten Hinweis zur Stützung meiner Annahme.

Zum Abschluß dieser Betrachtung will ich noch einen Blick auf das Verhalten von Ulkuskranken im täglichen Leben, außerhalb der Klinik und während des symptomfreien Intervalls, werfen, das ja auch, wie die Zeit des Aufenthaltes in der Klinik wegen einer nicht mit dem Ulkus in Zusammenhang stehenden Erkrankung, durch Triebabwehr gekennzeichnet ist. Dabei geht es um die Klärung der Frage, ob die verwendeten Abwehrmechanismen in beiden Situationen die gleichen sind. Dies scheint nicht der Fall zu sein. Nach den Ergebnissen Alexanders wie auf Grund eigener Beobachtungen kommen die Kranken im Leben ohne Projektionsmechanismen aus. Das bedeutet, daß die Krankenhaussituation eine Bedrohung der normalen Abwehr durch Mobilisierung oral-rezeptiver Wünsche darstellt, die neue Abwehrmechanismen ins Spiel bringt. Dies wird vor allem an der Gruppe deutlich, bei der es zu Triebdurchbrüchen kommt: Zu dem Wunsch, besondere

Diätformen zu erhalten, und zu einer hypochondrischen Zuwendung zum Magen. Sie sind es, die eine besonders feindselige und abweisende Stimmung in ihrer Umwelt erzeugen.

Das Rollenspiel zwischen der Institution des Krankenhauses und dem Ulkuskranken

Das Besondere ist nun darin zu sehen, daß in der ersten Situation die Institution des Krankenhauses bereit ist, die oral-rezeptive Haltung zu befriedigen. Die Wünsche des einen erscheinen beim anderen als »therapeutische« Angebote: Das Verlangen nach Babykost wird mit der entsprechenden Diätform beantwortet; das Verlangen nach Rückzug in eine warme, von der Welt geschützten Höhle wird mit Bettruhe und Wärmeapplikationen beantwortet. So entsteht eine harmonische triebbefriedigende Atmosphäre, in der beide Teile zufrieden sind. Besonders wohl fühlen sich die Schwestern. Ihr Verhalten ähnelt dem von Schwestern auf Kinderstationen, wo hilfsbedürftige Kinder behandelt werden. Man gewinnt den Eindruck, daß die Ulkuskranken in der ersten Situation für die Schwestern Signale darstellen, die das Kleinkindschema in ihnen auslösen, daß die Manifestation oralen Verhaltens beim Patienten mütterliche Instinkte in ihnen ausklinkt[4].

Ein anderes wesentliches Bindeglied zwischen dem Patienten und seiner Umgebung ist die Besorgnis: Ärzte, Pflegepersonal und Angehörige fühlen sich durch sie zu besonderer Aktivität aufgerufen. Auch auf diesem Wege erfolgt eine beide Teile befriedigende Verbindung zwischen dem Kranken und der Institution. Hier gibt es einen, der braucht, was das Krankenhaus anbietet: praktische Hilfe und die Ideologie der Caritas.

Ganz im Gegenteil dazu kommt es zwischen Patient und Institution in der zweiten Situation zu einem gespannten, ja kritischen Verhältnis. Die Patienten werden zum Gegenstand von Ärger und Verstimmungen. Es war nicht unmittelbar festzustellen, welche Faktoren eigentlich diese Spannungen auslösten, da die Schwestern nur gelegentlich grobe Tatsachen benennen konnten. Einige ließen sich aus den Protokollen und der Besprechung derselben erfassen:

Die Kranken fühlen sich in der gegebenen Situation nicht wohl und vermitteln eine Stimmung der Unzufriedenheit. Die Schwestern bezogen diese Stimmung auf sich, was bei ihnen zu dem Gefühl, ungerecht behandelt zu werden, führte. Man kann ihr Empfinden etwa so ausdrücken: Jetzt tun wir alles für diese Kranken und sie sind immer noch nicht zufrieden.

Enttäuschung bereitete den Schwestern auch die Ablehnung des Krankenhauses und der Patientenrolle. Sie fühlten sich dadurch zentral entwertet.

Ein anderes Spannungsmoment, das besonders schwer zu isolieren war, bestand darin, daß die Schwestern immer wieder Versuche unternahmen, die Kranken in die Rolle des hilfsbedürftigen Patienten zu drängen, wozu sie offenkundig durch sehr feine Signale, die die Kranken gaben, verführt wurden. Der Ausgang dieser Versuche war der, daß die Kranken plötzlich keine Hilfe und Zuwendung mehr wollten. Das gab den Schwestern das Gefühl von Unvermögen, Versagen und Ohnmacht. In dieser Zone der Beziehung wurden depressive Stimmungen bei den Schwestern spürbar.

Von den Kranken der Gruppe, die besondere Diätwünsche äußerten, fühlten sich die Schwestern drangsaliert und gequält, vor allem wegen der mit den Diätwünschen verbundenen Zwangsrituale. Sie verloren schnell die Freudigkeit, die Wünsche der Kranken zu befriedigen. Das löste bei den Kranken wiederum Enttäuschung und Ärger, bei den Schwestern Trotz und Schuldgefühle aus. Derselbe Ablauf wurde in Verbindung mit der hypochondrischen Selbstbeobachtung sichtbar. Während sie in der ersten Situation das Engagement der Schwestern gesteigert und eine betulich-besorgte Aufmerksamkeit in ihnen ausgelöst hatte, empfanden die Schwestern die hypochondrischen Klagen jetzt als bedrängend, als eine »Säge«. Sie reagierten darauf ablehnend, gereizt und sich kühl zurücknehmend.

Während die Deutung der Interaktion zwischen dem Kranken und der Institution in der ersten Situation als einer Befriedigung kindlicher und mütterlicher Triebregungen auf dem oralen Niveau nicht schwer ist, gestaltet sich die Deutung der Beziehung in der zweiten Situation, die wir durch Triebabwehr charakterisiert haben, insofern schwierig, als mehrere Abwehrmechanismen zur Anwendung kommen. Da ist einmal die Abwehr der oralen Passivitätswünsche durch Aktivität, zum anderen die der rezeptiven Wünsche, geliebt zu werden, durch Spannungserhöhung und ein anal geprägtes Entwerten und Quälen des anderen, was beides der Reaktionsbildung entspricht. Das Ende dieser Entwicklung ist, daß die Welt um die Kranken herum voller Ärger und Verstimmung ist, also das Gegenteil von dem, was die Kranken unbewußt wünschen[5]. Nimmt der Triebdruck zu, z. B. wenn die Schwestern versuchen, die Krankenrolle des Patienten zu verstärken, d. h. die Regression in Gang zu bringen, setzt der Mechanismus der Projektion ein: Unzufriedenheit, Schuldgefühle und das Erlebnis der Ohnmacht tauchen jetzt bei den Schwestern auf. An dieser Stelle kommt es zu bedrohlichen Zuspitzungen zwischen den Kranken und der Institution.

Anmerkungen

1 Ich verdanke dieses Interesse, psychosomatisch Kranke nicht nur in der psychoanalytischen Situation, sondern auch in der Klinik beobachten zu wollen, den Anregungen durch die Seminare des Psychoanalytischen Instituts Chicago aus dem Jahr 1950, wo eine kliniknahe psychoanalytische Forschung psychosomatischer Erkrankungen betrieben wurde.

2 Die Beobachtungen wurden vornehmlich auf den Bettenstationen der Med. Polikliniken der Universität München, der Universität Gießen und in vielen Kliniken und Krankenhäusern Münchens durchgeführt.

3 Beide Beobachtergruppen erhielten denselben Fragenkatalog, der ihnen als Richtschnur für das zu Beobachtende dienen sollte.

4 Wie stark die Signale von Ulkuskranken auch auf eine nicht-weibliche Umwelt einwirken, zeigte die Erfahrung des letzten Krieges: Inmitten des totalen Krieges schloß man die Kranken zu Ulkuskompanien zusammen, wo sie neben anderen Erleichterungen und Vorrechten Weißbrot erhielten, das sonst äußerst streng rationiert war.

5 Diese Interpretation weicht von der Alexanderschen ab, der glaubt, daß die Kranken auf die selbst verursachte Versagung ihrer oral-rezeptiven Wünsche mit oral-aggressiven Reaktionen antworten. Mir scheint die entwertende und quälende Komponente mehr auf eine anale Herkunft zu verweisen.

III

Die Prognose unbehandelter
psychosomatischer Erkrankungen
im Lichte der psychoanalytischen
Theorie des Symptomwandels

Die katamnestischen Untersuchungen werden in dieses Buch, das sich mit einer psychoanalytischen Psychosomatik beschäftigt, aufgenommen, weil sie von einem psychoanalytischen Standort ausgehen und mit psychoanalytischen Methoden durchgeführt werden. Was heißt das? Das heißt einmal, daß ich von dem psychoanalytischen Verständnis der neurotischen Erkrankung als einem dynamischen Prozeß ausgehe, zum anderen davon, daß die manifesten Syndrom- und Symptomschicksale (gleichgeblieben, verschwunden, verändert) nichts über Heilung, Besserung, Verschlechterung etc. aussagen.

Das entscheidende psychoanalytische Argument ist das, daß die neurotische Symptomatik, das Krankheitsbild, nur der oberflächliche Ausdruck der verborgenen neurotischen Struktur ist. Die Symptomatik dieser Struktur kann sich im Feld des Körpers, der Psyche oder der Gesellschaft manifestieren, kann fließend von dem einen in das andere Gebiet übergehen oder sich gleichzeitig in zwei oder drei dieser Gebiete darstellen. So bedeutet das berühmte Kriterium der Spontanheilung, mit dem die organische Medizin arbeitet, in der Psychoanalyse wenig. Es bezeichnet lediglich mannigfache Möglichkeiten des neurotischen Krankheitswandels: Scheinheilung (Freud, 1896), Schiefheilung (Freud, 1919) etc., d. h. Manifestationsänderung der Neurose in eine symptomfreie Form oder eine geglückte Abwehr. So stellt Bally fest: »Die Abwehr der mit dem Ich unverträglichen Triebansprüche gelingt u. U. so gut, daß sich ein symptomloser Zustand scheinbarer Gesundheit einstellt.« (1961)

Bereits in seinen ersten Studien über Hysterie aus dem Jahre 1893 konnte Freud das Phänomen des Symptomwechsels beobachten. In der Krankengeschichte der Emmi v. W. führt er uns einen fließenden Syndromwandel vor Augen. 1905 verfolgt er den Vorgang erneut bei Darstellung des Falles Dora. Auch den Ausgang einer primär psychoneurotischen Störung in körperliche Krankheit hat er beschrieben: ». . . daß unglückliche Ehe und körperliches Siechtum die gebräuchlichsten Ablösungen der Neurose sind«, stellt er 1919 fest. Ferner fiel ihm auch die dritte Umwandlungsform, die in soziale Schwierigkeiten, auf. Bei seinen Untersuchungen über »Massenpsychologie und Ich-Analyse« erkannte er, daß es durch Befriedigung des gestörten Triebverlangens in Bindung an mystisch-religiöse oder philosophisch-mystische Sekten oder Gemeinschaften zu »Schiefheilungen« mit vorübergehendem Verlust der neurotischen Symptomatik kommen kann. Ein Jahr später demonstriert er diese Art von »Heilung« an der Teufelsneurose eines Malers, dessen hysterische Anfälle in dem Moment verschwinden, in dem er in den Orden der Barmherzigen Brüder eintrat und eine vollkommene Hingabe an Gott vollzog (1923). (Es ist naheliegend, daß diese Beobachtungen dazu geführt haben, den Begriff der Symptomneurose in Frage zu stellen. So weist z. B. Reich darauf hin, daß es besser sei, von der neurotischen Reaktionsbasis auszugehen als vom Symptom.) (1933)

1924 entdeckte Freud die Beziehung zwischen »Spontanheilung« und moralischem Masochismus: »Es ist auch lehrreich zu erfahren, daß . . . eine Neurose . . . verschwinden kann, wenn die Person in das Elend einer unglücklichen Ehe geraten ist, ihr Vermögen verloren oder eine bedrohliche organische Erkrankung erworben hat. Eine Form des Leidens ist durch eine andere abgelöst worden . . .« (1924).

Zur weiteren Verdeutlichung des Gemeinten führe ich zwei berühmte Beispiele aus der Geschichte der Psychoanalyse an: die Katamnese des sog. »Wolfsmannes« und die der Anna O.

Der erste Fall ist der des sog. »Wolfsmannes«, dessen Analyse Freud 1914 beendete: »Als er mich im Hochsommer 1914 verließ, – – – hielt ich ihn für gründlich und dauernd geheilt.« (1937) Der Patient hatte an schweren, in der Kindheit beginnenden zwangsneurotischen Störungen gelitten und zeigte mit 23 Jahren – dem Zeitpunkt des ersten Analysebeginnes – eine extrem infantile Unselbständigkeit und Hilflosigkeit. Er konnte sich z. B., wie Jones berichtet (1962), nicht alleine ankleiden. 5 Jahre später ist eine zweite (kurze) Analyse wegen eines Konversionssymptoms (Jones, 1962) – Freud spricht in dem katamnestischen Nachtrag zur Krankengeschichte dieses Patienten (1918) von einem nicht überwundenen Stück der Übertragung, das noch bearbeitet werden mußte – erforderlich, das ebenso beseitigt wird wie die infantile Symptomatik. In den darauffolgenden Jahren – so kann

Jones (1962) entnommen werden – äußert sich die Neurose mehr im sozialen Bereich. Der Patient ist nicht in der Lage, seinen Lebensunterhalt selber zu verdienen, befindet sich in dauernden Geldnöten, muß um Unterstützung bitten, auch ist seine Ehe sehr schlecht. 12 Jahre nach Beendigung der ersten Analyse wird eine erneute Therapie notwendig. Aus den Berichten seiner Analytikerin, Mack-Brunswick, geht hervor, daß der nun 39jährige Patient jetzt an einer paranoiden Psychose leidet (1928). Auch diese ist, wie aus einer späteren Katamnese aus dem Jahre 1952 ersichtlich ist, wieder abgeklungen (Gardiner, 1952).

Der zweite Fall – noch aus der voranalytischen Arbeit Breuers mit Freud stammend – ist der weithin bekanntgewordene der Anna O., den beide im Jahre 1895 gemeinsam veröffentlichten. Die 21jährige Kranke hatte über Jahre an einer schwersten hysterischen Neurose mit Lähmungen, Störungen des Seh- und Sprachvermögens, Unfähigkeit zu essen, einem quälenden Husten, Hemmungen, Zuständen von psychischer Verworrenheit und solchen, in denen zwei verschiedene Bewußtseinszustände einander abwechseln, gelitten. Nach Beendigung der Behandlung – Breuer teilte damals mit, daß es ihr gut gehe – kam es bald zu Rückfällen. Schon 1 Jahr nach Abschluß der Therapie befindet sie sich in einer Nervenanstalt, dann wird von Morphiumsucht berichtet, und 1897 schreibt Martha Freud, eine Freundin der Anna O., an ihre Mutter, daß Anna O. noch immer – vor allem abends – an ihren halluzinatorischen Zuständen litte. Diese scheinen, so geht aus einer Bemerkung von Jones hervor (1962), bis zum Ende der 80er Jahre angedauert zu haben. Aus dem weiteren Leben der Patientin – bekannt geworden einmal durch ihre eigenen Veröffentlichungen (Tagebücher, Reiseberichte, ein Drama, Aufsätze zur sozialen Frauenarbeit), zum anderen durch Schriften von Zeitgenossen über sie – ist nie wieder etwas über das Auftreten hysterischer Symptome zu erfahren. Auch Störungen des Bewußtseins hat es nie mehr gegeben. Blieb Anna O. demnach von weiteren neurotischen Symptomen verschont? Im medizinischen Sinne muß die Frage bejaht werden. Dem Psychoanalytiker aber will es scheinen, als ob die hysterische Grundstörung bestehen blieb, nur ihre Äußerungsform sich änderte – im sozialen Sinne in durchaus positiver Weise. Anna O., bekannt als Bertha Pappenheim, wurde eine international anerkannte Persönlichkeit auf dem Gebiet der sozialen Frauenarbeit. 1954 erscheint ihr Kopf in der Serie »Helfer der Menschheit« auf den Briefmarken der Deutschen Bundesregierung. In dem Nachruf auf sie, an dem sich viele bedeutende Persönlichkeiten beteiligen, fordert Martin Buber auf: »Ihr Bild weiterzubringen« (Jensen, 1961). Liest man die Berichte über ihr Leben, so scheint der unbewußte Sinn ihrer sozialen Arbeit – in leidenschaftlich-aggressiver Weise nimmt sie Anteil am Schicksal von Prostituierten (in manche von ihnen verliebt sie sich schwärmerisch) und kämpft für die Aufhebung der Bordelle – zum Teil darin zu liegen, die eigene infantile Sexualproblematik durch sie dauernd in Schach zu halten. Der Kampf gegen die Unzucht und gegen die sie legalisierenden Männer tritt an die Stelle des Kampfes gegen gleichgeartete eigene Triebwünsche. Von diesen wissen wir aus einem Brief Freuds (1960 an Stefan Zweig: »Was bei Breuers Patientin wirklich vorfiel, war ich imstande, später zu erraten, als mir plötzlich eine Mitteilung von B. einfiel, die er mir einmal vor der Zeit unserer gemeinsamen Arbeit gemacht und niemehr wiederholt hatte. Am Abend des Tages, nachdem alle ihre Symptome bewältigt waren, wurde er wieder zu ihr gerufen, fand sie verworren, sich in Unterleibskrämpfen windend. Auf die Frage, was mit ihr sei, gab sie zur Antwort: Jetzt kommt das Kind, das ich von Dr. B. (Breuer) habe.«

Wieviele Kräfte und Möglichkeiten durch den externalisierten Abwehrkampf gebunden wurden, bleibt unbekannt. Erfahrbar ist nur die Tatsache, daß sie – wegen ihrer Schönheit stets von Männern umschwärmt (Jensen, 1961) – unverheiratet blieb, ja anscheinend nie intimere Beziehungen zum anderen Geschlecht hatte, starke homosexuelle Verliebtheiten erlebte und in gehetzter, fanatisierter Weise einem absoluten Wahrheitsdenken sich verpflichtet fühlend, unruhig und stets überarbeitet ihr Leben der Organisation von Frauenbünden widmete. Frauenbünde wozu? Zum Schutze der Frau gegen eine Welt der Männer, die durch ihre aktive, hemmungslose Sexualität die Frauen entwerten und unglücklich machen wollen.

Anna Freud faßt die psychoanalytische Auffassung der »Spontanheilung« 1945 wie folgt zusammen:

»Auf der Basis unseres theoretischen Wissens haben wir wenig Grund zu der Annahme, daß die Neurosen Erwachsener spontan verschwinden ... Veränderungen der Lebensbedingungen können neurotische Zustände auf verschiedene Arten erleichtern. Neurotische Leiden können in gewöhnliche Leiden umgewandelt werden; der reale Verlust eines Objektes durch den Tod kann zum Beispiel an Stelle des eingebildeten Liebesverlustes dieses Objektes treten und so ein besonderes Symptom unnötig machen. Ein masochistischer Wunsch, der sich einmal in neurotischen Symptomen äußert, kann ein andermal in organischer Krankheit Befriedigung finden. Hemmungen oder Zwänge, die die Aktivität eines Patienten lähmen, können aufgegeben werden, wenn er zum Beispiel im Gefängnis oder Konzentrationslager ist und unter Hemmungen und lähmenden Umständen leben muß. Eine Neurose kann ferner erleichtert werden durch die Trennung von einem Liebesobjekt, auf das die neurotischen Züge zentriert waren, aber die Erleichterung wird vorübergehend sein, und die Neurose wird sich bald wieder vollständig aufbauen, sobald eine neue Übertragung stattgefunden hat. Derartige Vorkommnisse sind nur leichte Schwankungen innerhalb der neurotischen Organisationen ...« (1945)

Es gibt viele Versuche, das Phänomen des Syndrom-/Symptomwandels psychoanalytisch zu erklären. Das Konzept von Max Schur steht unter ihnen an erster Stelle. Ihm gelingt es, viele der beobachteten Phänomene in Einklang mit der psychoanalytischen Theorie zu bringen (1955).

Prognose und Spätschicksale
unbehandelter funktioneller Syndrome

Aufgabenstellung

Es soll die Prognose unbehandelter funktioneller Syndrome (f. S.) bestimmt werden. Dies geschieht mit Hilfe der katamnestischen Methode. Der Titel der Abhandlung wurde gewählt, weil nicht nur die Syndromprognose erfaßt werden soll, sondern auch die Gesamtprognose der Erkrankung. Dieser Ansatz hat mit der Ausgangsphypothese zu tun, daß f. S., die eine chronische Verlaufsform nehmen, den Neurosen zuzuzählen sind; d. h., daß sie nur die körperliche Symptomatik einer oft verborgenbleibenden neurotischen Grundstörung darstellen[1]. So ist auch zu verstehen, daß hier von »unbehandelt« gesprochen wird. Gemeint ist, daß neben symptomatischen Maßnahmen keine Therapie stattgefunden hat.

Derzeitiger Stand der Prognoseforschung

Zu unserem Thema finden sich in der Literatur eine Reihe von Äußerungen erfahrener Kliniker wie einige katamnestische Untersuchungen. Sie lassen sich unter verschiedenen Gesichtspunkten gliedern.

Da ist zunächst die Literatur über die *Syndromprognose* im engeren Sinne. 3 Autoren beschäftigen sich mit der Syndromprognose des funktionellen Magensyndroms.

Wilburg und Mills untersuchten 354 Patienten, die 7 Jahre zuvor an der Mayo-Klinik unter der Diagnose funktionelle Magenbeschwerden klassifiziert worden waren, nach und fanden, daß sich die Diagnose bei 85% der Fälle bestätigen ließ.

Vartio ging den Verläufen »funktioneller gastrointestinaler Störungen« nach und fand, daß von den 171 Fällen, die er ½-10 Jahre nach der ersten Diagnosestellung nachuntersuchen konnte, noch 88 (52%) an den ursprünglichen funktionellen Störungen litten. Von den 32 Patienten mit einer Magenneurose, welche Ernst nach 18-42 Jahren (im Durchschnitt nach 24 Jahren) nachuntersuchen konnte, litten noch 62% weiterhin an ihren funktionellen Beschwerden.

Es folgen nun die Autoren, welche sich mit der Syndromprognose funktioneller kardiovasculärer Störungen beschäftigen.

Da ist zunächst die Untersuchung von Grant aus dem Jahre 1925. Der Autor führte an 601 ehemaligen Soldaten, bei denen im ersten Weltkrieg eine neurozirkulatorische Asthenie festgestellt worden war, 5 Jahre später eine Katamnese durch. Er fand, daß nur bei 15% der ehemaligen Patienten das Syndrom nicht mehr nachweisbar war, daß es jedoch bei 56% unverändert weiterbestand. 18% gaben an, daß es sich zwischenzeitlich gebessert habe. Die Patienten waren physiko-mechanisch behandelt worden.

Weit systematischer als die vorhergehende Untersuchung ist die von Wheeler u. Mitarb., welche 171 20jährige Katamnesen von angstneurotischen und neurasthenischen Patienten einer kardiologischen Privatpraxis vorlegen. Sie fanden bei den 60 persönlich nachuntersuchten Fällen (der Rest wurde mit Hilfe von Fragebögen durch Drittpersonen erfaßt) 12% symptomfrei, 38% gleich und 15% mittel bis schwer an ihren alten Störungen leidend. 35% hatten weiterhin ihre alten Symptome, litten aber nicht mehr an ihnen.

Auch Vartio kommt zu annähernd gleichartigen Ergebnissen wie Grant und Wheeler. Er konnte 48 Patienten einer Gruppe von Kranken, die an neurozirkulatorischen funktionellen Störungen litten, ½-10 Jahre nach der ersten Diagnosestellung nachuntersuchen. 28 (58%) klagten weiterhin über ihre Störungen.

Ebenfalls sehr schlechte Ergebnisse quoad sanationem berichten Götz, Schröder und Schröder, welche von 273 Patienten, die 10 Jahre zuvor die Würzburger Medizinische Poliklinik aufgesucht hatten und von denen 73% als »vegetative« und »funktionelle Herzbeschwerden« und 14% als »Myokardschädigung« diagnostiziert worden waren, 203 (160 persönlich und 43 mit Hilfe eines Fragebogens) nachuntersuchten: Nur 12% waren in der Zwischenzeit beschwerdefrei geworden.

Im Gegensatz zu diesen ungünstigen Ergebnissen stellt Delius den funktionellen Herzstörungen eine gute Prognose.

Zum Schluß werden noch 2 Arbeiten referiert, die über die Syndromprognose funktioneller Syndrome heterogener Art berichten. Jacobs und Russel verfolgten das Schicksal von 100 Patienten, die in der Poliklinik einer neurologischen Klinik untersucht worden waren und bei denen konversionshysterische Störungen wie Erbrechen und Sinnesstörungen und vegetative Störungen wie Kopfschmerzen, Ohnmachten, Zittern, Schwindel, allgemeiner schlechter Gesundheitszustand gefunden worden waren. 92,5% dieser Patienten konnten 2-6 Jahre später nachuntersucht werden. Dabei zeigte sich, daß 78 einen guten Gesundheitszustand aufwiesen. Nur 26 dieser 78 (15%) klagten über das geringfügige Fortbestehen der früheren Störung. Die andere Untersuchung stammt von Vartio, der 317 Patienten mit den Diagnosen neurozirkulatorische Asthenie, neurovegetative Dystonie, Neurasthenie, Herzneurose, Dystonie des Magens, Magen-Darm-Dystonie, Dyspepsie des Magens ½-10 Jahre nach Diagnosestellung nachuntersuchte. Bei der Auswertung des Gesamtmaterials – die Ergebnisse für seine beiden speziellen Gruppen, Patienten mit funktionellen gastrointestinalen und mit funktionellen neurozirkulatorischen Störungen, wurden bereits oben wiedergegeben – fand er, daß 51,4% der Nachuntersuchten weiterhin an ihren Störungen litten. Äußerungen über die Prognose f. S. *quoad vitam* fanden sich nur in bezug auf funktionelle Herzstörungen. Wheeler, Quade, Friedberg und Delius bezeichnen sie als günstig.

Zur *Prognose in bezug auf einen Krankheitswandel* äußert sich nur Vartio. Er stellt fest, daß es bei den 371 Kranken mit heterogenen funktionellen Syndromen, bei denen das Syndrom nicht mehr bestand, zu anderen, z. T. psychosomatischen Erkrankungen gekommen war: Bei 8,2% bestand jetzt eine Cholecystopathie, bei 6,6% ein Magen- oder Zwölffingerdarmgeschwür, und 15,7% der Frauen klagten jetzt über gynäkologische Beschwerden. Ferner fand er gehäuft Diskushernien und Myokardinfarkte unter diesen Kranken. Er vergleicht die Häufigkeit dieser nach funktionellen Störungen auftretenden Erkrankungen mit der Häufigkeit derselben unter den übrigen Patienten des Hospitals und findet, daß Cholecystopathie bei ihnen 2mal, Magen- oder Zwölffingerdarmgeschwür 3mal häufiger vorkommen als bei den anderen.

Derselbe Autor stellt bei den Nachuntersuchungen der Gruppe von Kranken, die an funktionellen Magenbeschwerden gelitten hatten, nach demselben Zeitraum fest, daß diejenigen unter ihnen, die ihre funktionellen Beschwerden verloren hatten, jetzt über andere Beschwerden und Krankheiten klagten: Neurasthenie, Hypochondrie, Herzneurose, vegetative Dystonie, Impotenz, Rückenschmerzen, Hypertonie und Migräne.

Literatur über das Spätschicksal anderer f. S. (des funktionellen Atmungssyndroms, des f. S. des unteren Verdauungstraktes und des Kopfschmerzes) wurden über die einzelnen, im Text an der jeweiligen Stelle zitierten Angaben hinaus, nicht gefunden.

Die Mängel dieser Untersuchungen sind folgende: Unterschiedliche Länge der Beobachtungszeit zur Beurteilung des Verlaufs innerhalb derselben Gruppe: Jacobs und Russel 2-6 Jahre, Vartio ½-10 Jahre, Ernst 18-42 Jahre. Es besteht kein Zweifel, daß derartig verschieden lange Beobachtungszeiten Unterschiede in den Ausgängen bedingen. Fehlende oder mangelhafte soziologische Aufgliederung des Materials.

Zusammenfassung heterogener Krankheitszustände, wie z. B. Konversionshysterie, vegetative Neurose und Funktionsstörung unklarer, möglicherweise nicht psychischer Ätiologie (Götz, Schröder u. Schröder), unter demselben diagnostischen Oberbegriff.

Einschränkung der katamnestischen Untersuchung auf das Symptomschicksal unter Vernachlässigung der Frage nach den Umwandlungen des Syndroms in andere Manifestationsformen der Grundkrankheit.

(Nur Vartio stellt eine Ausnahme dar. Er beschreibt das Auftreten anderer, z. T. psychosomatischer Erkrankungen nach Abklingen des f. S.)

Ferner bestehen Schwierigkeiten in der Behandlung der Ergebnisse auf Grund der Unvergleichbarkeit der einzelnen Arbeiten untereinander. Sie stimmen in der Herkunft des Materials (aus Neurologischen, Psychiatrischen, Medizinischen Kliniken bzw. Polikliniken und aus einer kardiologischen Privatpraxis), in den angewandten diagnostischen Begriffen, in der Länge der Beobachtungszeit bis zur Durchführung der Katamnese, der Zahl der katamnestisch erfaßten

Patienten, auf die sich die Aussagen stützen, und den verwendeten Beurteilungskriterien nicht überein. Abschließend sei noch auf die Schwierigkeiten bei der Übertragung der Ergebnisse auf die deutschen Verhältnisse hingewiesen. Neben den unterschiedlichen diagnostischen Begriffen läßt die Herkunft des Materials aus dem Ausland eine Übertragung auf deutsche Verhältnisse schwierig erscheinen, weil die soziologischen, ökonomischen und kulturellen Besonderheiten eines Landes Verlauf und Ausgang f. S. wesentlich mitbestimmen (von Uexküll, 1963; Hollingshead und Redlich, 1958).

Es kann also festgestellt werden, daß nicht nur sehr wenige Arbeiten über die Prognose f. S. vorliegen, sondern diese auch in ihrem Aussagewert aus 2 Gründen – Mangelhaftigkeit in methologischer Hinsicht, Unvergleichbarkeit der verschiedenen Arbeiten miteinander und Unübertragbarkeit ausländischer Ergebnisse auf die deutschen Verhältnisse – sehr begrenzt sind.

Der *Begriff f. S.* wurde verwendet, weil er am besten geeignet erschien, nachträglich ein großes klinisches Material, das von verschiedenen Untersuchern unserer Klinik unter unterschiedlichen Diagnosen klassifiziert worden war, von denen durch Prüfung der Krankengeschichte ermittelt werden konnte, daß sie weitgehend stets dasselbe Beschwerdebild meinten, einheitlich zu erfassen. Diese Aufgabe ist er in der Lage zu erfüllen, weil er rein deskriptiver Natur ist. So kann er die von den Erstuntersuchern verwendeten Begriffe, die z. T. pathoätiologische Konzepte implizierten, wieder in den Bereich rein phänomenologischer Registrierung zurückführen. In den Krankenblättern fanden sich folgende diagnostische Begriffe: Vegetative Dystonie, vegetative Stigmatisation, vegetative Neurose, neurovegetative Dystonie, vegetative Labilität, vegetative Übererregbarkeit, Vagotonie; Kopfschmerzen, Migräne, Schwindelzustände unklarer Ätiologie; Globus, nervöse Atemstörung, nervöse Herzstörung, Herzneurose, stenokardische Beschwerden, Angina pectoris vasomotorica, paroxysmale Tachykardie; nervöse Magenbeschwerden, Meteorismus, Roemheldscher Symptomenkomplex, Gastritis, Magenneurose; Hyperventilationssyndrom, latente Tetanie; Organneurose, psychogene Störungen, Hypochondrie; Schlafstörungen; Konversionshysterie.

Das *Material*, das dieser Untersuchung zugrunde liegt[2], stammt aus den Zugängen – insgesamt 21 500 – der Medizinischen Poliklinik der Universität München der Jahre 1949-1951. Es wurden diejenigen Kranken aus dieser Gesamtzahl herausgesucht, bei denen eine der Diagnosen gestellt worden war, die als Synonyma für f. S. benutzt werden. Auf Grund eines Selektionsvorganges (Ausschließung aller Patienten, bei denen die f. S. nicht der Grund des Klinikbesuches waren, bei denen die f. S. ursächlich auf eine organische Erkrankung zurückzuführen waren oder als postinfektiös [posttoxisch] angesehen werden mußten oder nur die Begleitsymptomatik einer manifesten Neurose darstellen; ferner aller nicht chronifizierten Fälle) verblieben als Ausgangsmaterial 2330 Patienten, die in 6 Syndromgruppen zusammengefaßt wurden: Das funktionelle Magensyndrom, das funktionelle kardiovasculäre Syndrom, das f. S. des unteren Verdauungstraktes, das funktionelle Atmungssyndrom, das funktionelle Kopfschmerzsyndrom und das diffuse, rasch wechselnde, nicht dauernd an einem Organ lokalisierte f. S.

Die Untersuchung wurde mit den *Methoden* der inneren Medizin (klinische Untersuchung unter Einschluß des EKG wie von Labor- und Röntgenexamen) und der Psychiatrie-Psychotherapie (psychiatrische Untersuchung und Verlaufsbeobachtung, biographische Anamnese, tiefenpsychologische Exploration) 9-11 Jahre nach der ersten poliklinischen Erfassung der Patienten durchgeführt. Der Zeitraum von 9-11 Jahren ist nicht identisch mit der Krankheitsdauer, da viele Patienten bereits Jahre, manche schon Jahrzehnte, vorher an ihren funktionellen Störungen erkrankt waren.

Sie ist im Ansatz eine klinische Untersuchung; keine mathematisch-statistische: Die Statistik wird nur dort herangezogen, wo es darum geht, Häufigkeitsverhältnisse abzusichern[3].

Das Ausgangsmaterial wurde in medizinischer und soziologischer Hinsicht aufgeschlossen, indem einmal Erkrankungs- und Behandlungsdauer, Arbeitsfähigkeit und Art des Beschwerdebeginns, zum andern Geschlechtsverteilung, Altersaufbau und berufliche Zusammensetzung beschrieben wurden.

Die Aufschlüsselung zeigte,

1. daß es sich im Hinblick auf die Schwere der Erkrankung um ein sehr ungünstiges Ausgangsmaterial handelt,

2. daß in der Mehrzahl der Fälle der Beschwerdebeginn langsamschleichend und mit leiser, unmerklicher Symptomatik eintrat,

3. daß die Frauen gegenüber den Männern im Gesamtausgangsmaterial überwiegen, in denen einzelnen Syndromen sich aber verschiedene Geschlechterrelationen ergeben. Im Endmaterial überwiegen dagegen die Männer, was vor allem damit zu tun hat, daß die Frauen, welche zwischenzeitlich geheiratet haben, durch die Namensänderung meist nicht mehr erfaßt werden konnten,

4. daß die Altersklassen der 20-39jährigen doppelt so stark vertreten sind als die Jahrgänge über 40. (Dies gilt für beide Geschlechter.) Dieses Verhältnis bleibt im Endmaterial im wesentlichen erhalten,

5. daß es sich im Hinblick auf die soziale Zusammensetzung des Ausgangsmaterials vor allem um Menschen der unteren Berufs- und Einkommensschichten handelt. Dies ist aber kein spezifisches Merkmal für die Patientengruppe, sondern trifft für die Gesamtzugänge der Medizinischen Poliklinik jener Jahre zu,

6. daß im Endmaterial – nur für dieses konnte die Zahl der Krankheits- und der Krankenhaustage bestimmt werden – diese Zahlen weit höher liegen als in bekannten Vergleichsgruppen. Dieses Ergebnis ist insofern bedeutsam, als es zeigt, daß die oft nicht so ernst genommenen f. S. soziologisch und ökonomisch extrem negative Auswirkungen haben.

Von den 2330 Patienten des Ausgangsmaterials konnten nur noch 371 in der Nachuntersuchung erfaßt werden. Diese niedrige Zahl erklärt sich einmal daraus, daß 816 Patienten nicht angeschrieben wurden, weil es aussichtslos erschien, sie noch erfassen zu können. Es handelt sich dabei um Bewohner von Durchgangslagern und Notunterkünften, Studenten und solchen Patienten, die von Orten 50 und mehr Kilometer von München entfernt zu einer einmaligen Untersuchung in die Klinik gekommen (bzw. eingewiesen worden) waren.

Zum anderen erklärt sich diese niedrige Zahl daraus, daß 861 der ehemaligen Patienten postalisch nicht mehr zu ermitteln waren, 11 zwischenzeitlich im Stadtgebiet verstorben und 271 unsere Bitte, zur Nachuntersuchung zu erscheinen, nicht nachkamen.

Nachfolgende Tabelle 1 gibt das Ausgangs- und Endmaterial für die 6 Syndromgruppen wieder.

Bei der *Nachuntersuchung* wurde methodisch so vorgegangen, daß jeder Patient internistisch untersucht wurde, wenn erforderlich unter Einschluß eines röntgenologischen oder elektrokardiographischen Examens. Ferner wurde eine biographische Anamnese erhoben, wobei versucht wurde, auch etwas von der unbewußten Dynamik jedes Patienten zu erfassen. Die Dauer dieser Untersuchung lag in der Regel bei 3 Std. Sie wurde häufig an 2 verschiedenen Tagen durchgeführt.

Die *Erfassung der Spätzustände* der Syndrome stellte sich als eine schwierige Aufgabe heraus, weil sich zeigte, daß die bloße Beschreibung von Syndromveränderungen mit den üblichen

Tabelle 1

	Syndromgruppen	Ausgangs-material	Endmaterial
Gruppe 1:	Das funktionelle Magensyndrom	574	82 (14% von 574)
Gruppe 2:	Das funktionelle kardiovasculäre Syndrom	491	40 (8% von 491)
Gruppe 3:	Das funktionelle Syndrom des unteren Verdauungstraktes	402	42 (10% von 402)
Gruppe 4:	Das funktionelle Atmungssyndrom	193	56 (30% von 193)
Gruppe 5:	Das funktionelle Kopfschmerzsyndrom	236	89 (38% von 236)
Gruppe 6:	Funktionelle Beschwerden heterogener wechselnder Natur, nicht dauernd an einem Organ lokalisiert	434	62 (14% von 434)
		2330	371

Aus: Die Prognose funktioneller Syndrome. Stuttgart: Enke 1968.

Beurteilungskriterien (Besserung, Verschlechterung, Heilung; Ersatz des ursprünglichen Syndroms durch ein solches an einem anderen Organ oder Organsystem [Syndromwandel]; qualitative oder quantitative Veränderung des Syndroms) den Verhältnissen nicht gerecht wurde. Es zeigte sich nämlich, daß neben diesen Spätzuständen noch andere wie das Auftreten einer organischen Erkrankung am vorher funktionell affizierten Organ und das Erscheinen einer psychoneurotischen Störung an Stelle des f. S. (Symptomneurosen und Charakterneurosen verschiedener Art, andere Manifestationen der Neurose wie Niveausenkung, kontraphobische Verarbeitung der Angst und psychosomatische Krankheiten); ferner das Auftreten von Störungen im sozialen Bereich nach Abklingen des f. S., beobachtet wurden. Schließlich war bei einigen Fällen zu bemerken, daß das f. S. im Zusammenhang mit einer organischen Erkrankung verschwand. Aus den verschiedenen Umwandlungsformen der f. S. ließ sich ablesen, daß sie bestimmte Konfigurationen einer neurotischen Grundkrankheit darstellen. Daraus ergab sich, daß die Beurteilung der Spätzustände nicht nur den Syndromzustand im engeren Sinne berücksichtigen durfte, sondern das Schicksal der Gesamtpersönlichkeit mitzuerfassen hatte.

Die soziale Prognose[4]

Auf Grund der beruflichen Aufgliederung und der Kenntnis der sozialen Mobilität kann festgestellt werden, daß das Endmaterial eine weitgehende Veränderung der sozialen Position der Kranken gegenüber der von vor 10 Jahren aufweist. Die Zahl der gehobenen Berufe (kaufmännische Angestellte, gelernte Arbeiter, freie Berufe, Beamte, Kaufleute) ist angestiegen, die der niederen Berufe (Hausgehilfinnnen, Hilfsarbeiter, Landarbeiter) abgesunken. Im gleichen Sinne erscheinen jetzt mehr Patienten unter der Rubrik »sozialer Aufstieg« als vorher.

Während sich diese Veränderungen in etwa mit denen in der Population für denselben Zeitraum decken – die soziale Mobilität sogar in der Gruppe der Kranken stärker zum Ausdruck zu kommen scheint als in der Durchschnittsbevölkerung

– sind die Zahlen für die weiterhin Behandlungsbedürftigen und für die weiterhin in ihrer Arbeitsfähigkeit Gestörten (bestimmt mit Hilfe der Zahl der Krankheits- und Krankenhaustage) höher als in der Population.

Es läßt sich also feststellen, daß die Frage nach der sozialen Prognose eine positive und eine negative Beantwortung erfährt: In Hinsicht auf die soziale Entwicklung der Kranken erscheint die Prognose günstig, in Hinsicht auf die Arbeitsfähigkeit und die Behandlungsbedürftigkeit eher ungünstig. Anders ausgedrückt kann formuliert werden, daß trotz der ungünstigen Auswirkungen der f. S. auf den Gesundheitszustand die Patienten eine günstige soziale Entwicklung nehmen. Zwischen medizinischer und sozialer Prognose besteht also ein Gegensatz, der besonders deutlich zutage tritt, wenn man die niedrige Heilungs- und Besserungsrate der günstigen Berufsentwicklung gegenüberstellt.

Auf *die medizinische Prognose* soll im einzelnen und ausführlich eingegangen werden.

Die nachfolgende Tabelle 2 faßt zunächst die Ergebnisse zusammen.

Die nun folgende graphische Darstellung zeigt die Häufigkeiten der Spätzustände innerhalb der einzelnen Syndrome in prozentualen Anteilen je Syndromgruppe (die Patientenzahl je Syndrom wurde = 100 gesetzt)[5].

Die Syndromprognose. Stellt man an das Endmaterial die Frage, wie viele Patienten nicht mehr an der ursprünglichen funktionellen Symptomatik leiden und wie viele das noch gemildert fortbestehende Syndrom als gebessert empfinden, so sind dies im Durchschnitt 71% der Nachuntersuchten. Mit dieser Frage wird dieselbe Patientengruppe erfaßt, welche andere Autoren mit dem Begriff der *Spontanheilung* umgreifen.

Die Ergebnisse anderer Autoren decken sich nur z. T. mit den vorliegenden: Jacobs und Russell fanden bei 56% der von ihnen nachuntersuchten 92 Patienten (funktionelle Störungen verschiedener Art) das Syndrom nicht mehr; bei 28% war es wesentlich gebessert. Vartio konnte das Syndrom bei 49% von 371 Nachuntersuchten (Patienten mit funktionellen Störungen verschiedener Art) nicht mehr nachweisen.

Wheeler u. Mitarb. fanden bei 171 Nachuntersuchten (Pa-

Tabelle 2

	Syndrom-Persistenz					Syndromänderung					
	ge-mildert	gleich	ver-stärkt	ver-ändert	P S-Persistenz insgesamt	c S-Wandel	d f-organisch	e Psycho-neurose	Organ-krankheiten	f Psychosomatische Krankheiten	g Spontan-heilung
1. Das funktionelle Syndrom am Magen (82 = 100)	22 (27%)	7 (8%)	4 (5%)	24 (29%)	57 (70%)	–	21 (26%)	–	–	1 (1%)	3 (3%)
2. Das funktionelle kardiovasculäre Syndrom (40 = 100)	5 (12%)	6 (15%)	6 (15%)	2 (5%)	19 (48%)	3 (7%)	3 (7%)	6 (15%)	2 (5%)	3 (8%)	4 (10%)
3. Das funktionelle Syndrom des unteren Verdauungstraktes (42 = 100)	–	–	–	34 (81%)	34 (81%)	–	–	–	–	2 (5%)	6 (14%)
4. Das nervöse Atmungssyndrom (56 = 100)	–	–	8 (14%)	–	8 (14%)	–	11 (20%)	20 (36%)	–	3 (5%)	14 (25%)
5. Das Kopfschmerzsyndrom (89 = 100)	–	–	1	19 (21%)	20 (23%)	10 (11%)	–	47 (53%)	6 (6,5%)	6 (6,5%)	–
6. Das multiple, diffuse, nicht lokalisierte funktionelle Syndrom (62 = 100)	10 (16%)	8 (13%)	10 (16%)	–	28 (45%)	18 (29%)	4 (7%)	6 (10%)	–	2 (3%)	4 (6%)
Summe					166 (45%)	31 (8%)	39 (11%)	79 (21%)	8 (2%)	17 (5%)	31 (8%)

Die Prozentzahlen innerhalb der 6 Zeilen beziehen sich auf die Patientenzahl in der jeweiligen Syndromgruppe; die Prozentzahlen in der letzten Zeile beziehen sich auf die Gesamtzahl der 371 Nachuntersuchungen.
Aus: Die Prognose funktioneller Syndrome. Stuttgart: Enke 1968.

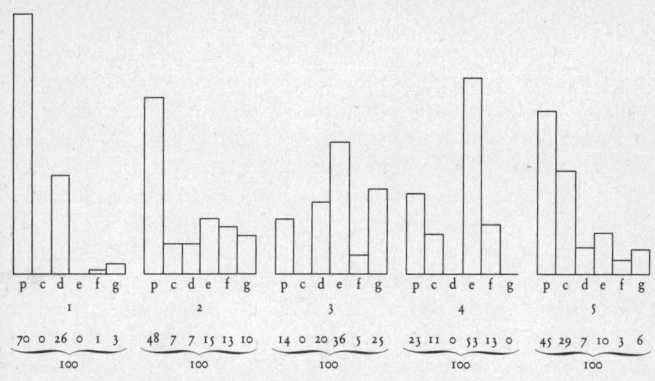

```
        p c d e f g        p c d e f g        p c d e f g        p c d e f g        p c d e f g
            1                    2                    3                    4                    5

      70  0  26  0  1  3    48  7  7  15  13  10    14  0  20  36  5  25    23  11  0  53  13  0    45  29  7  10  3  6
            ‾‾‾‾‾                 ‾‾‾‾‾                 ‾‾‾‾‾                 ‾‾‾‾‾                 ‾‾‾‾‾
            100                   100                   100                   100                   100
```

tienten mit Angstneurose und Neurasthenie aus einer kardiologischen Privatpraxis) nur 12%, bei denen das Syndrom nicht
mehr bestand. Weitere 38% verspürten nur noch geringe
Störungen. Götz u. Mitarb. fanden bei 203 von 273 Nachuntersuchten (Patienten mit »vegetativen« und »funktionellen«
Herzbeschwerden) ebenfalls nur 12%, die nicht mehr über das
alte Symptom klagten. Auch bei Grant, der 601 ehemalige
Soldaten (Patienten mit neurozirkulatorischer Asthenie) nachuntersuchte, sind nur 15% ohne das frühere Symptom; bei
17% ist dasselbe gebessert. Friedberg hält die medizinische
Prognose von funktionellen Herz- und Kreislaufstörungen für
ebenso ungünstig wie die soziale, wenn sie chronifiziert sind
und einen nur unbedeutenden Auslöser erkennen lassen.

Delius dagegen hält sie für die von ihm untersuchten kardiovasculären Syndrome im allgemeinen eher für gut[6].

Wegen der Heterogenität des Materials und der unterschiedlichen Beurteilungskriterien, welche von den einzelnen Untersuchern angewandt wurden, sind die hier vorgelegten Werte
nicht miteinander und nicht mit den eigenen vergleichbar.
Diese decken sich mit den Höchstwerten, welche einige der
zitierten Autoren fanden. Mit der Feststellung Eysencks
– Neurosen, gleich welcher Symptomatik, heilen zu zwei
Drittel nach 2 Jahren spontan ab – können sie aus dem
Grunde nicht in Beziehung gesetzt werden, weil Eysenck die
neurotische Grundstörung meint, während die oben zitierten
Autoren, wie auch ich, mit den aufgeführten Prozentzahlen

nur das Schicksal der neurotischen Symptomatik beschreiben möchten, ohne damit etwas über die Frage der Spontanheilungstendenz bestimmter Neuroseformen aussagen zu wollen.

Untersucht man die Spontanheilung der f. S. unter der Fragestellung, ob sie in den einzelnen Syndromgruppen variiert, so wird deutlich, daß sich die gesamte Spontanheilungsrate als unabhängig von den Syndromgruppen erweist. Eine entsprechende 2×5-Feldertafel ergibt einen χ^2-Wert von 8,68 bei 4 Freiheitsgraden, der nicht signifikant ist. (Signifikanzgrenze bei 5%, Irrtumswahrscheinlichkeit 9,49.)

Durchschnittlich zeigen sich 71% der Fälle gebessert und 29% ungebessert. Die Abweichungen von dieser Besserungsrate innerhalb der einzelnen Syndromgruppen (Gruppe 1: 57%, Gruppe 2: 65%, Gruppe 4: 86%, Gruppe 5: 78%, Gruppe 6: 71%) müssen damit als zufällig bezeichnet werden. Allerdings deuten sich in der Größenordnung des χ^2-Wertes, der zwischen 5 und 10% Irrtumswahrscheinlichkeit liegt, Tendenzen an, die sich bei einer größeren Stichprobe sichern ließen. Insofern können die Abweichungen als vermutliche Tendenzen interpretiert werden.

Diese Beobachtung deckt sich mit dem Ergebnis der einzigen Untersuchung, die, wie die vorliegende, von einem Untersucher an mehreren Gruppen funktioneller Syndrome, die aus einem einheitlichen Ausgangsmaterial stammen, durchgeführt wurde. Gemeint ist die Arbeit von Vartio, welche die Späterergebnisse in einer Patientengruppe mit funktionellem gastrointestinalem Syndrom, in einer mit neurozirkulatorischem f. S. und in einer mit heterogenen funktionellen Störungen vorlegt. Auch hier gleichen sich die Spontanheilungsquoten für die 3 Gruppen weitgehend, liegen aber im Mittel mit 45% weit niedriger als meine Rate von 71%.

Es wird in den nächsten Abschnitten gezeigt werden können, wie problematisch der Begriff der Spontanheilung bei neurotischen Erkrankungen ist, wie begrenzt seine Bedeutung bewertet werden muß. Sobald sich die Bedeutungskriterien verfeinern und nicht mehr nur die Syndromprognose, sondern die Gesamtprognose (Prognose des neurotischen Prozesses) zu erfassen versuchen, verändert sich das Bild entschieden zum Schlechten hin.

Die Gesamtprognose. Im vorhergehenden Abschnitt wurde

nur das Syndromschicksal verfolgt, also eine sehr enge und rein empirische Betrachtungsweise angewendet, wie dies in der Regel von den anderen Beurteilern dieses Gebietes geschieht. Geht man aber mit dem Konzept, daß f. S. eine der möglichen – vielleicht eine der spezifischen – Ausprägungsformen neurotischer Erkrankung darstellen, an die Beurteilung der Prognose heran, so genügt diese Betrachtungsweise nicht mehr. Die Blickrichtung muß vom Syndrom weg auf die Grundstörung und ihre mannigfaltigen Manifestationsformen gerichtet werden.

Die Erfassung der Gesamtprognose geschieht in der Weise, daß alle Patienten, die das f. S. verloren haben oder bei denen es sich wesentlich gebessert hat, ohne daß irgendeine andere Erkrankungsform an die Stelle des f. S. getreten ist, als »gebessert« bezeichnet werden. (Wie anschließend ausgeführt werden wird, kann bei prognostischen Aussagen über die neurotische Grundstörung die Kategorie »geheilt« keine Verwendung finden.) Im vorliegenden Material zeigt sich, daß die Zahl der Patienten, die als »gebessert« bezeichnet werden kann, in den einzelnen Syndromgruppen unterschiedlich groß ist. Sie erscheint in den Syndromgruppen 2, 4 und 6 mit 23-25% in etwa gleich groß, in der Gruppe 1 wird mit 32% eine höhere Quote beobachtet, während in der Gruppe 5 mit 0% keinerlei Besserungstendenz festzustellen ist (Tabelle 3).

Diese vorgefundenen Verhältnisse sind mit einem χ^2-Wert von 30,09 bei 4 Freiheitsgraden (nach der Brandt-Snedecor-Formel) als hoch signifikant zu bezeichnen, d. h., daß die Besserungsquote abhängig ist von der Syndromgruppe. Der zugehörige Kontingenzkoeffizient mit dem Wert von 0,29 zeigt jedoch, daß die Abhängigkeit nicht besonders stark ausgeprägt ist. Es wäre von größter Wichtigkeit, etwas über die Bedeutung der Verweigerer (271 Patienten) für die Prognose f. S. in bezug auf Heilung und Besserung zu wissen. Hier kann man sich jedoch nur auf Annahmen stützen.

Fragt man, ob es Syndrommerkmale gibt, die eine prognostische Voraussage darüber gestatten, welche Fälle das Syndrom verlieren, ohne eine andere neurotische Erkrankungsform zu entwickeln, so läßt sich feststellen, daß bei den Patienten, die bereits vor Beginn des f. S. eine konversionshysterische Symptomatik boten und bei denen sich das f. S. selber als hyste-

Tabelle 3

	g	(g-%)	u	(u-%)	g+u=Nj	
1	25	(32)	57	(68)	82	(100)
2	9	(23)	31	(77)	40	(100)
4	14	(25)	42	(75)	56	(100)
5	0	(0)	89	(100)	89	(100)
6	14	(23)	48	(77)	62	(100)
Summe	62	(19)	267	(81)	$N=329$	

g = gebessert, das sind alle Patienten, bei denen das Syndrom nicht mehr besteht und keine neue Krankheit faßbar ist + den Patienten, bei denen sich das f. S. gemildert hat. u = ungebessert, das ist die Gesamtzahl aller ungebesserten Patienten.

Aus: Die Prognose funktioneller Syndrome. Stuttgart: Enke 1968.

rieähnlich im Sinne der Fenichelschen Definition erweist, die Wahrscheinlichkeit einer »Heilung« größer ist als bei anderen Patienten. Als Beispiel stelle ich nachfolgenden Fall vor:

Die jetzt 51jährige verwitwete Patientin, suchte 1951 wegen Herzklopfen, Druckgefühl in der Herzgegend und plötzlichen Zuständen von Erschlaffung der Muskulatur, bei denen sie, ohne das Bewußtsein zu verlieren, umsank, die Klinik auf. Diese Beschwerden waren unmittelbar im Anschluß an den Tod des Ehemannes erstmalig aufgetreten und wiederholten sich seitdem, wie sie sagte, bei jeder Aufregung. Der klinische Befund ergab einen Blutdruck von 120/70, eine Pulsfrequenz von 68. Die Herzuntersuchung ergab keinen krankhaften Befund, im EKG zeigte sich eine intraauriculäre Leitungsstörung, jedoch kein Anhalt für Myokardschaden. Diese sich nach ihrer situativen Manifestation (stets immer im Beisein von Männern, mit denen sie sich in der Phantasie beschäftigte, wobei sie das Gefühl hatte, sie dürfte dies nicht, da sie dem Toten die Treue halten müsse) wie nach ihrer Verlaufsform (das Leiden verschwand eines Tages »schlagartig«) als konversionshysterisch offenbarende Symptomatik, verlor sich zusammen mit der Herzsymptomatik nach 7jähriger Dauer. Die Herzuntersuchung 1960 ergab keinen krankhaften Befund.

In den nachfolgenden Abschnitten a-d wird mit den Kategorien Syndromwandel (das ursprüngliche f. S. ist durch ein neues ersetzt worden), Übergang der funktionellen Störung in eine organische Erkrankung am vorher funktionell irritierten Organ, Auftreten einer psychoneurotischen Störung oder einer psychosomatischen Erkrankung an Stelle des f. S. und Auftreten einer organischen Erkrankung nach Abklingen des f. S. versucht, einen Teil der möglichen Manifestationsänderung zu erfassen.

Die Einengung der prognostischen Beurteilungskriterien auf die hier genannten bedeutet, daß eine große Zahl anderer Manifestationsformen der Neurose nicht erfaßt wird. Einige wurden, wenn sie bei der Untersuchung deutlich hervortraten, noch beschrieben, so charakterneurotische Verhaltensweisen, neurotische Anpassung mit Niveausenkung und ausgeprägte Verlagerung der neurotischen Problematik in den sozialen Bereich. Auf diese Weise kommt ein Fehler in die Beurteilung hinein, der dadurch bedingt ist, daß ausschließlich nur grobe, im Rahmen einer Exploration sichtbar werdende Umformungen und Ersatzbildungen registriert werden und die feineren Veränderungen dem Untersucher entgehen. So erweist sich, daß das Ergebnis jeder prognostischen Untersuchung aufs Engste mit den Kriterien verbunden ist, welche die Spätzustände zu registrieren versuchen. M. Bleuler faßt das hier Gemeinte in dem lapidaren Satz zusammen: »Je sorgfältiger die Untersuchung, desto seltener die Heilungen.«

Das hat zur Folge, daß sich unter den als »geheilt« und »gebessert« bezeichneten Patienten solche verbergen können, die psychisch genauso krank sind wie die als ungünstige Ausgänge erkannten. Hier liegt aber eine Schwierigkeit vor, die für alle Beurteilungsversuche nicht körperlich begründbarer Seelenstörungen gilt und grundsätzlich als unlösbar angesehen werden muß, weil jede Methode, die sich am manifesten Zustandsbild und nicht an der psychischen Dynamik orientiert, unfähig ist, etwas über die Qualität der neurotischen Grundstörung auszusagen. Über dieses Problem habe ich mich andernorts prinzipiell geäußert (1962). Im auffallenden Gegensatz zu der in psychiatrisch-psychotherapeutischer Literatur stark hervortretenden Beachtung des Symptomwandels nimmt es wunder, dieses Phänomen bei den Katamneseforschern aus dem Bereich der Inneren Medizin kaum berücksichtigt zu finden. Wohl fragen einige danach, welche Krankheiten sich bei den Patienten nach Aufhören des f. S. finden (Jacobs u. Russell; Wilburg u. Mills); aus ihrer Fragestellung wird aber deutlich, daß sie dabei nicht von der Vorstellung des Krankheitswandels ausgehen, sondern nur spätere, nach Abklingen des f. S. auftretende Erkrankungen registrieren wollen. So finden z. B. Jacobs und Russell bei den 92% Patienten, die sie von einer Gruppe mit »functional disorders« 2-6 Jahre nach der Diagnosestellung nachuntersuchen konnten, bei 6% organische Erkrankungen: Je einen Fall von multipler Sklerose, Carcinom, Epilepsie, Hypertonie, Erythema nodosum, Gastrointestinalblutung. Eine Ausnahme bildet Vartio, der bei den von ihm nachuntersuchten Patienten mit »so called functional disorders« von dem Konzept des Wandels ausgeht und demzufolge sowohl nach psychoneurotischen, anderen funktionellen, psychosomatischen und organischen Krankheiten fragt. Er findet an erster Stelle »psychosomatische Krankheiten«, wie Magen- und Zwölffingerdarmgeschwür, Cholecystopathien und gynäkologische Störungen bei den Frauen, an zweiter Stelle eine Reihe neuer f. S. und ferner psychoneurotische Störungen wie Neurasthenie und Hypochondrie.

a) Der Syndromwandel

Nur bei 31 Patienten kommt ein Syndromwandel zur Beobachtung: Bei 3 Patienten aus der Gruppe des funktionellen kardiovasculären Syndroms, bei 10 Patienten aus der Gruppe des funktionellen Kopfschmerzsyndroms und bei 18 Patienten aus der Gruppe mit diffusen, nicht lokalisierten funktionellen Beschwerden. Nur im letzten Falle tritt dieses Merkmal gesichert häufiger auf als im Gesamtmaterial (+ 20%), d. h., es spielt nur bei diesem Syndrom eine für die Prognose relevante Rolle.

Betrachtet man, welche f. S. an Stelle der früheren getreten sind, so läßt sich außer bei der soeben beschriebenen Syndromgruppe 6 keine für die Prognose bedeutsame Tendenz erkennen.

Zwei Dinge jedoch sind bemerkenswert: Einmal fällt beim Syndromwandel innerhalb des funktionellen Kopfschmerzsyndroms auf, daß die neue Symptomatik mit der ursprünglichen psychoneurotischen Struktur des jeweiligen Patienten, wie sie sich in der Exploration während der Nachuntersuchung zeigte, korrespondiert[7]. So boten die Patienten, bei denen vor Beginn des funktionellen Kopfschmerzsyndroms hysterische Züge erkennbar waren, jetzt Symptome, die sich durch ihre zwischenmenschliche Funktion eindeutig als konversionshysterisch erkennen ließen (Muskelschmerzen und Muskelsteifheit, Ejaculatio praeaox, diffuse funktionelle Störungen); jene, bei denen vor Beginn der Erkrankung keine psychopathologischen Auffälligkeiten bestanden und bei denen der Kopfschmerz im Sinne einer vegetativen Neurose (Alexander) zu verstehen ist, auch jetzt wieder Syndrome der selben Art (funktionelle Herz- und Magensyndrome).

Faßt man den Begriff des Wandels weit, d. h., soll er jede Art von Veränderung der neurotischen Grundkrankheit bezeichnen, so erhält man eine sehr hohe Änderungsrate. Es ergibt sich dann ein Verhältnis von Syndrompersistenz zu Syndromänderung von 40:60. In der nichtpsychiatrischen Katamneseliteratur wird dem Problem des Syndromwandels kaum Beachtung geschenkt. Vartio ist der einzige, der eine Ausnahme macht. Er findet bei einer großen Zahl seiner Patienten nach Verlust des f. S. »andere neurotische Krankheitsformen«. Als solche führt er auf: Neurasthenie, Hypochondrie, Herzneurose, vegetative Dystonie, Rückenschmerzen, Hypertonie, Migräne und Impotenz.

b) Der Übergang des f. S. in eine organische Krankheit am vorher funktionell irritierten Organ

Bei insgesamt 39 Patienten, das sind 11% der Nachuntersuchten, findet sich am Ende der Beobachtungszeit eine organische Erkrankung am vorher funktionell gestörten Organ: Bei 21 Magenpatienten (26%), bei 3 Herzpatienten (7,5%), bei 11 Patienten mit funktionellen Atmungsstörungen (20%) und bei 4 Patienten des diffusen, nicht lokalisierten f. S. (7%).

Statistisch gesichert ist jedoch nur der Wert bei den Magenpatienten. Die bei den anderen 3 Gruppen gefundene Übergangsrate weicht nicht gesichert von dem durchschnittlichen Wert von 9% ab.

Prognostische Kriterien, die eine Voraussage darüber erlauben, ob sich ein derartiger Übergang einstellt oder nicht, ließen sich nur für die Magenpatienten herausarbeiten:

Der Übergang funktioneller Magenbeschwerden in ein Ulkus ist um so wahrscheinlicher, je mehr die Magenbeschwerden dem Ulkustyp gleichen. So war unter den Ulkuspatienten keiner, dessen frühere Beschwerden denen beim Ulkus unähnlich gewesen wären. Hierin gehört auch die klassische Periodizität. Umgekehrt war keiner der Patienten mit uncharakteristischen Magenbeschwerden an einem Ulkus erkrankt.

Weniger ulkusgefährdet scheinen Patienten zu sein,

a) die uncharakteristische (vom Ulkus her gesehen) Magenbeschwerden haben,

b) die einen periodischen Syndromwandel mit neurotischer Depression zeigen,

c) die vor Beginn der Magensymptomatik an einer manifesten Psychoneurose litten und bei denen sich während des Verlaufs der Magenerkrankung ausgeprägte seelische Auffälligkeiten zeigen. Kein Patient aus einer dieser 3 Gruppen war an einem Ulkus erkrankt.

Übereinstimmend machte auch Ernst die Beobachtung, daß keiner seiner 6 Patienten mit psychoneurotischen Begleiterscheinungen des Magenleidens (4 mit hysterischer Symptomatik, wie Phobien, Zittern, Abasie, 2 mit angstneurotischen Störungen) später an einem Ulkus erkrankte.

Zur Prognose f. S. in bezug auf den *Übergang der funktionellen Störung in ein organisches Leiden* an dem vorher funktionell affizierten Organ äußern sich für die funktionellen Störungen am Magen 3 Autoren.

Vartio fand, daß sich bei 12 der von ihm ½ bis 10 Jahre nach der Diagnosestellung nachuntersuchten 171 Patienten ein Magen- bzw. Zwölffingerdarmgeschwür entwickelt hatte, das ist bei 7%.

Ernst fand, daß von 32 internistisch als »Magenneurosen« bezeichneten Fälle 10 Männer und 2 Frauen, also 37,5% nach durchschnittlich 24 Jahren ein Magen- oder Zwölffingerdarmgeschwür aufwiesen (röntgenologisch oder operativ gesichert).

Wilburg und Mills konnten bei 19 (5%) der von ihnen nachuntersuchten Patienten, bei denen 7 Jahre zuvor die Diagnose funktionelle Magenbeschwerden gestellt worden war, ein Zwölffingerdarmgeschwür nachweisen.

Die funktionellen Beschwerden am Herzen wurden von

folgenden Autoren unter dem Gesichtspunkt des Übergangs in Organschäden untersucht:

Wheeler u. Mitarb. fanden die Häufigkeit von Erkrankungen an organischen Herzleiden bei ihren Katamnesefällen innerhalb der statistischen Erwartung.

Quade kommt auf Grund einer Statistik der deutschen Lebensversicherungen von 1923 über 4837 Personen mit funktionellen Herzstörungen für diese zu der Feststellung, daß sie eine höhere Lebenserwartung haben als der Durchschnitt der Bevölkerung. Er schließt daraus, daß funktionelle Herzstörungen für die Entwicklung organischer Leiden bedeutungslos seien.

Dieselbe Feststellung findet sich bei Götz, Schröder und Schröder, welche ermittelten, daß die Anzahl der zwischenzeitlichen Todesfälle niedriger war, als nach der Absterbeordnung zu erwarten gewesen wäre. Sie erwies sich als günstiger als die einer nicht ausgelesenen Bevölkerungsgruppe gleicher Alters- und Geschlechtszusammensetzung. Auch sie ziehen daraus den Schluß, daß die Hypothese vom Übergang funktioneller Störungen in organische Herzerkrankung nicht zu Recht bestehe.

Delius hatte auf Grund einer ersten Nachuntersuchung von Teilnehmern des ersten Weltkrieges mit funktionellen kardiovasculären Störungen bei 20% organische Herzmuskelschäden gefunden. Dieses Ergebnis von 1936 korrigierte er 1953 mit der Feststellung: Viele der für organisch gehaltenen Schäden hätten als vegetative Störungen bezeichnet werden müssen (1953).

c) Das Auftreten psychoneurotischer Störungen
nach Abklingen des f. S.

Diese Art der Syndromveränderung erscheint unter den 4 Änderungsformen mit 24% am häufigsten, während alle anderen Spätzustände im Mittel nur zu 9% erscheinen. Sie ist ferner syndromspezifisch. Das bedeutet in prognostischer Hinsicht, daß bei den hier beschriebenen 5 f. S. mit geringerer oder größerer Wahrscheinlichkeit vorausgesagt werden kann, wie groß die zu erwartende Änderungsrate für das jeweilige Syndrom sein wird: Beim funktionellen Magensyndrom ist die Wahrscheinlichkeit 24%, beim diffusen, nicht lokalisierten

Syndrom 14% weniger, beim funktionellen Kopfschmerzsyndrom 29% und beim funktionellen Atmungssyndrom 12% häufiger als durchschnittlich im Gesamtmaterial beobachtet wird. Beim funktionellen kardiovasculären Syndrom verhält sich die Änderungsrate so, wie sie bei allen 5 Gruppen zusammengenommen zur Beobachtung kommt. Die stärksten Änderungsraten zeigen also das funktionelle Kopfschmerzsyndrom und das funktionelle Atmungssyndrom. Beim ersten beträgt diese Form des Spätzustandes 53%, beim zweiten 36% von der jeweiligen Gesamtzahl des Syndroms.

Betrachtet man, welche psychoneurotischen Störungen in den einzelnen Syndromen vorherrschen, so ergibt sich folgendes Bild: Beim funktionellen kardiovasculären und beim funktionellen Atmungssyndrom sind es verschiedene Manifestationen der Angst, die im Vordergrund stehen. Bei dem einen Syndrom in Form von Phobien und hypochondrischen Befürchtungen, bei dem anderen in Form offener, meist unbestimmter Angst, die bei einigen Fällen zur Zeit der Katamnese bereits durch Abwehrarbeit in ihrer Ausprägung verändert worden war. Bei einigen Patienten war dies in der Weise geschehen, daß sie jetzt eine eindeutige Hypochondrie zeigten, bei anderen in der, daß eine wesentliche Einengung des Lebens zu beobachten war.

Ferner treten bei den Patienten mit funktionellem kardiovasculärem Syndrom hypochondrische Befürchtungsängste und neurotische Depression auf.

Beim funktionellen Kopfschmerzsyndrom zeigen sich im Gegensatz zu den beiden soeben beschriebenen Syndromen ausschließlich charakterneurotische Störungen: 28 Patienten mit deutlichen Zügen des analen Charakters und 19 Charakterhysterien. Entsprechend dem allgemeinen Charakter der Gruppe 6 erscheinen hier verschiedene neurotische Syndrome: 2 Patienten mit Angstneurose, 2 mit neurotischer Depression, 1 mit Hypochondrie und 1 mit einer Charakterneurose.

Fragt man, ob es Kriterien gibt, die eine Voraussage darüber erlauben, welche Art psychoneurotischer Störung zu erwarten ist, so lassen sich solche nur beim Kopfschmerzsyndrom finden: Bei den Patienten, die bereits vor Ausprägung des Kopfschmerzsyndroms Züge einer Charakterneurose aufweisen, tritt dieselbe nach Abklingen des f. S. wieder hervor.

d) Die organische Erkrankung nach Abklingen des f. S.

Bei insgesamt 25 Patienten, das sind 7% der Nachuntersuchten, finden sich am Ende der Beobachtungszeit körperliche Krankheiten. Das f. S. wird nicht mehr angegeben. Dieser Spätzustand zeigt statistisch keine Besonderheiten. Er liegt mit den anderen Spätzuständen im Mittel bei 9%. Diese 25 Patienten gliedern sich auf in eine Gruppe von 8 Patienten mit primär organischen Krankheiten und in eine von 17 Patienten mit organischen Erkrankungen, die den Verdacht auf ein psychosomatisches Leiden nahelegen.

Bei den einzelnen Syndromen erscheint das Phänomen (Auftreten einer organischen Erkrankung) in unterschiedlicher Häufigkeit:

Beim Magensyndrom in 1%,
beim funktionellen kardiovasculären Syndrom in 12,5%,
beim Atmungssyndrom in 5%,
beim Kopfschmerzsyndrom in 13% und
beim diffusen, nicht lokalisierten f. S. in 3% der Fälle.

Keines der 5 Syndrome weist also in dieser Hinsicht eine statistisch gesicherte Abweichung von den durchschnittlich beobachteten Verhältnissen auf.

Betrachtet man diese Gruppe von 25 Patienten unter dem Gesichtspunkt des Krankheitswandels, so ist diese Betrachtungsweise nur für die 17 Fälle erlaubt, bei denen sich eine psychosomatische Erkrankung nach Abklingen des f. S. entwickelt hat. Nur für diese kann angenommen werden, daß sie Umwandlungen (in diesem Falle in Richtung auf einen langdauernden, stabilen Krankheitszustand) des neurotischen Grundkonfliktes darstellen. Daß auch die organischen Krankheiten in diesem Kapitel erscheinen, hat seinen Grund in der Tatsache, daß auch sie in dem dynamischen Geschehen neurotischen Syndromwandels eine gewisse Funktion einnehmen können. Ich habe sie andernorts als die ökonomische Funktion bezeichnet (1968).

1 Dies habe ich in meinem Buch »Die Prognose funktioneller Syndrome« und in »Zur Frage der nosologischen Einordnung funktioneller Syndrome« begründet.

2 Bei der Untersuchung wirkten meine damaligen Mitarbeiter Hardt, Fleischhauer und Jäger mit.

3 Die statistische Auswertung wird hier nicht wiedergegeben. Sie findet sich in meinem obengenannten Buch.

4 Siehe die weiteren Ausführungen dazu in meiner Arbeit »Die sozialmedizinische Bedeutung f. S.«

5 Auf die Frage, inwieweit die vorgefundenen Verhältnisse verallgemeinerungswürdig sind, bin ich im statistischen Teil meiner Monographie eingegangen.

6 Literatur über das Spätschicksal anderer f. S. wurde nicht gefunden. Dies ist vor allem für das funktionelle Atmungssyndrom auffallend, da die Prognose des Asthma bronchiale gut erforscht ist. Insbesondere die Verlaufsschicksale bei Patienten, bei denen die Krankheit bereits in der Kindheit beginnt, sind genau verfolgt worden. Bei Durchsicht dieser Literatur fällt auf, wie widersprüchlich die Ergebnisse der verschiedenen Autoren sind. (So nimmt es nicht wunder, wenn in einem Gebiet wie dem der f. S., in dem das zu untersuchende Phänomen viel schwerer faßbar ist, prognostische Kenntnisse noch weitgehend fehlen.) Während z. B. Mai und Staehelin finden, daß 90% aller kindlichen Asthmapatienten ihr Leiden bis zum Ende der Pubertät verlieren (Mai), daß »vom großen Heer« der Jugendlichen, die an Asthma bronchiale und Heufieber litten, die Mehrzahl nach zurückgelegtem 40. Lebensjahr ihre Symptome für immer verloren haben (Staehelin), stellt von Harnack fest, daß von 300 Patienten, welche in ihrer Kindheit an Asthma bronchiale erkrankten und welche im 6.-12. Lebensjahr noch weiter daran litten, im Alter von 18-23 Jahren nur 30% symptomfrei waren. Das funktionelle Atmungssyndrom hat im Gegensatz zum Asthma bronchiale der Erwachsenen, welches nach Jores durch medikamentöse Behandlungen nicht dauernd beseitigt werden kann, eine optimale Prognose. Dies gilt aber nur für das Syndrom selbst. Der Träger desselben nimmt an dieser guten Prognose nicht teil. Auch über das Spätschicksal des funktionellen Kopfschmerzes gibt es keine katamnestischen Untersuchungen. Es liegen aber 2 Beobachtungen zu dieser Frage von 2 sehr erfahrenen Kopfschmerzspezialisten, Wolff und Heyck, vor. Wolff stellt fest, daß sich das Syndrom in der Regel im höheren Alter verliert, meist schon nach dem 40.-50. Lebensjahr, und Heyck konstatiert, daß Kopfschmerz diese Tendenz mit der Migräne teile.

7 Auch bei den Patienten mit periodischem Syndromwandel aus der

Gruppe der Magenpatienten zeigt sich diese Beziehung zwischen präfunktioneller Symptomatik und späterem Wandel: Bei allen 11 Patienten, bei denen sich ein periodischer Wechsel zwischen funktionellen Magenbeschwerden und neurotischer Depression entwickelt hat, bestanden bereits früher manifeste Züge der depressiven Erkrankung.

Literatur

Albrecht, W.: Konversionssymtpom und Organneurose – eine Relation. Acta psychother. (Basel) 9, 281 (1961).

Alexander, F.: The psychoanalytic theory of neuroses. New York: W. W. Norton 1945.

– Psychosomatic medicine. New York: W. W. Norton 1950.

– Psychosomatische Medizin. Berlin: de Gruyter 1951.

Arlow, J. A.: Konflikte, Regression und Symptombildung. Psyche (Stuttg.) 1, 23 (1963).

Bach, H.: Herz- und Kreislaufstörungen unter psychosomatischen Gesichtspunkten. Z. psycho-som. Med. 1, 89 (1954).

Balint, M.: Der Arzt, sein Patient und die Krankheit. Stuttgart: Klett 1957.

Bally, G.: Einführung in die Psychoanalyse Sigmund Freuds. Hamburg: Rowohlts deutsche Enzyklopädie 1961.

Bansi, H. W.: Hyperthyreose. In Linneweh, F.

Bauer, K. H.: Zit. nach »Über die Konstitution und die Aussicht, alt zu werden« (ohne Angabe des Autors). In: Alter und Altern 3, 17 (1960).

Bastiaans, J.: Enkele psychiatrische aspecten van de psychosomatische specifiteit. Ned. T. Psychol. 10, 312 (1955).

Bayer, W. von: Zur Statistik und Form der abnormen Erlebnisreaktion in der Gegenwart. Nervenarzt 19, 402 (1948).

Bergmann, G. von: Das spasmogene Ulcus pepticum. Münch. med. Wschr. 4, 376 (1913).

– Ulcus duodeni und vegetatives Nervensystem. Berl. klin. Wschr. 50, 2374 (1913).

– Funktionelle Pathologie. Berlin: Springer 1932.

Bichat, A.: Anatomie générale, appliquée à la physiologie et à la médecine. Teil II. Paris: Bibliothèque positiviste 1901.

Birkmayer, W., Winkler, W.: Klinik und Therapie der vegetativen Funktionsstörungen. Wien: Springer 1951.

Bleuler, M.: Probleme der Psychosomatik. Schweiz. med. Wschr. 90, 170 (1960).

Bodechtel, G.: Neuere Anschauungen über die Bedeutung des vegetativen Nervensystems für die Entstehung innerer Krankheitsbilder. Regensburg. Jb. ärztl. Fortbild. 2, 2 (1951).

Boehm, F.: Erhebung und Bearbeitung von Katamnesen. Zbl. Psychother. 14, 17 (1942).

Bräutigam, W.: Analyse der hypochondrischen Selbstbeobachtung. Beitrag zur Psychopathologie und zur Pathogenese mit Beschreibung einer Gruppe von jugendlichen Herzhypochondern. Nervenarzt 27, 409 (1956).

Braun, L.: Herz und Angst. Eine ärztlich psychologische Studie. Wien: Deuticke 1932.

Brun, R.: Allgemeine Neurosenlehre. Basel: B. Schwabe 1946.

– Die Innervationsvorgänge bei den Neurosen. Ärztl. Mh. berufl. Fortbild. 3, 509 (1947).

Bürger-Prinz, H.: Endzustände in der Entwicklung hyperthymer Persönlichkeiten. Nervenarzt 21, 476 (1950).

Canestrini, L., Moreno, M.: Studio catamnestico delle personalità neurotiche. (Collana di studie sui problemi medicosociali XLII.) Roma 1957.

Cannon, W. B.: Bodily changes in pain, hunger, fear and rage. New York: Appleton & Co. 1920.

Catalano-Nobili, C., Cerquetelli, G.: Gli sviluppi psicotatici. Roma: Abruzzini 1955.

Christian, P.: Der gegenwärtige Stand der psychosomatischen Forschung, unter besonderer Berücksichtigung von Atmung und Kreislauf. Vorträge des Kongresses allg. ärztl. Ges. Psychotherapie in Freudenstadt. Stuttgart: G. Thieme 1956.

– Atmung (Übersicht). In: Handbuch der Neurosenlehre, Bd. II, S. 519–530. München–Berlin: Urban & Schwarzenberg 1959.

– Herz und Kreislauf. In: Handbuch der Neurosenlehre, Bd. II, S. 512. München–Berlin: Urban & Schwarzenberg 1959.

– Hase, B., Kromer, W.: Statistische Untersuchungen über die sog. »nervösen Herz- und Kreislaufstörungen«. Arch. Kreisl.-Forsch. 20, 287 (1954).

Christoffel, H.: Einiges über Herzneurosen. Schweiz. med. Wschr. 54, 302 (1924).

Cohen, M. E.: Neurocirculatory asthenia (anxiety neurosis, neurasthenia, effort syndrome, cardial neurosis). Med. clin. N. Amer. 33, 1343 (1949).

– White, P. D.: Life situations, emotions, and neurocirculatory asthenia. Psychosom. Med. 13, 335 (1951).

Cohn, A. E.: The cardiac neurosis. Amer. J. med. Sci. 158, 453 (1919).

Comroe, B. J.: Follow-up study of 100 patients diagnosed as "neurosis". J. nerv. ment. Dis. 83, 679 (1936).

Conner, L. P.: Psychic factors in cardiac disorders. J. Amer. med. Ass. 94, 447 (1930).

Craig, H. R., White, P. D.: Etiology and symptoms of neurocirculatory asthenia. Arch. intern. Med. 53, 633 (1944).

Cremerius, J.: Über die Häufigkeit der Enuresis nocturna in der Vorgeschichte verschiedener neurotischer Erkrankungen und in der Kindheit von sog. Gesunden (unveröffentlicht).

– Die Beurteilung des Behandlungserfolges in der Psychotherapie. Berlin–Göttingen–Heidelberg: Springer 1962.
– Psychosomatische Medizin. In: Schettler, G. (Hrsg.), Taschenbuch der praktischen Medizin, 6. Aufl. Stuttgart: Thieme 1964.
– Prognose unbehandelter Neurosen. Z. psycho-som. Med. 12, 106 (1966).
– Die Prognose funktioneller Syndrome. Stuttgart: Enke 1968.
– Zur Frage der nosologischen Einordnung funktioneller Syndrome. Med. Welt 19, 689 (1968).
– Spätschicksale unbehandelter Neurosen. Berl. Ärztekammer 6, 389 (1969).
– Die sozialmedizinische Bedeutung funktioneller Syndrome. Therapeut. Umschau 28, 391 (1971).
– Elhardt, S., Hose, W., Oelze, M., Seitz, W.: Psychosomatik im Rahmen einer med. Poliklinik. Münch. med. Wschr. 8, 185 (1954).
Curtius, F.: Über die Häufigkeit und Behandlungsmöglichkeiten von Neurosen und funktionellen Störungen im Bereich der inneren Medizin. Verh. dtsch. Ges. inn. Med. 55, 89 (1949).
– Adam, R.: Über psychogene und funktionelle Erkrankungen in der Inneren Medizin. Dtsch. Arch. klin. Med. 196, 70 (1949).
– Krüger, H.: Das vegetativ-endokrine Syndrom der Frau. München–Berlin: Urban & Schwarzenberg 1952.
DaCosta, F.: On irritable heart, a clinical form of functional cardiac disorders and its consequences. Amer. J. med. Sci. 61, 17 (1971).
Delius, L.: Kreislaufkrankheiten und Nierenkrankheiten bei Kriegsbeschädigten, H. 28, Arbeit und Gesundheit. Leipzig: Thieme 1936.
– Die nervösen Herz- und Kreislaufstörungen. Stuttgart: Enke 1944.
– Zeitgeschehen, Kriegsschäden und Kreislaufstörungen. Lebensversicher.-Med. 3, 23 (1953).
– Die vegetativen Herz-Kreislaufstörungen. In: Uhlenbruck, P. (Hrsg.), Praxis der Herz-Kreislaufstörungen. München: Lehmann 1964.
Denker, P. G.: Prognosis and Life expectancy in the psychoneurosis. Proc. Ass. Life Insur. med. Div. Amer. 24, 179 (1937).
– Results of treatment of psychoneuroses by the general practioner. A follow-up study of 500 cases. N.Y. St. J. Med. 46, 2164 (1946).
Denning, H., Fischer, K., Beringer, K.: Psyche und vegetatives Nervensystem. Dtsch. Arch. klin. Med. 167, 26 (1930).
Derwort, A.: Professor Viktor von Weizsäcker (Nachruf). Nervenarzt 6, 241 (1957).
Deutsch, F.: Der gesunde und der kranke Körper in psychoanalytischer Betrachtung. Int. Z. Psa. 12, 493 (1926).
– Symbolization as a formative stage of the conversion process. In

Deutsch, F.
– The psychosomatic concept of psychoanalysis. New York: Int. Univ. Press 1953.
– On the mysterious leap from the mind to the body. New York: Int. Univ. Press 1959.
Duc, L.: Psychosomatische Medizin und Ehekonflikte. Praxis 1956, Nr. 47, 48, 49.
Dührssen, A.: Katamnestische Untersuchungen bei Patienten nach analytischer Psychotherapie. Z. Psychother. med. Psychol. 3, 167 (1953).
– Psychiatrische Aspekte zur Familiensoziologie. Kölner Z. Soziolog. Sozialpsychol., Sonderheft 3. Köln u. Opladen: Westdeutscher Verlag 1958.
– Katamnestische Ergebnisse bei 1004 Patienten nach analytischer Psychotherapie. Z. psychosom. Med. 2, 94 (1962).
– Jorswieck, E.: Zur Korrektur von Eysencks Berichterstattung über psychoanalytische Behandlungsergebnisse. Acta psychother. (Basel) 10, 329 (1962).
Dunbar, Fl.: Immunity to the affections of old age. J. Amer. Geriat. Soc. 5, 982 (1957).
Eicke, D.: Diagnosen bei vegetativer Dystonie. Med. Klin. 36, 1586 (1960).
Ernst, K.: Die Prognose der Neurosen. Berlin–Göttingen–Heidelberg: Springer 1959.
Eysenck, H. J.: The effects of Psychotherapy. An evaluation. J. cons. Psychol. (Lancaster) 16, 320 (1952).
Fenichel, O.: Hysterie und Zwangsneurose. Wien: Int. Psychoanal. Verl. 1931.
– The psychoanalytic theory of neurosis. New York: Norton 1945.
– Nature and classification of the socalled psychosomatic phenomena (1945). The collected papers of Otto Fenichel, vol. II, p. 305-323. New York: Norton 1954.
Ferenczi, S.: Organneurosen und ihre Behandlung. In: Bausteine zur Psychoanalyse, Bd. III. S. 294. Bern: Huber 1939.
Fleischhauer, H. J.: Die Prognose der funktionellen Herzbeschwerden. Diss. München 1963.
Fleischhauer-Hardt, H.: Die Prognose funktioneller Magenbeschwerden. Diss. München 1963.
Frank, J. D.: Why patients leave psychotherapy. Arch. Neurol. Psychiat. (Chic.) 77, 283 (1957).
Franke, H., Schröder, J., Geuder, J.: Über Häufigkeit, Ursachen und Bedeutung der Geschlechtsunterschiede bei Inneren Erkrankungen. Dtsch. med. Wschr. 14, 653 (1959).
Freedman, L. Z., Hollingshead, A. B.: Neurosis and social class. Amer. J. Psychiat. 113, 769 (1957).

Freud, A.: Indication for child analysis. Psychoanal. Stud. Child 1, 127 (1945).

Freud, S.: Über die Berechtigung von der Neurasthenie einen bestimmten Symptomenkomplex als »Angstneurose« abzutrennen. Ges. Werke, Bd. I. London: Imago Publishing Co. 1952.
– Bruchstück einer Hysterie-Analyse, Bd. V, S. 184 ff. Ges. Werke.
– Über neurotische Erkrankungstypen, Bd. VIII, S. 326. Ges. Werke.
– Aus der Geschichte einer infantilen Neurose, Bd. XII, S. 156/157. Ges. Werke.
– Wege der psychoanalytischen Therapie, Bd. XII, S. 188/189. Ges. Werke.
– Das ökonomische Problem des Masochismus, Bd. XIII, S. 379. Ges. Werke.
– Nachschrift zur Analyse des kleinen Hans, Bd. XIII, S. 431. Ges. Werke.
– Hemmung, Symptom und Angst, Bd. XIV, S. 180. Ges. Werke.
– Die endliche und die unendliche Analyse, Bd. XVI, S. 59 ff. Ges. Werke.

Frick, E., Häfner, H.: Zur Nosologie der sog. vegetativen Dystonie. Dtsch. med. Wschr. 81, 1231 (1956).

Friedberg, Ch. K.: Die funktionellen Herz- und Kreislaufstörungen – die Herzneurose. In: Friedberg, Ch. K., Erkrankungen des Herzens. Stuttgart: Thieme 1959.

Friedmann, M.: Functional cardiovaskular disease. Baltimore: Williams & Wolkins Co. 1947.

Fries, C., Nelson, M. J.: Psychoneurotics five years later. Amer. J. med. Sci. 203, 539 (1942).

Frisk, A. R., Werkö, L., Holmgren, A., Ström, G.: Stockholm's city health survery. Acta med. scand. 163, 1 (1959).

Fürstenau, P., Mahler, E., Morgenstern, H., Müller-Braunschweig, H., Richter, H. E., Staewen, R.: Untersuchungen über Herzneurose. Psyche (Stuttg.) 3, 177 (1964).

Gardiner, M. M.: Meetings with the Wolfman. Bull. Philad. Ass. Psychoanalysis 2, 32 (1952).

Gebsattel, V. von: Die phonische Fehlhaltung. In: Handbuch der Neurosenlehre und Psychotherapie, Bd. II, S. 102-125. München–Berlin: Urban & Schwarzenberg 1959.

Geginat, G.: Rehabilitation. Stuttgart: Thieme 1963.

Glaus, A.: Zur Prognose und Behandlung der unsozialen Psychopathie. Schweiz. med. Wschr. 81, 722 (1951).

Götz, R., Schröder, E., Schröder, J.: Beschwerden in der Herzgegend – Ätiologie und Prognose. Münch. med. Wschr. 103, 2068 (1961).

Goldstein, A. P.: Patients expectancies and non-specific therapy as a basis for (un)spontaneous remission. J. clin. Psychol. 16, 399 (1960).

Grant, R. T.: Observations on the after histories of men suffering from the effort syndrome. Heart 12, 121 (1925/26).

Gutheil, E.: Analysis of a case of migraine. Psychoanal. Rev. 21, 272 (1934).

Hackethal, K. H.: Das durch Magenresektion behandelte Magen- und Zwölffingerdarmgeschwür. In: Linneweh, F.

Häfner, H., Freyberger, H.: Psychosomatische Zusammenhänge bei Hautallergosen. Z. psycho-som. Med. 2, 177 (1955/56).

Hamilton, D. M., Wall, J. H.: Hospital treatment of patients with psychoneurotic disorders. Amer. J. Psychiat. 9, 551 (1942).

Harnack, G.-A. von: Das im Kindesalter erworbene Asthma bronchiale. In: Linneweh, F.

Harris, A.: The prognosis of anxiety states. Brit. med. J. 1938 II, 649.

Hartmann, H.: Psychoanalysis and the concept of health. Int. J. Psa. 20, 308 (1939).

Hastings, D. W.: Follow-up results in psychiatric illness. Amer. J. Psychiat. 114, 1057 (1958).

Hegglin, R.: Herzneurose. Ärztl. Fortbild. 4, 1 (1958).

Heite, H.-J.: Das kindliche Ekzem. In: Linneweh, F.

Hess, W. R.: Die physiologischen Grundlagen der Psychosomatik. Dtsch. med. Wschr. 86, 3 (1961).

Heyck, H.: Der Kopfschmerz: Stuttgart: Thieme 1959.

Hinkle, L. E., Redmont, R., Plummer, N., Wolff, H. G.: Women in industry. Part II: An examination of the relation between symptoms, disability, and serious illness, in two homogenous groups of men and women. Amer. J. publ. Hlth 50, 1227 (1960).

Hoch, P. H.: The etiology and epidemiology of schizophrenia. Amer. J. publ. Hlth 47, 1071 (1957).

Hochrein, M., Schleicher, J.: Pathogenese, Diagnostik und Behandlung vegetativer Syndrome. Dtsch. med. J. 8, 209 (1960).

Hochstrasser, P.: Beitrag zur sozialen Prognose des Exhibitionismus. Med. Diss. Zürich 1951.

Höck, K.: Zum Krankheitsbild der neurotischen Reaktionen in der heutigen Zeit. Psychiat. Neurol. med. Psychol. (Lpz.) 12, 99 (1960).

Hofstätter, P. R.: Die soziale Dynamik der psychotherapeutischen Situation. Psyche (Stuttg.) 10, 733 (1957).

Hoff, F.: Klinische Psychologie und Pathologie. Stuttgart: Thieme 1953.

– Über Aerophagie. Münch. med. Wschr. 1, 15 (1953).

– Loose, H.: Sympathikotonie und Parasympathikotonie. Dtsch. med. Wschr. 80, 529 (1955).

Hoff, H.: Die Pathologie des Hypothalamus. Wien. klin. Wschr. 1951, 57-62.

– Die vegetative Dystonie, ein Krankheitsbild? Ihre organische Fundierung, ihre Psychopathologie und ihre Begutachtung, Verh. dtsch. Ges.

inn. Med. 59, 26 (1953).
- Zur Kritik des Begriffes der Managerkrankheit. Acta psychother. (Basel) 3, 97 (1955).
- Krautland-Steinbereither, F.: Die vegetative Dystonie. In: R. Cobet, K. Gutzeit und H. E. Bock (Hrsg.), Klinik der Gegenwart, Bd. II, S. 363-388. München–Berlin: Urban & Schwarzenberg 1956.
Hollingshead, A. G., Redlich, F. C.: Social class and mental illness. New York: Wiley & Sons 1958.
Hollwich, R.: Über die Bedeutung des »energetischen Anteiles der Sehbahn« für die Regulation von Stoffwechselabläufen. Münch. med. Wschr. 21, 1057 (1952).
Horisberger, B., Grandjean, E., Lang, F.: Untersuchungen über den Medikamentenmißbrauch in einem Großbetrieb der schweizerischen Uhrenindustrie. Schweiz. med. Wschr. 38, 920 (1958).
Hoyer, H.: Einige Beobachtungen über die vegetative Dystonie im Rahmen von Reihenuntersuchungen bei Lehrkräften. Med. Mschr. 1956, 19.
Hurst, A.: Effort syndrome. In: Medical disease of war. Baltimore: Williams & Wilkins Co. 1945.
Int. classification of diseases, vol. 1: World Health Organisation, Genf 1957.
Isemann, K.: Bericht über die Abteilung für jenseits der Pubertät stehende im Jugendsanatorium Nordhausen a. Harz. Z. Kinderforsch. 32, 1 (1926).
Jacobowsky, B.: Psychosomatic equivalents of endogenous depression. Acta psychiat. scand., Suppl. 162, 37 (1961).
Jacobs, H., Russel, W. R.: Functional disorders. Brit. med. J. 11, 346 (1961).
Jäger, H.: Die Prognose der sog. vegetativen Dystonie. Diss. München 1962.
Janowitz, M.: Soziale Schichtung und Mobilität in Westdeutschland. Kölner Z. Soziol. 10, 1 (1958).
Janzarik, W.: Die Typologie schizophrener Psychosen im Lichte der Verlaufsbetrachtung. Arch. Psychiat. Nervenkr. 202, 140 (1961).
Jensen, E.: Anna, O., Ihr Spätschicksal. Acta psychiat. neurol. scand. 36, 119 (1961).
Jolly, Ph.: Über den weiteren Verlauf hysterischer Reaktionen bei Kriegsteilnehmern. Arch. Psychiat. Nervenkr. 89, 589 (1930).
Jones, E.: Das Leben von Sigmund Freud. Bern–Stuttgart: Huber 1962.
Jones, M., Lewis, A.: Effort syndrome. Lancet 1941I, 813.
Jores, A.: Der Mensch und seine Krankheit. Stuttgart: Klett 1956.
- Der Arzt als Arznei. Ärztl. Mitt. (Köln) 4, 94 (1958).
- Ulcus ventriculi. In: Linneweh, F.
- Kahr, H.: Asthma bronchiale. In: Linneweh, F.

Jorswieck, E.: Beitrag zur Gefühls- und Antriebsdynamik bei psychogenen Herzerkrankungen. Z. psycho-som. Med. 1, 99 (1954/55).

Katz, L. N., Winton, S. S., Megibow, R. S.: Psychosomatic aspects of cardiac rhythmias. Ann. intern. Med. 27, 261 (1947).

Kessel, L., Hyman, H. T.: The value of psychoanalysis as a therapeutic procedure. J. Amer. med. Ass. 101, 1612 (1933).

Kielholz, P., Beck, D.: Vegetative Untersuchung und Therapie der Erschöpfungsdepression. Praxis 39, 962 (1962).

King, R. C., Lindner, A. E., Pollard, H. M.: Ulcerative colitis. Arch. Dis. Child. 34, 257 (1959).

Kirchhoff, H. W.: Vegetative Kreislaufregulationsstörungen. In: Linneweh, F.

Kleinsorge, H., Klumbies, G.: Kritische Prüfung einer Stichprobe von 1000 Psychotherapiefällen. Dtsch. Gesundh.-Wes. 42, 1298 (1957).

Knutsen, B., Selvaag, O.: The incidence of peptic ulcer, an investigation of the population of the town of Drammen. Acta med. scand., Suppl. 196, 341 (1947).

Krehl, L.: Krankheitsform und Persönlichkeit. Leipzig: Thieme 1929.

Kress, H. von: Krankheit und Umwelt. Schweiz. med. Wschr. 50, 1423 (1960).

Kulenkampff, C., Bauer, A.: Über das Syndrom der Herzphobie. Nervenarzt 10, 443 (1960).

Lagercrantz, R. H. C.: Ulcerative Colitis. In: Linneweh, F.

Landis, C.: A statistical evaluation of psychotherapeutic methods. In: Hinsie, L. E., Concepts and problems of psychotherapy. New York: Columbia Univ. Press 1938.

Langfeldt, G.: The prognosis in Schizophrenia. Acta psychiat. scand., Suppl. 110 (1956).

Leighton, D. C.: The distribution of psychiatric symptoms in a small town. Amer. J. Psychiat. 112, 716 (1956).

Lemkau, P. V.: The epidemiological study of mental illness and mental health. Amer. J. Psychiat. 111, 801 (1955).

Lewis, Th.: The soldiers heart and the effort syndrome, 2nd ed. London: Shaw and Sons Ltd. 1940.

Linneweh, F. (Hrsg.): Die Prognose chronischer Erkrankungen. Berlin–Göttingen–Heidelberg: Springer 1960.

Ljungberg, L.: Hysteria. A clinical, prognostic and genetic study. Acta psychiat. (Kbh.) 112, 32 (1957).

Loch, W.: Vegetative Dystonie, Neurasthenie und das Problem der Symptomwahl. Psyche (Stuttg.) 1, 49 (1959).

MacBrunswick, R.: A supplement to Freud's history of an infantile neurosis. Int. J. Psa. 9, 439 (1928).

Madelung, W.: Häufigkeit und Folgezustände von Magen- und Zwölffingerdarmgeschwüren. Z. klin. Med. 136, 727 (1939).

Mai, H.: Katamnesen kindlicher Asthmatiker. Münch. med. Wschr. 93, 1 (1951).
– Asthma bronchiale. In: Linneweh, F.
Martini, P.: Methodenlehre der therapeutisch-klinischen Forschung. Berlin–Göttingen–Heidelberg: Springer 1953.
– Die rationale Therapie, ihre Reichweite und ihe Grenzen. Einführung. Therapiewoche 8, 277 (1958).
– Zur Frage der therapeutischen psychosomatischen Forschung. Dtsch. med. Wschr. 29, 1289 (1959).
Mechelke, K.: Korrelation von Herz und Kreislauf zu Psyche und Konstitution. Münch. med. Wschr. 194, 1361 (1962).
– Christian, P.: Vegetative Herz- und Kreislaufstörungen. In: Handbuch der inneren Medizin, Bd. 9. Berlin–Göttingen–Heidelberg: Springer 1960.
Meggendorfer, F.: Klinische und genealogische Untersuchungen über »Moral insanity«. Z. ges. Neurol. Psychiat. 66, 208 (1921).
Meyer, A. E.: Der psychoanalytische Dialog: seine methodischen Determinanten und seine grundsätzlichen Möglichkeiten zur Verifizierung und Validisierung psychoanalytischer Thesen. Med. Welt 46, 2439 (1962).
Meyer, J. E.: Das Symptom der Anorexia nervosa. Arch. Psychiat. Nervenkr. 1, 31 (1961).
Middendorp, Moor, V.: Katamnestische Untersuchungen nach poliklinisch durchgeführter Kurzpsychotherapie. Psyche (Stuttg.) 10, 664 (1957).
Miles, H. W., Cobb, St.: Neurocirculatory asthenia, anxiety and neurosis. New Engl. J. Med. 245, 711 (1951).
Miller, M. L., McLean, H.: The status of emotions in palpitations and extrasystoles. Zit. nach Alexander, F. and T. M. French, Psychoanalytic therapy. New York: Ronald Press 1946.
Mitscherlich, A.: Zur psychoanalytischen Auffassung psychosomatischer Krankheitsentstehung. Psyche (Stuttg.) 7, 561 (1954).
– Hindernisse in der sozialen Anerkennung der Psychotherapie. Psyche (Stuttg.) 8, 284 (1954).
– Rationale Therapie und Psychotherapie. Psyche (Stuttg.) 12, 712 (1958).
– Anmerkungen über die Chronifizierung psychosomatischen Geschehens. Psyche (Stuttg.) 1, 1 (1961/62).
Moeller, J.: Essentielle Hypertonie. In: Linneweh, F.
Müller, Ch.: Weitere Beobachtungen zum Verlauf der Zwangskrankheit. Mschr. Psyciat. Neurol. 133, 80 (1957).
– Das Senium der Schizophrenen. Bibliotheca psychiatrica et neurologica. Basel: Karger 1959.
Nissen, R.: Karzinomtherapie jenseits von Radikaloperation und Bestrah-

lung. Dtsch. med. Wschr. 43, 1817 (1957).

Oehme, C.: Lokalisationsprinzip und Funktionsanalyse im vegetativen Gebiet. Dtsch. med. Wschr. 70, 263 (1944).

Oppenheimer, B. S., Levine, S. A., Morison, R. A., Rothschild, M. A., Lawrence, W. St., Wilson, F. N.: Report on neurocirculatory asthenia and its management. Milit. Surg. 42, 409 (1918).

Pasamanick, B.: A survey of mental disease in an urban population. Amer. J. publ. Hlth 47, 923 (1957).

Parkinson, J.: Effort-syndrome in soldiers. Brit. med. J. 1941 I, 545.

Pflanz, M.: Über ätiologische Vorstellungen. Medizinische 1, 52 (1958).

– Entstehung und Bedeutung von Vorstellungen über die Ursachen von Krankheiten. Acta psychother. (Basel) 2, 156 (1958).

– Soziokulturelle Faktoren und psychische Störungen. Fortschr. Neurol. Psychiat. 9, 471 (1960).

– Sozialer Wandel und Krankheit, Stuttgart: Enke 1962.

Quade, K.: Neue Untersuchungen über die Sterblichkeit erhöhter Risiken. Lebensversicher.-Med. 6, 1 (1954).

Quint, H., Ecker, M.: Beitrag zur gestörten Erlebnisverarbeitung bei paroxysmaler Tachykardie. Z. psycho-som. Med. 1, 116 (1954/55).

Rangell, L.: The nature of conversion. J. Amer. psychoanal. Ass. 7, 632 (1959).

Rauch, R.: Untersuchungen über Art und Häufigkeit körperlicher und seelischer Störungen bei Ulcus-Kranken, vor und nach der Magenresektion. Diss. München 1957.

Reich, W.: Charakteranalyse. Wien: Im Selbstverlag des Verf. 1933.

Reindell, H., Schildge, E., Klepzig, H., Kirchhoff, H. W.: Kreislaufregulation. Stuttgart: Thieme 1955.

Rennie, T. A. C.: Prognosis in the Psychoneuroses. In: P. H. Hoch und J. Zubin (Hrsg.); Current problems in psychiatric diagnoses. New York: Gruner and Stratton 1953.

Richter, H. E., Beckmann, D.: Herzneurose. Stuttgart: Thieme 1969.

– Methodenprobleme der psychosomatischen Medizin. Psychol. Forsch. 26, 245 (1961).

Roberts, D. W., Wylie, C. M.: Multiple screening in Baltimore. Study of chronic illness. J. Amer. med. Ass. 161, 1442 (1956).

Rohr, K.: Beitrag zur Kenntnis der sog. schizophrenen Reaktion. Arch. Psychiat. Nervenkr. 6, 626 (1961).

Rose, A. M., Stub, H. R.: Summary of studies on the incidence of mental disorders. In: A. M. Rose (Hrsg.), Mental health and mental disorder. London: Routhledge und K. Paul 1956.

Rosenberg, E.: A clinical contribution to the psychopathology of the war neuroses. Int. J. Psa. 24, 32 (1943).

– Anxiety and the capacity to bear it. Int. J. Psa. 30, 1 (1949).

Rüdin, E.: Ein Beitrag zur Frage der Zwangskrankheit, insbesondere ihrer hereditären Beziehungen. Arch. Psychiat. Nervenkr. 191, 14 (1953/54).

Sadger, J.: Über sexualsymbolische Verwertung des Kopfschmerzes. Zbl. Psychoanal. 2, 190 (1911/12).

Saslow, G., Peters, A. D.: A follow-up study of "untreated" patients with various behavior disorders. Psychiat. Quart. 30, 283 (1956).

Schaffer, L., Meyers, J. K.: Psychotherapy and social stratification. An empirical study of practice in a psychiatric outpatient clinic. Psychiatry (Baltimore) 17, 83 (1954).

Schelsky, H.: Wandlungen der deutschen Familie in der Gegenwart. Darstellung und Deutung einer empirisch-soziologischen Tatbestandsaufnahme. Stuttgart: Enke 1954.

Schröder, J., Rualo, Ch.: Über Vorgehen und Erfahrungen bei der Wiedereinstellung ehemaliger Patienten 10 Jahre nach ihrer Erstuntersuchung. Ärztl. Mitt. (Köln) 47, 2412 (1960).

Schulte, W.: Die synkopalen vasomotorischen Anfälle. Leipzig: Thieme 1943.

– Synkopale Anfälle und Herzphobien als Modelle psychosomatischer Krankheiten. Zu ihren biographischen und soziologischen Zusammenhängen. Nervenarzt 21, 1088 (1962).

Schur, M.: Comments on the metapsychology of somatization. Psychoanal. Stud. Child 10, 199 (1955).

Schwidder, W.: Psychogene Störungen der Atemfunktion. Z. psychosom. Med. 2, 98 (1955/56).

Seemann, W. F.: Vom subjektiven Krankheitserleben. Prax. Psychother. 4, 72 (1959).

Seidenberg, R.: Psychosexual headache. Psychiat. Quart. 21, 351 (1947).

Seitz, P. K. S.: Symbolism and organ choise in conversion reactions. An experimental approach. Psychosom. Med. 13, 254 (1951).

– Substitution of symptoms. Psychosom. Med. 15, 405 (1953).

Seitz, W., Cremerius, J.: Funktionelle Pathologie und psychosomatische Medizin. Klin. Wschr. 45/46, 1065 (1953).

Siebeck, R.: Organisch, funktionell, neurotisch in Diagnose und Therapie. Dtsch. med. Wschr. 63, 1753 (1938).

– Medizin in Bewegung. Erkenntnisse und ärztliche Aufgabe. Stuttgart: Thieme 1953.

Sopp, H.: Krankenstandsanalyse nach sozialpsychologischen Aspekten. Ärztl. Mitt. (Köln) 18, 1029 (1961).

Spang, K.: Rhythmusstörungen des Herzens. Stuttgart: Thieme 1957.

Staehelin, B.: Allergie in psychosomatischer und soziologischer Sicht. Stuttgart: Thieme 1961.

Stengel, E.: Neurosenprobleme vom angloamerikanischen Gesichtspunkt. In: Psychiatrie der Gegenwart, Bd. II, Klinische Psychiatrie. Berlin–Göttingen–Heidelberg: Springer 1960.

Stern, E.: Psychosomatische Medizin und Hauterkrankung. Z. psychosom. Med. 2, 161 (1955/56).

Stokvis, B.: Erfolge der Psychotherapie. In: Stern, E. (Hrsg.), Die Psychotherapie der Gegenwart. Zürich: Rascher 1958.

Störring, G. E.: Zur Psychosomatik von Angstzuständen. Z. psychosom. Med. 5, 1 (1958/59).

Thiemann, H.: Untersuchungen über die Häufigkeit bestimmter Erkrankungen in einer auswahlfreien Gruppe der Münchener Stadtbevölkerung. Diss. München 1959.

Thompson, H.: An investigation into postmortem incidence of peptic ulcers and erosions. Glasg. med. J. 35, 326 (1954).

Uexkuell, Th. von: Funktionelle Syndrome in der Praxis. Psyche (Stuttg.) 12, 481 (1958/59).

– Funktionelle Syndrome in psychosomatischer Sicht. In: R. Cobet, K. Gutzeit, H. E. Bock (Hrsg.), Klinik der Gegenwart. Handbuch der praktischen Medizin. München–Berlin: Urban & Schwarzenberg 1960.

Uexküll, Th.: Grundfragen der psychosomatischen Medizin. Hamburg: Rowohlts deutsche Enzyklopädie 1963.

– Wick, E.: Die Situationshypertonie. Arch. Kreisl.-Forsch. 39, 236 (1962).

Vartio, T.: Earlier and later diagnoses of hospitalized patients with so-called functional disorders. Ann. Med. intern. Fenn. 48, 45 (1959).

Veil, W. H., Sturm, A.: Die Pathologie des Stammhirns. Jena: G. Fischer 1942.

Völkel, H.: Die neurotische Depression. Stuttgart: Thieme 1959.

Wallave, H. E. R., Whyte, M. B. H.: Natural history of the psychoneuroses. Brit. med. J. 1959 I, 144.

Watts: The mild endogenous depression. Brit. med. J. 1957 I, 4.

Weiss, E., English, O. S.: Psychosomatic Medicine. Philadelphia and London: Saunders Co. 1949.

Weizsäcker, V. von: Studien zur Pathogenese. Stuttgart: Thieme 1946.

– Psychosomatische Medizin. Verh. dtsch. Ges. inn. Med., Kongr. 55, 13-24 (1949).

– Psychosomatische Medizin. Psyche (Stuttg.) 3, 331 (1949/50).

– Fälle und Probleme. Stuttgart: Enke 1951.

– Klinische Vorstellungen. Stuttgart: Thieme 1955.

Wheeler, E. O., White, P. D., Reed, E. W., Cohen, M. E.: Neurocirculatory asthenia (anxiety neurosis, effort syndrome, neurasthenia). A twenty year follow-up study of one hundred and seventy-three patients. J. Amer. med. Ass. 142, 878 (1950).

Wheelis, A.: The quest for identy. New York: W. W. Norton 1958.

Wichmann, B.: Das vegetative Syndrom und seine Behandlung. Dtsch. med. Wschr. 60, 1500 (1934).

Winter, E.: Über die Häufigkeit neurotischer Symptome bei »Gesunden«.

Z. psycho-som. Med. 5, 153 (1958).

Wittkower, E. T. F. Roger, McBeth Wilson, A. H.: Effort syndrome. Lancet 1941 I, 531.

Wolff, H. G.: Headache and other headpain. New York: Oxford Press 1948.

Wood, P.: Da Costa syndrome (or effort syndrome). Brit. med. J. 1941 I, 767, 845.

Wyrsch, J.: Krankheitsprozeß oder psychopathischer Zustand? Mschr. Psychiat. Neurol. 103, 193 (1940).

Wyss, D.: Entwicklung und Stand der psychosomatischen Kreislaufforschung in England und USA seit dem Ersten Weltkrieg. Psyche (Stuttg.) 5, 81 (1951).

Wyss, W. H. von: Herz und Psyche in ihren Wechselwirkungen. Schweiz. med. Wschr. 57, 433 (1927).

Ziegler, D. K., Paul, N.: On the natural history of hysteria in women. A follow-up study twenty years after hospitalization. Dis. nerv. Syst. 15, 301 (1954).

Ziegler, L. H., Heershema, P. H.: A follow-up study of 111 nonhospitalized depressed patients after 14 years. Amer. J. Psychiat. 99, 813 (1942).

Zur Prognose unbehandelter Neurosen

Die Ergebnisse der Prognoseforschung lassen sich unter zwei den Psychotherapeuten besonders interessierenden Gesichtspunkten zusammenfassen, dem der Entwicklungstendenzen und dem der Spätzustände. Sehen wir uns zuerst die Entwicklungstendenzen unbehandelter Neurosen an, wie sie von der Verlaufsforschung beobachtet werden können.

Bei der *Hysterie* findet sich eine starke Tendenz, die hysterische Symptomatik – sowohl die psychoneurotische wie die konversionsneurotische – im späteren Lebensalter zu verlieren. Manche Untersucher haben beobachtet, daß 20 bis 30 Jahre nach Beginn der Symptomatik diese bei keinem der Nachuntersuchten mehr festzustellen war. Statt dessen finden sich körperliche Leiden oder hysterisches Elend: Die einen kränkeln dahin und bedürfen dauernder Hilfe und Fürsorge, die anderen stellen gescheiterte Existenzen dar, klagend, anklagend oder resignierend wegen ihres verpfuschten Lebens. Beiden Entwicklungen gemeinsam ist, daß die Kranken die Gesellschaft in starkem Maße belasten. Die Verlaufsforschung bestätigt hier Freuds Feststellung: »Unglückliche Ehen und körperliches Siechtum sind die gebräuchlichsten Ablösungen der Neurose.«

Die *Angstneurose*, genetisch meist auch eine Form der Hysterie, hebt sich in auffallender Weise in ihrer Entwicklungstendenz von der soeben beschriebenen Hysterie ab: Das Angstsyndrom bleibt – in der Regel bis zur Vollendung des fünften Lebensjahrzehnts – konstant und meist in ausgeprägter Stärke bestehen. Bei häufig zu beobachtenden Veränderungen innerhalb des Symptombildes behält es dauernd seine führende Rolle bei.

Eine noch ausgeprägtere Syndromstabilität zeigen die *Zwangsneurose* und die *Hypochondrie*. Die Tendenz zu Umformungen der Neurose in andere Syndrome ist außergewöhnlich gering.

Die *Zwangsneurose* bringt ferner wie die Angsthysterie bei den Fällen mit fortbestehender Symptomatik eine deutliche Milderung derselben im Alter mit sich. Diese ist in vielen Fällen dadurch bedingt, daß der Triebdruck, gegen den die

Symptomatik notwendig wurde, im späteren Leben nachläßt, womit sich eine günstigere Relation zwischen Trieb- und Ichstärke herstellt. In anderen Fällen genügt diese Kräfteverschiebung allein nicht, das Ich muß sich Deformationen gefallen lassen – andere als die, welche die ursprüngliche Zwangs- oder Angstsymptomatik bereits bewirkten, um eine Ermäßigung des Leidens zu erreichen. So finden sich bei der Zwangsneurose Erstarrung, Unbeweglichkeit und Impuls- und Gefühlsverengung, bei der Angstneurose Rückzug aus Bereichen des Lebens, in denen sich der Kranke bisher bewegte, auf weit hinter seinen Möglichkeiten liegende Positionen, vorsichtig vermeidende Einschränkungen und Niveausenkung.

Bei der neurotischen *Depression* kommt es im Verlauf der Jahre in der Regel zum Verschwinden der Symptomatik. Nur bei wenigen Kranken bildet sich eine chronisch depressive Persönlichkeitsveränderung aus. Häufiger findet sich dagegen eine Tendenz zur Ablösung des Krankheitsbildes durch körperliche Leidenszustände. Dabei stehen Beschwerden des Magen-Darmtraktes meist im Vordergrund. Je schwerer das initiale Zustandsbild ist, desto stärker tritt die Tendenz zu chronisch depressiven Entwicklungen hervor, wie Ernst am Spätschicksal hospitalisierter Patienten mit neurotischer Depression zeigen konnte. Bei diesen Kranken scheinen sich Umwandlungen der psychoneurotischen in organneurotische Symptomatik selten zu ereignen.

Für die *vegetativen Neurosen* lassen sich keine zusammenfassenden Aussagen machen. Hier bestimmt das jeweilige Syndrom die Entwicklungstendenz. So besteht z. B. bei den Patienten mit einer Magenneurose eine ausgeprägte Tendenz zum Übergang des funktionellen Geschehens in den morphologischen Defekt, das Magengeschwür. Bei den Patienten mit funktionellen Kopfschmerzen und mit funktionellem Atmungssyndrom dagegen herrschen Übergänge in psychoneurotische Zustandsbilder vor. Dabei scheint es im ersteren Falle vor allem zu charakterneurotischen Veränderungen, im zweiten zu verschiedenen Manifestationen der Angst und ihrer Abwehr zu kommen. Syndromwandel, d. h. Umwandlung einer Form der Organneurose in eine andere, wird unter den verschiedenen Formen der vegetativen Neurosen selten beobachtet. Nur bei den Kranken mit einer diffusen, nicht lokalisierten vegetativen Symptomatik wird diese Tendenz sichtbar. Es handelt sich aber nicht im strengen Sinne um einen echten Syndromwandel, sondern vielmehr darum, daß das ursprünglich polysymptomatische Bild in ein monosymptomatisches übergeht.

Wenden wir uns nun den Spätzuständen unbehandelter Neurosen zu, d. h. dem Schicksal der Symptomatik unter dem Aspekt von Heilung und Besserung.

Ohne im einzelnen auf die Tabellen einzugehen, sei nur darauf hingewiesen, wie erstaunlich hoch die Spontanheilungsraten angegeben werden. Faßt man Heilung und Besserung zusammen, ergibt sich ein mittlerer Wert von 50 bis 70 Prozent. Ausnahmen bilden nur die Zwangsneurose und die Hypochondrie. Die zweite Tabelle zeigt, daß die Rate für die vegetativen Neurosen noch niedriger liegt und bedeutend niedriger für die psycho-somatischen Krankheiten (vgl. Tabellen S. 313 f.).

Auf die Problematik dieses Materials und der Methoden, mit denen es gewonnen und ausgewertet wurde, soll hier nicht eingegangen werden. Es muß jedoch betont werden, daß die Zahlen für die psychotherapeutische Erfolgsbeurteilung bedeutsam bleiben.

Da den Psychotherapeuten besonders die Frage interessiert, welche Bedeutung die Spontanprognose für die Erfolgsbeurteilung psychotherapeutischer Ergebnisse hat, will ich mich jetzt diesem Thema zuwenden. Aus zwei Gründen kann sie aus den Beobachtungen des Spontanverlaufs keinen Nutzen ziehen: 1. wegen der Unmöglichkeit des Vergleichs behandelter und unbehandelter Gruppen, 2. wegen der unterschiedlichen Bedeutung der beiden Begriffe Spontanheilung und therapiebedingter Heilung.

Betrachten wir zunächst die Schwierigkeiten, die sich dem Gruppenvergleich entgegenstellen. Ein solcher kann nur sinnvoll und erfolgreich sein, wenn eine weitgehende Übereinstimmung der beiden Gruppen gewährleistet ist. Diese Forderung scheint, wie ich zeigen will, unerfüllbar zu sein. Gelingt es mit großem Aufwand, Übereinstimmung in sozioökonomischer Hinsicht zu erreichen, so muß jeder derartige Versuch im medizinischen Bereich scheitern. Das Fehlen einheitlicher diagnostischer Konventionen, die Unmöglichkeit der Klassifizierung von Schweregraden der Erkrankung und die Divergenz in den Beurteilungskriterien der Besserung zwischen den einzelnen Untersuchern stellen unlösbare Probleme dar.

Aber auch wenn man sie lösen könnte, wie einige Autoren in

Tab. Nr. 1:

PSYCHO-NEUROSEN	Fälle	Zeit*	gebessert	geheilt	Autoren
Neurosen allg.	4131	2	–%	66%	Appel
	40	2	–	40	Comroe
	500	5	90	–	Denker
	7293	2	–	66	Eysenck
	92	3-6	23	21	Middendorp
	87	1¼ -6¾	–	37	Saslow und Peters
Hysterie	103	12	11	62	Cremerius
	24	20-30	100	–	Ernst
	–	12	94	–	Jolly
	312	15	–	100	Ljungberg
Angst-Neurosen	98	12	12	54	Cremerius
	31	20-30	13	–	Ernst
	123	12-14	–	31	Harris
Zwangs-Neurosen	98	12	10	14	Cremerius
	50	5	14	32	Lewis
	47	5-20	49	–	Müller
	50	20	–	6	Rennie
	130	2-20	26	12	Ruedin
Hypochondrie	38	12	13	14	Cremerius
	12	20-30	–	8	Ernst
	–	–	10	–	Hamilton, Rennie Ziegler, Heershema
Neurasthenie	76	12	16	55	Cremerius
	29	20-30	0	0	Ernst
	250	3-8	–	51-73	Schou
Neur. Depression	58	12	15	52	Cremerius
	20	20-30	–	85	Ernst

* Dauer des Beobachtungszeitraumes (in Jahren)

Tab. Nr. 2:

VEGET. NEUROSEN	Fälle	Zeit	gebessert	geheilt	Autoren
Magen	82	10	27%	3%	Cremerius u. Hardt
	32	20-30	38	–	Ernst
	171	½-10	48	–	Vartio
Herz	40	10	12	45	Cremerius u. Fleischhauer
	273	10	–	12	Götz, Schröder u. Schröder
	601	5	18	15	Grant
	48	½-10	42	–	Vartio
	171	20	38	12	Wheeler u. Mitarb.
Unt. Verdauungstrakt, Atmung, Kopfschmerzen	42	10	19	–	
	56	10	61	25	Cremerius
	89	10	77	–	
Veg. Neurose allg.	62	10	16	44	Cremerius u. Jäger
	100	2-6	85	–	Jacobs u. Russel
	317	½-10	48	–	Vartio
PSYCHOSOMATISCHE KRANKHEITEN					
Hypertonie vor dem 35. J.	–	–	–	40-60	Moeller
nach dem 35. J.	–	–	–	5	Bechgaard u. Mitarb.
Ulcus duod. u. ventr.	2379	7-8	25	24	Sammelstatistik
Ulcus ventr.	–	–	–	20	Römke
Ulcus duod.	–	–	–	12	Römke
Asthma juv.	–	nach d. Pub.	–	90%	Mai
A. juv.	300		34	30	v. Harnack
A. juv.	336	17-27	52	–	Barr
A. d. Erw.	77	3	33,7	6,5	Jores
Fettsucht juv.	67	9	25	0	Lloyd u. Mitarb.
Fettsucht Erw.	–	–	0	0	Jores, Stunkard u. Mitarb.

Amerika glauben, würde dieser Weg aus einem anderen Grunde ebenfalls nicht zum Ziele führen; seine Erreichung würde nämlich, wie Goldstein gezeigt hat, gerade durch die Art des eingeschlagenen Weges vereitelt werden: »Die Manipulationen, die notwendig sind, eine Kontrollgruppe derart an die Ausgangsgruppe anzupassen, daß sie wirklich mit ihr übereinstimmt, erfordern ein solches Ausmaß an psychologischer Beschäftigung mit den Probanden, daß sie nicht mehr als Kontrollen gelten können.« So stimme ich Stengels Skepsis zu, wenn er sagt: »Die völlig unbehandelten Fälle sind die, von denen wir nichts wissen.« Der einzig denkbare Ausweg, daß beide Gruppen aus derselben Klinik stammen und alle Untersucher sich derselben Konzepte bedienen, erweist sich ebenfalls als Holzweg, weil es sehr aussichtslos erscheint, unbehandelte Gruppen zu finden, die in dem einen Kardinalpunkt, dem Behandlungswunsch des Patienten, mit den behandelten übereinstimmen. Vernachlässigt man diesen Punkt, ist der Vergleich wertlos, da er nicht mehr den Einfluß der Therapie oder Nicht-Therapie auf die Prognose erfaßt, sondern den eines Gruppenmerkmals. Die einzige Methode, die diese Bedingung zu erfüllen vermöchte, wäre die, daß von allen Zugängen zur Behandlung, streng schematisch, wechselweise je einer in Therapie genommen und einer auf die Warteliste gesetzt würde. Sie scheitert an der Realität. Ihre Anwendung hat zur Voraussetzung, daß ohne Rücksicht auf die Dringlichkeit und Bedrohlichkeit der Krankheitszustände verfahren würde. Hier setzt die ärztliche Haltung dem wissenschaftlichen Drang nach Exaktheit eine definitive Grenze. Es ist nach diesen Überlegungen nicht verwunderlich, daß sich in der Literatur bis heute keine Untersuchung findet, die diesen Anforderungen genügt. Die viel zitierte Publikation von Eysenck ist geradezu ein Musterbeispiel dafür, wie man es nicht machen kann. Aber auch die 1954 von Rogers und Dymond und 1955 von Barron und Leary vorgelegten Arbeiten vermögen die genannten methodischen Schwierigkeiten nicht zu lösen.

Nun zum Beurteilungssystem mit den Begriffen der therapiebedingten und der spontanen Heilung, wie sie bei den Gruppenvergleichen zur Anwendung kommen. Auch hier werden inkommensurable Größen miteinander verglichen. So

besagt doch z. B. die Feststellung, daß in einer Gruppe unbehandelter Patienten eine Spontanheilungsrate von x% ermittelt wurde, nur, daß das, was gesucht, nicht gefunden oder
vom Patienten nicht angegeben wurde, nicht aber, daß diese
Zahl mit der echten Heilungsquote identisch ist. Eine derartige Aussage wäre erst dann erlaubt, wenn die Untersucher von
Spontanverläufen und von Spätergebnissen der Therapie beide
Begriffe miteinander zur Deckung gebracht hätten. Daß dies
nicht der Fall ist und wieweit sich z. B. der Spontanheilungs-
begriff der Verlaufsforscher vom Heilungsbegriff der Psychoanalytiker unterscheidet, zeigen die Arbeiten von Landis,
Denker, Saslow, Miles, Lewis und Müller.

Das Phänomen der Spontanheilung ist von Freud eingehend
studiert worden und er hat zeigen können, daß es sich hier in
der Regel nur um Erleichterungen oder Umformungen der
Neurose handelt. 1907 beschreibt er es erstmalig bei der
Analyse einer Gestalt aus Jensens »Gradiva«, einem Wahn-
kranken, der durch ein Liebeserlebnis geheilt wird. Er sagt
von dieser »Liebesheilung«: ». . . denn die Symptome . . . sind
nichts anderes als Niederschläge früherer Verdrängungs- oder
Wiederkehrkämpfe und können nur von einer neuen Hoch-
flut der nämlichen Leidenschaft gelöst und weggeschwemmt
werden.« Fünf Jahre später beschreibt er einen anderen Modus der Spontanheilung, verursacht dadurch, daß für eine
verlorengegangene Befriedigungsmöglichkeit (Verlust eines
realen Liebesobjektes) das Schicksal einen Ersatz schenkt. Bei
seiner Beschäftigung mit dem Problem des Masochismus zwischen 1917 und 1924 machte er die Beobachtung, daß »das
Leiden, das die Neurose mit sich bringt, gerade das Moment
(ist), durch das sie der masochistischen Tendenz wertvoll
wird«. Derartige Kranke können ihre Neurose verlieren,
»wenn die Person in das Elend einer unglücklichen Ehe
geraten ist, ihr Vermögen verloren oder eine bedrohliche
Krankheit erworben hat«. 1921, bei Beschäftigung mit dem
Problem der Massenpsychologie, aber schon vorher in einem
Brief an Pfister aus dem Jahre 1909, war ihm die Bedeutung
der Religion und ähnlicher Phänomene als eines Mittels, sich
von neurotischen Konflikten zu befreien, klar geworden. Er
stellt fest, daß die Neurose spontan verschwinden kann, wenn
es zu einer Befriedigung des gestörten Triebverlangens in

Bindung an mystisch-religiöse oder philosophisch-mystische Sekten und Gemeinschaften kommt und bezeichnet diesen Vorgang als »Schiefheilung«. Zwei Jahre später beschreibt er ein solches Ergebnis am Beispiel des Malers Christoph Haitzmann, der seine schwere »Teufelsneurose« verliert und viele Jahre später »sanft und trostreich« verstirbt, ohne je wieder an den alten Symptomen erkrankt zu sein, nachdem er sich entschlossen hat, Ordensbruder zu werden. Erstaunlicherweise finden sich in der psychoanalytischen Literatur seitdem nur wenige Hinweise auf dieses Problem, obgleich es von Glover auf dem Symposium über die Theorie der therapeutischen Resultate in Marienbad 1936 mehrmals angesprochen wurde. Er greift Freuds Vorstellung auf, wenn er sagt: »Es ist ganz offensichtlich, daß sich viele Menschen durch ihre unbewußten menschlichen Beziehungen selbst heilen können.« Nur in einer Arbeit von Eissler über das psychoanalytische Heilungskonzept aus dem Jahre 1963 wird ausdrücklich darauf eingegangen. Er bereichert die Kasuistik der Spontanheilung um einige neue Aspekte, wie z. B. die Heilung einer Symptomatik nach der Untreue eines inzestuös geliebten Objektes, auf das mit Untreue geantwortet wird, wodurch, so meint Eissler, eine Neuordnung im Diagramm der unbewußten Kräfte entsteht. Daß es sich hier nicht um echte Heilungen im strukturellen Sinne handelt, betont er ebenso entschieden wie dies vor ihm schon Fenichel und Anna Freud getan haben. 1954 führt sie aus: »Auf der Basis unseres theoretischen Wissens haben wir wenig Grund zur Annahme, daß die Neurosen Erwachsener spontan verschwinden. – Veränderungen der Lebensbedingungen können neurotische Zustände auf verschiedene Arten erleichtern. Neurotische Leiden können in gewöhnliche Leiden umgewandelt werden; der reale Verlust eines Objektes durch den Tod kann z. B. an Stelle des eingebildeten Liebesverlustes dieses Objektes treten und so ein besonderes Symptom unnötig machen. Ein masochistischer Wunsch, der sich einmal in neurotischen Symptomen äußert, kann ein andermal in organischer Krankheit Befriedigung finden. Hemmungen oder Zwänge, die die Aktivität eines Patienten lähmen, können aufgegeben werden, wenn er z. B. im Gefängnis oder Konzentrationslager ist, und unter Hemmungen und lähmenden Umständen leben muß. Eine Neurose kann ferner erleichtert werden durch die Trennung von einem Liebesobjekt, auf das die neurotischen Züge zentriert waren, aber die Erleichterung wird vorübergehend sein und die Neurose wird sich bald wieder vollständig aufbauen, sobald eine neue Übertragung stattgefunden hat. Derartige Vorkommnisse sind nur leichte Schwankungen innerhalb der neurotischen Organisation.«

Aus dem Gesagten geht hervor, daß die Schwierigkeiten, die sich bei einem Vergleich zwischen Untersuchungen über die Häufigkeit von Spontanheilungen und die von therapiebedingten Heilungen einstellen, nicht technischer, sondern prinzipieller Natur sind. Man sieht es eben einer Besserung nicht an, ob sie eine echte Änderung im strukturellen Sinne darstellt oder nur eine der vielen möglichen Umformungen der Neurose. Den Beweis für das Vorliegen des einen oder des anderen würde nur eine analytische Behandlung erbringen können.

Abschließend soll an Hand der Katamnese einer in der Entwicklung der Psychoanalyse berühmt gewordenen Krankengeschichte die Problematik des Begriffes der Spontanheilung aufgezeigt werden. Ich meine den Fall der Anna O., den Breuer und Freud im Jahre 1895 gemeinsam veröffentlichten. Er kann vom psychoanalytischen Standpunkt aus als unbehandelt bezeichnet werden, da eine Durcharbeitung der unbewußten Konflikte der Kranken mit Hilfe der Widerstands- und Übertragungsanalyse nicht stattgefunden hat. Über die weitere Lebensgeschichte der Anna O. sind wir durch die Katamnese Jensens gut informiert. Sie soll nun gekürzt folgen: Die bei Behandlungsbeginn 21jährige Kranke hatte über Jahre an einer schweren hysterischen Neurose mit Lähmungen, Störungen des Seh- und Sprachvermögens, Unfähigkeit zu essen, einem quälenden Husten, Hemmungen, Zuständen von psychischer Verworrenheit und solchen, in denen zwei verschiedene Bewußtseinszustände einander abwechseln, gelitten. Nach Beendigung der Behandlung – Breuer teilte damals mit, daß es ihr gut gehe – kam es bald zu Rückfällen. Schon ein Jahr nach Abschluß der Therapie befindet sie sich in einer Nervenanstalt, dann wird von Morphiumsucht berichtet, und 1887 schreibt Martha Freud, eine Freundin der Anna O., an ihre Mutter, daß Anna O. noch immer – vor allem abends – an ihren halluzinatorischen Zuständen litte. Diese scheinen, so geht aus einer Bemerkung von Jones hervor, bis zum Ende der

8oer Jahre angedauert zu haben. Aus dem weiteren Leben der Patientin – bekannt geworden einmal durch ihre eigenen Veröffentlichungen (Tagebücher, Reiseberichte, ein Drama, Aufsätze zur sozialen Frauenarbeit), zum anderen durch Schriften von Zeitgenossen über sie – ist nie wieder etwas über das Auftreten hysterischer Symptome zu erfahren. Auch Störungen des Bewußtseins hat es nie mehr gegeben. Blieb Anna O. demnach von weiteren neurotischen Symptomen verschont? Im medizinischen Sinne muß die Frage bejaht werden. Dem Psychoanalytiker aber will es scheinen, als ob die hysterische Grundstörung bestehen blieb, nur ihre Äußerungsform sich änderte – im sozialen Sinne in durchaus positiver Weise. Anna O., bekannt als Bertha Pappenheim, wurde eine international bekannte Persönlichkeit auf dem Gebiet der sozialen Frauenarbeit. 1954 erscheint ihr Kopf in der Serie »Helfer der Menschheit« auf den Briefmarken der Deutschen Bundespost. In dem Nachruf auf sie, an dem sich viele bedeutende Persönlichkeiten beteiligten, fordert Martin Buber auf: »Ihr Bild weiterzubringen.« Liest man die Berichte über ihr Leben, so scheint der unbewußte Sinn ihrer sozialen Arbeit – in leidenschaftlich-aggressiver Weise nimmt sie Anteil am Schicksal von Prostituierten (in manche verliebt sie sich schwärmerisch) und kämpft für die Aufhebung der Bordelle – zum Teil darin zu liegen, die eigene infantile Sexualproblematik durch sie dauernd in Schach zu halten. Der Kampf gegen die Unzucht und gegen die sie legalisierenden Männer tritt an die Stelle des Kampfes gegen gleichgeartete eigene Triebwünsche. Von diesen wissen wir aus einem Briefe Freuds an Stefan Zweig: »Was bei Breuers Patientin wirklich vorfiel, war ich imstande, später zu erraten, als mir plötzlich eine Mitteilung von B. einfiel, die er mir einmal vor der Zeit unserer gemeinsamen Arbeit gemacht und nie mehr wiederholt hatte. Am Abend des Tages, nachdem alle ihre Symptome bewältigt waren, wurde er wieder zu ihr gerufen, fand sie verworren, sich in Unterleibskrämpfen windend. Auf die Frage, was mit ihr sei, gab sie zur Antwort: ›Jetzt kommt das Kind, das ich von Dr. B. (Breuer) habe.‹«

Wieviele Kräfte und Möglichkeiten durch den externalisierten Abwehrkampf gebunden wurden, bleibt unbekannt. Erfahrbar ist nur die Tatsache, daß sie – wegen ihrer Schönheit stets von Männern umschwärmt – unverheiratet blieb, ja anscheinend nie intimere Beziehungen zum anderen Geschlecht hatte, starke homosexuelle Verliebtheiten erlebte und in gehetzter, fanatischer Weise, einem absoluten Wahrheitsdenken sich verpflichtet fühlend, unruhig und stets überarbeitet ihr Leben der Organisation von Frauenbünden widmete. Frauenbünden wozu? Zum Schutze der Frau gegen eine Welt der Männer, die durch ihre aktive, hemmungslose Sexualität die Frauen entwerten und unglücklich machen wollen.

Zusammenfassend läßt sich feststellen, daß die bis heute vorliegenden Ergebnisse der Prognoseforschung bei unbehandelten Neurosen mit großen methodischen Mängeln belastet sind. Bei Einführung dynamischer Beurteilungskriterien z. B. ereignet sich, wie aus unseren Untersuchungen hervorgeht, ein extremes Absinken der hohen Spontanheilungsrate. Es zeigt sich also bei den Neurosen dasselbe, was Bleuler bei den Schizophrenen beobachtet hat: »Je sorgfältiger die Untersuchung, desto seltener die Heilung.« So bestätigt die Prognoseforschung, was die kritische Beobachtung von Lebensläufen »Gesunder« seit langem weiß und was Goethe in schmerzlicher Einsicht 1780 mit den Worten in sein Tagebuch eintrug: »Die menschlichen Gebrechen sind rechte Bandwürmer, man reißt wohl einmal ein Stück los und der Stock bleibt immer sitzen.«

Zur Prognose der Anorexia nervosa

(11 sechsundzwanzig- bis neunundzwanzigjährige
Katamnesen psychotherapeutisch unbehandelter Fälle)

1965 habe ich über 13 fünfzehn- bis achtzehnjährige Katamne-
sen psychotherapeutisch unbehandelter Anorexia nervosa-
Fälle berichtet (1965). Jetzt lege ich die Katamnesen derselben
Fälle, 16 Jahre später durchgeführt, vor.

Das Ziel der Untersuchung ist dasselbe wie 1965 geblieben
und deckt sich mit dem meiner anderen Studien über Spätschicksale unbehandelter funktioneller Syndrome und psychosomatischer Erkrankungen (1966, 1968, 1969, 1972, 1974):

1. einen Beitrag zur »Naturgeschichte« jener Form der Magersucht zu geben, die erst in der Pubertät beginnt;

2. durch Erfassung der Spätzustände die Spontanprognose
des Leidens zu ermitteln;

3. nach Faktoren zu fragen, von denen die Spontanprognose
abhängt.

Die Literatur über Spontanverläufe der Anorexia nervosa
(A. n.) ist spärlich wie bei allen anderen chronisch verlaufenden neurotischen Erkrankungen auch. Kay und Leigh (1954)
konnten 27 von 38 Fällen nachuntersuchen: 4 erwiesen sich als
gesund, 12 als angepaßt, leiden aber weiterhin an neurotischen
Symptomen, und 11 als chronisch krank. Nach Meyer (1961)
bleiben bei der typischen Pubertätsmagersucht ein Drittel
ungeheilt, ein Drittel heilen spontan ab, der Rest seiner Probanden war mit einer Schizophrenie erkrankt oder verstorben.
Unter Thomäs Fällen fanden sich 9, die eine vorwiegend
spontan bedingte Besserung zeigten (1961). Nimmt man die
Arbeiten von Brochner und Martensen, die 85% Spontanheilungen fanden (zit. nach Meyer 1961), und von Nemiah
(1950), der nur 15% Spontanheilungen registrieren konnte,
hinzu, so sieht man, wie unterschiedlich die Ergebnisse der
Verlaufsbeobachtung sind. Shadoan stellt in seiner Übersicht
der amerikanischen Magersuchtliteratur zusammenfassend
fest: »Die Prognose ist quoad vitam relativ gut, quoad sanationem unbefriedigend. Etwa 10-20% sterben, einige wenige
Patientinnen erholen sich mit und ohne Therapie, heiraten,

gründen Familien. Bei ihnen treten keine Rückfälle auf. Andere werden auch unter intensiver Therapie nicht gesund. Leider wird die Mehrzahl derjenigen, die das Trauma der Pubertät und weitere Jahre überstanden haben, ohne daß die grundlegenden Störungen in ihrer Persönlichkeit ausgeglichen wurden, immer an chronischer Unterernährung, besonders unter emotionellen Krisen, leiden« (1960).

Gründe für diese differierenden Ergebnisse liegen ohne Zweifel in der Verschiedenartigkeit des Ausgangsmaterials, der Länge der Beobachtungszeit und der Beurteilungskriterien.

Die 13 Fälle, die ich 1965 nachuntersuchen konnte (12 Frauen und 1 Mann), kannte ich seit der Erstuntersuchung, die zwar nicht in jedem Falle zeitlich mit dem Krankheitsbeginn zusammenfiel. Seitdem waren damals 15-18 Jahre vergangen.

Von den 13 Fällen, die ich in den Jahren 1947-1950[1] untersucht und diagnostiziert hatte, konnte ich 1965 11 Fälle nachuntersuchen. Ein Patient, der einzige Mann der Gruppe, war nicht mehr auffindbar, eine Patientin war zwischenzeitlich verstorben. Die Tatsache, daß der einzige männliche Patient nicht mehr auffindbar war, bedeutet, daß er sich der Katamnese entzogen hat. Ich hatte nämlich, um möglichst wenig Patienten zu verlieren, alle Patienten gebeten (auch deren Eltern), mir jährlich einmal zu berichten, mich vor allem von Adressenänderungen zu verständigen. Ferner hatte ich versucht, mit den behandelnden Ärzten in Kontakt zu bleiben. Letzteres erwies sich aber wegen des häufigen Arztwechsels der Patienten als wenig erfolgreich.

Von den 11 noch erreichbaren Patienten konnten 1965 9 persönlich nachuntersucht werden. Von zweien erhielt ich nur die Berichte der Eltern und der behandelnden Ärzte. Es handelt sich dabei um den Fall der Erika N., die wegen einer Schizophrenie stationär behandelt wurde, und den Fall der Edda R., die sich zu dem damaligen Zeitpunkt immer noch im Zustand der akuten Erkrankung mit einem Minimalgewicht, deutlicher neurotischer Symptomatik und völliger Arbeitsunfähigkeit befand.

Die Gruppe, die ich als Ausgangspunkt für eine spätere Katamnese festlegte, ist nicht als repräsentativ zu betrachten.

Dies hat mit der Art ihres Zustandekommens zu tun: die Patienten entstammten alle der Privatpraxis des jeweiligen Klinikdirektors, der sie mir zugewiesen hatte. Sie war durch drei Merkmale gekennzeichnet:

1. die Patienten gehörten der bürgerlichen Mittelschicht an und waren in der Mehrzahl Schüler höherer Lehranstalten. Viele Eltern waren Akademiker.

2. alle Patienten waren bereits längere Zeit krank, waren also bereits von verschiedenen Ärzten und Nichtärzten auf verschiedene Weise vorbehandelt.

3. Die Fälle zeigten eine schwere Krankheitsform: extrem niedriges Körpergewicht, Amenorrhoe und schwere neurotische Verhaltensstörungen.

Unter den Behandlungsmethoden, die die Patienten bereits erfahren hatten, standen an erster Stelle endokrinologische. 10 Patienten waren internistisch und 9 Patienten psychiatrisch behandelt worden. Während der Phasen ernster Kachexie waren die Patienten zwangsweise sondengefüttert worden.

Bei 8 Patienten waren psychotherapeutische Behandlungsversuche unternommen worden – alle jedoch entweder kurzfristig oder wenig sachgemäß.[2]

Die *Katamnese des Jahres 1976* zeigte folgendes Ergebnis: Von den 11 angeschriebenen Patienten antworteten zehn persönlich oder Drittpersonen. In einem Fall konnte die Adresse nicht mehr ermittelt werden (Maria H.).[3]

Das Ergebnis der Nachuntersuchung – vier wurden persönlich nachuntersucht, bei den restlichen Patienten stützte sich die Untersuchung auf Berichte der Patienten, ihrer Ärzte und Eltern – erlaubt eine Gliederung in zwei Gruppen. Eine Gruppe, bestehend aus fünf Kranken, zeigt einen chronischen Verlauf in bezug auf die Eßstörung, das Untergewicht, die Menstruationsstörung und das psychische Verhalten. In der anderen Gruppe, aus sechs Patienten bestehend, haben alle Patienten das Syndrom A. n. verloren.

Nachfolgende Tabelle gibt einen Überblick über die Krankheitsgeschichte der 10 nachuntersuchten Fälle.

Nr.	Name	Der A. n. vorangehende neurotische Symptomatik	Verlaufsform	behandelt mit	Spätzustand[4]
1	Martha K.	Fettsucht	wellenförmig; seit 1965 konstant übergewichtig;	symptomatisch	a) Fettsucht b) hilft der Mutter im Haushalt
2	Elisabeth F.	Bettnässerin bis 7. Lebensjahr	progredient; seit 1965 stationär	gescheiterter Psychotherapieversuch (1 Std.)	a) Magersucht (gebessert) b) Auslandskorrespondentin
3	Klara S.	keine (?)	A. n. seit 1965 nicht mehr nachweisbar	stat. Psychotherapie (3 Wochen)	a) Schwere Charakterneurose b) Wechselnde Bürotätigkeiten
4	Therese T.	jungenhaft, sehr wild, gehäufte Unfälle	gleichmäßig; seit 1965 stationär, etwas gebessert	symptomatische Therapie	a) Magersucht (gebessert) b) Halbtagsschreibkraft
5	Ulla A.	keine (?)	A. n. seit 1965 nicht mehr nachweisbar	psychother. Behandlung (3 Wochen)	a) Charakterneurose (Schizophrenie?) b) lebt in einer Sektengemeinschaft
6	Erika N.	keine (?)	A. n. seit 1959 nicht mehr nachweisbar	stat. Psychotherapie (1 Woche)	a) Schizophrenie b) interniert
7	Ruth B.	keine (?)	zunehmende Besserung	psychother. Behandlung (12 Wochen)	Exitus durch Suicid 1974
8	Edda R.	Nägelkauen bis 10. Lebensjahr	gleichbleibend	psychother. Behandlung (10 Wochen)	Exitus 1975
9	Heide Sch.	Daumenlutschen bis zum 5. Lebensjahr	gleichbleibend	gescheiterter Therapieversuch (1 Std.)	a) Magersucht (schwer) b) ohne Tätigkeit
10	Marianne St.	keine (?)	Zwischenzeitl. Spontanremission. Neuerkrankung. Seit 1967 A. n. nicht mehr nachweisbar.	symptomat. Therapie	a) Charakterneurose (Schizophrenie?) b) Wiss. Mitarbeiterin auf freier Basis
11	Maria H.	Bettnässen bis zum 11. Lebensjahr, vegetative Symptome	wellenförmig	symptomat. Therapie	a) Migräne b) Bibliothekarin

4 a) bezeichnet die nachweisbare, noch bestehende neurotische Krankheit
b) erfaßt die berufliche Tätigkeit

324

In dieser Gruppe sind ein und zwei Jahre vor der Katamnese
zwei Patientinnen gestorben. Auch sie hatten wie die, welche
nachuntersucht werden konnte, das Magersuchtsyndrom beibehalten.

Die eine dieser Patientinnen ist *Ruth B.;* 1965 zeigte sie bei
der Nachuntersuchung ein Körpergewicht an der unteren
Grenze der Norm. Sie gab an, meist amenorrhoisch zu sein.
Ihr psychisches Verhalten, vor allem der Mutter gegenüber
(sie lebte unverheiratet im Elternhaus), war das typische Verhalten der A. n.-Kranken. Sozial war sie die erfolgreichste
aller von mir beobachteten Patienten: sie war eine gut verdienende Schauspielerin. Mit Männern hatte sie dramatische,
unglückliche und wechselnde Beziehungen. Auf meine Anfrage 1976 antwortete die Mutter, daß die Tochter sich 1974
umgebracht habe. Das Motiv sei eine sie sehr bedrückende
Enttäuschung an einem Freund gewesen. Ihr körperlicher
Zustand sei bis zum Ende so geblieben wie in den letzten
Jahren. Sie sei stets mager gewesen, habe wenig gegessen und
viel geraucht. Im Beruf sei sie erfolgreich geblieben. Ihr
Charakter sei sprunghaft, schwierig und quälerisch gewesen.

Die andere verstorbene Patientin aus dieser Gruppe, *Edda R.*, bot 1965 das typische Bild einer A. n.: Untergewicht
(48%), Störungen des Eßverhaltens und neurotische Symptomatik. Sie war arbeitsunfähig. Die Mutter berichtet, daß dieser
Zustand bis zum Tode von Edda (1975) so geblieben sei. Sie
sei im Krankenhaus im Verlauf einer Lungenentzündung gestorben.

Auch bei *Heide Sch.* besteht die A. n. in derselben Schwere
fort, wie ich sie 1965 feststellen konnte. Sie ist dauernd
arbeitsunfähig und lebt als Pflegefall im Haushalt ihrer Eltern.

Therese T. und *Elisabeth F.*, die 1965 ein gebessertes A. n.-
Syndrom boten und beide berufstätig waren, bieten auch bei
der zweiten Nachuntersuchung dasselbe Bild. Therese T.
ernährt sich bescheiden aus einer Halbtagsstellung als Schreibkraft. Elisabeth F. hat dagegen die Stelle als gut bezahlte
Auslandskorrespondentin halten können. Beide Patientinnen
hatten vor 1965 geheiratet. Therese ließ sich bereits nach

einem Jahr wieder scheiden und hat seitdem nie wieder intime Beziehungen zu Männern aufgenommen. Elisabeth, die 1960 geheiratet hatte, lebte bis 1970 von ihrem Mann getrennt. Dann leitete dieser die Scheidung ein. Von 1961 bis zur Scheidung fanden keine intimen Beziehungen zwischen den Eheleuten statt. Beide Frauen berichten, daß sie eine eheliche Verbindung nur gesucht hätten, weil sie sich Geborgenheit, Sicherheit und Schutz gewünscht hätten. Sinnliche Bedürfnisse hätten sie nicht gehabt. Die Ehe sei für sie eine Enttäuschung gewesen, weil sie alles, was sie sich erhofft hätten, nicht bekommen hätten. Das sexuelle Verlangen der Männer habe sie abgestoßen.

Die Besonderheiten der Gruppe, in welcher das Anorexie-Syndrom nicht mehr nachweisbar ist.

In dieser Gruppe befinden sich drei psychisch schwer kranke Menschen. Bei einer ist die Diagnose Schizophrenie klinisch gesichert, bei *Erika N.* Seit 1959 ist bei ihr die Anorexie-Symptomatik verschwunden. Seitdem lebt sie, mit gelegentlichen Unterbrechungen, in einem psychiatrischen Landeskrankenhaus. Sie hat die früheren Vorstellungen, daß Nahrungsmittel ihren Körper verunreinigen würden, in das schizophrene Denken übernommen. Zeitweise sei sie sehr erregt und gegen Personal und Mitkranke aggressiv, berichtet der behandelnde Arzt. Ihr Körpergewicht sei normal, zeitweise jedoch erhöht, weil sie oft wochenlang alle erreichbaren Lebensmittel in sich hineinstopfe.

Bei *Ulla A.* bestand 1965 bereits keine A. n.-Symptomatik mehr. Dagegen bot sie das Bild einer schweren Persönlichkeitsveränderung, das damals bereits an ein schizophrenes Prozeßgeschehen denken ließ. Sie erschien in einer seltsamen Bekleidung: unauffällig, nachlässig und zugleich absonderlich. Sie erschien normgewichtig, wirkte im ganzen kräftig. Sie sprach schnell und heftig mit einem missionarischen Eifer. Ihre »Heilung« führte sie auf die Begegnung mit einer religiösen Sekte zurück. Das Erlebnis der »Bekehrung«, welches sie eingehend schilderte, habe ihr Leben verändert und ihr eine »große und schöne Aufgabe geschenkt«. Seit vielen Jahren lebt sie im Dirnenviertel einer Hafenstadt damit beschäftigt, diese Menschen für ihre Sekte zu gewinnen. Mit vielen dieser Frauen ist sie befreundet und lebt in engster Vertrautheit mit ihnen. Es gefällt ihr sehr, mir von den intimen Details der Prostitutions- und Zuhälterwelt zu berichten. Dabei erscheint sie im Lichte einer magischen Unberührbarkeit. Indem sie von all diesem erzählt, vermittelt sie den Eindruck, als spräche sie von etwas Fremden, etwas, das in ihrer Vorstellung keine Entsprechungen hat. 1975 wirkte ihr Auftreten skurril. Ihre Kleidung war wie eine Verkleidung. Sie berichtete, daß sie weiterhin der religiösen Sekte angehöre und weiterhin »für den wahren Glauben« tätig sei. Ihre Sprechweise ist sehr geziert, entspricht aber wohl dem Jargon, der in diesen Zirkeln gesprochen wird. So erzählt sie, daß sie mit Gott spreche, daß er ihr sage, was sie tun solle, daß er sie zu Großem bestimmt habe. Seit längerem deute er ihr an, daß sie eine bedeutende politische Figur der BRD bekehren und damit die politische Situation verändern werde. Ihre Worte sind gelegentlich von bizarren Bewegungen der Hände und des Kopfes begleitet. Der Eindruck des Fernen, Weggerückten, Unberührbaren hat sich gegenüber 1965 verstärkt.

Marianne St. hatte 1965 eine katamnestische Besprechung abgelehnt. Es erschien damals der Vater, der berichtete, daß sie grundsätzlich keinen Arzt mehr aufsuchen wolle. Er bemerkte, es sei auch nicht nötig, weil sie keine Auffälligkeiten böte. Im Verlaufe des Gesprächs berichtete er, sie sei seit vielen Jahren mit der Lösung mathematischer Probleme beschäftigt und habe sich ganz in diese Welt zurückgezogen. Sie verbringe die Tage auf ihrem Zimmer, gehe selten einmal spazieren und interessiere sich nicht für die Dinge, die Frauen ihres Alters sonst wichtig seien. Bei gelegentlichen Diskussionen mit ihr staune er, der er ja vom Fach sei (Mathematiklehrer), wie tief sie in die Fragen eingedrungen sei und welch originellen Denkansätze sie entwickle. Ihre Begabung sei auch von einem mathematisch-wissenschaftlichen Institut anerkannt worden, welches sie gebeten habe, bestimmte Berechnungen im Rahmen eines Forschungsvorhabens durchzuführen. Zur Annahme einer Stellung in diesem Institut könne sie sich jedoch nicht entschließen, da sie die freie Mitarbeit vorziehe. An dieser Stelle fügt der Vater ein, daß sie sich dies auch erlauben könne, da sein Einkommen gestatte, daß sie nicht erwerbstätig werde. Erst auf Befragen gelingt es, die völlige Isoliertheit dieses Menschen zu erfassen: Sie verkehrt mit dem Institut fast ausschließlich telefonisch, geht fast nie aus, hat keine anderen Interessen, keine Freunde. Auch den Kontakt mit den Eltern hält sie weitgehend über das Haustelefon aufrecht.

Das Erschütternde an dieser Besprechung bestand darin, zu sehen, wie wenig der Vater in der Lage war, das Krankhafte dieser Entwicklung zu erfassen.

1975 beantwortet die Mutter meine Anfrage und teilt mit, daß die Tochter weiterhin im Elternhaus wohne. Seit dem Tode des Vaters habe sie sich völlig auf ihr Zimmer zurückgezogen, ginge nie mehr aus, würde alle Kontakte mit Menschen ablehnen. Mit ihr verkehre sie gelegentlich über das Haustelefon – aber eigentlich nur, wenn sie etwas aus der Stadt brauche. In der Nacht, wenn sie in ihrem Schlafzimmer sei, käme die Tochter herunter in die Küche, würde warm essen und sich das, was sie für den nächsten Tag brauche, herrichten und mit auf ihr Zimmer nehmen. Sie würde nur noch selten einen Auftrag von dem Forschungsinstitut erhalten, weil sie, wie ihr einer der Auftraggeber am Telefon mitgeteilt habe, oft Hefte voller endloser, konfuser, für sie unverständlicher Zahlenreihen liefere, die mit der gestellten Aufgabe nichts zu tun hätten. Die Mutter, mit der ich zweimal telefoniere, berichtet ferner, daß die Tochter sich nicht mehr wasche, weil das »den natürlichen Hautschutz zerstöre«. Auch ihr Zimmer sei eine schmutzige, stinkende Höhle. Alle ihre Versuche, die Tochter mit einem Arzt in Kontakt zu bringen, seien gescheitert.

Auch *Klara S.* zeigte 1965 keine A. n.-Symptome mehr, statt dessen bot sie das Bild einer schweren Charakterdeformation. Sie erschien damals bei mir in vernachlässigtem, schmutzigem Zustand. Ohne eine Frage von mir abzuwarten, nimmt sie gleich die Gesprächsführung in die Hand, um sie bis zum Ende der Besprechung nicht mehr loszulassen. In fanatisierter Weise berichtet sie davon, daß sie gerade von einem Anti-Atommarsch komme und versucht mit propagandistischer Intensität, mir die Notwendigkeit dieser Aktion klarzumachen. Sie klagt alle, auch mich, an, daß wir zu gleichgültig seien, daß man alles einsetzen müsse, um dieses schreckliche

Vorhaben der Militärs zu verhindern. Sie bekennt, daß sie entschlossen sei, ihre ganze Kraft in den Dienst dieser Sache zu stellen und sich nicht durch irgendwelche Drohungen davon abschrecken zu lassen. Voll Stolz schildert sie, daß sie bereits mehrmals wegen Teilnahme an Protestkundgebungen inhaftiert gewesen sei, und daß sie auch noch in der Haft Menschen für die gute Sache habe gewinnen können. Meine verständnisvolle Teilnahme regt sie immer stärker werdend auf, bis sie endlich gegen mich vorstößt: »Ihr Verständnis für die Sache ist genauso verlogen und feige wie das meiner Eltern. Wenn es Ihnen ernst wäre, würden Sie nicht mehr hier sitzen, sondern auch auf die Straße gehen.« Hinter ihrem Anliegen wird im Verlaufe der Unterredung immer deutlicher, daß es ihr um die Herstellung einer absoluten Welt der Wahrheit, der Gerechtigkeit und des Friedens geht. Daß sie mit ihrer Rigorosität die Eltern in eine verzweifelte Lage bringt, stört sie nicht. Im Gegenteil scheint gerade das ihre Absicht zu sein.

1975 schreibt sie einen langen Brief, weil sie selber (aus finanziellen Gründen) nicht kommen könne. Der Brief ist eine einzige Anklage gegen die Gesellschaft, gegen die verschiedenen politischen Gruppen (auch außerparlamentarische), in denen sie sich betätigt hat, und von denen allen sie enttäuscht sei. Die seien korrupt, bestechlich, diesen oder jenen Interessengruppen hörig, niemand sei bereit, sich für die Wahrheit und den Frieden 100%ig einzusetzen. Sie habe die Welt kennengelernt – im Westen und Osten. Sie habe in der BRD und in der DDR in Gefängnissen gesessen. Die Polizei, die Richter und das Personal in den Haftanstalten seien hüben wie drüben gleich, alles Sadisten, alte Nazis. Sie habe die Nase voll, sie habe sich von allem zurückgezogen und schreibe ihre Erfahrungen nieder. Natürlich hielte »dieses Saupack« zusammen gegen sie und würde nichts von dem, was sie schriebe, drucken. Daher sei sie gezwungen, für diese verhaßte Gesellschaft zu arbeiten und mit Schreibarbeiten wenigstens das Notwendigste zu verdienen. Sie fragt mich an, ob ich ihr nicht helfen könne, einen Drucker zu finden, auch würde sie gerne als Schwester mit psychisch Kranken arbeiten.

Martha K., die letzte dieser Gruppe, wäre mir, hätte ich sie nicht selber gesehen, als geglückte Spontanheilung erschienen.

Aus den brieflichen Mitteilungen der Mutter hatte ich den Eindruck gewonnen, daß die Patientin seit Jahren geheilt sei. Um so überraschter war ich, als Mutter und Tochter zur Nachuntersuchung erschienen. Die Patientin war extrem übergewichtig. Gleichgültig, aber freundlich, antwortete sie auf meine Fragen stets, es sei alles in Ordnung, es ginge ihr gut etc. Spontane Äußerungen gab sie nicht von sich. Das Leben dieses Menschen schien in einer anteilnahmslosen Gleichgültigkeit gegen alles erloschen zu sein. Sie verbrachte ihre Tage damit, herumzusitzen, zu essen, der Mutter an die Hand zu gehen und Zeitschriften zu lesen. Davon konnte sie nicht genug bekommen. Von dem schwierigen, aufbegehrenden und quälerisch-streitenden Verhalten aus der Zeit der Magersucht war nichts mehr geblieben. Sie war ein sanftes, liebes Kind, das von ihrer Mutter gelobt wurde. Im Gespräch mit dieser wurde klar, warum sie die Tochter als geheilt bezeichnet hatte. Das extreme Körpergewicht konnte sie nicht als pathologisch schildern, da sie selber noch dicker als die Tochter war. Auch deren psychisches Verhalten konnte ihr nicht auffallen, da es dem ihren weitgehend glich. Sie verbreitete eine Atmosphäre von stumpfer, teilnahmsloser Resignation um sich.

1975 beantwortet eine Krankenschwester eines Alterspflegeheimes meinen Brief und teilt mir mit, daß Martha dort seit dem Tode der Mutter als Hilfe arbeite und auch dort wohne. Sie hätte, ließe sie mir sagen, den Brief gerne selber beantwortet, fühle sich aber dazu nicht in der Lage, sie habe seit Jahren nicht mehr geschrieben, fürchte, viele Fehler zu machen und habe überhaupt Angst vor dem Brief. Martha sei sehr dick, sehr träge und nur sehr schwer zu halten. Man beließe sie eigentlich nur im Hause, weil man nicht wisse, wohin man sie schicken soll. Eigentlich hätte sie selber Hilfe nötig. Sie döse, wenn sie die ihr übertragenen Routinearbeiten erledigt habe, stundenlang vor sich hin. Dabei sei sie freundlich und täte niemandem etwas zuleide. Ihre persönliche Sauberkeit ließe manches zu wünschen übrig.

Zum Schluß will ich versuchen, noch etwas über die beiden Patienten zu sagen, die auf meine Anfrage nicht geantwortet haben. Das war 1965 *Klaus M.* Aus den Briefen, die noch bis 1963 kamen, läßt sich wenigstens soviel sagen, daß er das

A. n.-Syndrom verloren hat und ein sehr erfolgreicher, leitender Mann in einem Industriebetrieb geworden ist. Auch weiß ich, daß er verheiratet ist und einen Sohn hat.

1975 war es *Maria H.*, die über die Post nicht mehr auffindbar war, d. h., die die Fortsetzung des Kontaktes mit mir nicht mehr wünschte. 1965 erschien sie wie eine Spontanheilung. Wohl litt sie seit dem Aufhören der Magersuchtsymptomatik an heftigen, mehrmals im Monat auftretenden Migräneanfällen, bot aber darüber hinaus keine charakterlichen Auffälligkeiten. Ihr Verhalten während der Nachuntersuchung war völlig unauffällig. Auch, was sie von ihrem Leben berichtete, erschien auf den ersten Blick weitgehend unproblematisch, von ihrer Beziehung zu Männern abgesehen. Sie arbeitet ganztägig, hat Freude an ihrer Tätigkeit, besitzt Freundinnen, fährt mit Vergnügen Auto (anscheinend sehr rasant) und macht in ihren Ferien große Reisen mit den Freundinnen. Gegen Männer hat sie keine Einwände. Das Fehlen einer Beziehung zum anderen Geschlecht erklärt sie damit, daß sie bisher noch keinen gefunden habe, der ihr passe. Es wird deutlich, daß sie sehr hohe Ansprüche stellt. Immer gerät sie an einen, der so große Fehler oder Mängel aufweist, daß sie erst gar keine nähere Bekanntschaft entstehen läßt. Verglichen mit den schweren Störungen zur Zeit der Erkrankung an Magersucht wirkt sie jetzt weitgehend ausgeglichen und weit gesünder. Lücken in ihrem Bericht, Vermeidungen bestimmter Themen und Ungereimtheiten lassen jedoch den Verdacht aufkommen, daß ich nur Teile ihrer Lebenssituation zu sehen bekam, und daß es auch noch andere, ungünstigere Aspekte gibt.

Die letzte Notiz von ihr (aus dem Jahre 1970), schon unter ziemlichem Druck meinerseits von ihr gewonnen (sie hatte mehrere Briefe von mir nicht beantwortet, und deshalb hatte ich sie abends angerufen), wurde widerstrebend gegeben und war demzufolge dürftig. Sie teilte mir mit, daß alles beim alten sei, sie sich körperlich gesund und leistungsfähig fühle, sie habe ein normales Gewicht und arbeite weiterhin als Bibliothekarin. Ferner erfuhr ich, daß sie sich verheiratet habe. Darüber war sie aber nicht bereit zu sprechen.

Von 13 Patienten meines Ausgangsmaterials aus den Jahren 1947-1950 konnte ich nach 26-29 Jahren noch von 11 Patienten – persönlich oder über Drittpersonen – Auskünfte erhalten, auch über die beiden mittlerweile Verstorbenen.

Von den beiden Patienten, die den Briefkontakt mit mir abbrachen, war eine noch 1965 persönlich zur Nachuntersuchung erschienen. Über beide gibt es noch einige Informationen aus der Zeit vor der ersten oder zweiten Nachuntersuchung.

Von den 11 Patienten, über die ich 1975 noch ausreichende Nachricht erhielt, haben 5 das A. n.-Syndrom verloren, sechs haben es, gemildert oder verschlimmert, beibehalten. In dieser Gruppe lagen die beiden Todesfälle. Auch die vor der ersten Nachuntersuchung 1965 verstorbene Patientin (Rose Sch.) gehört in diese Gruppe.

Zwei der Patientinnen sind während eines Klinikaufenthaltes, der wegen eines extremen Niedriggewichtes und einer Pneumonie erforderlich wurde, verstorben, eine hat sich suizidiert.

Mich interessierte bei dieser Untersuchung wie bei meinen anderen katamnestischen Untersuchungen vor allem die Frage, was es heißt, wenn das Ausgangssyndrom nicht mehr nachweisbar ist. Vor allem interessierte mich zu erfahren, ob es sich hier um eine echte Symptomheilung oder nur um eine Umformung der neurotischen Struktur zu einer anderen Symptomformation im körperlichen, seelischen oder gesellschaftlichen Bereich handelt. Um diese Frage so genau als möglich beantworten zu können, legte ich strenge Beurteilungskriterien an. Danach liegt bei einer Patientin mit Sicherheit eine Schizophrenie vor (Erika N.), bei den vier anderen eine schwere Persönlichkeitsveränderung. Bei zwei von diesen liegt der Verdacht auf ein schizophrenes Prozeßgeschehen nahe (Marianne St., Ulla A.). Auch die Patientin Martha K. erweckt mit ihrer dumpfen, antriebsarmen, leeren Verhaltensweise den Verdacht auf eine Psychose – hier eher auf einen schizophrenen Defektzustand. Bei Klara S. liegt ebenfalls eine schwere deformierende psychische Störung vor. Hier läßt sich über die Beziehung derselben zu einer Psychose nichts aussagen.

Demnach läßt sich sagen, daß von den 13 Patienten, die über fünfzehn und achtzehn bzw. sechsundzwanzig und neunundzwanzig Jahre beobachtet werden konnten, 6 das A. n.-Syndrom beibehalten, 7 es verlieren. Von den 6, die es beibehalten, sterben zwei im Zusammenhang mit der A. n. Von den 7, die das A. n.-Syndrom verlieren, sind 4 mehr oder weniger eindeutig psychotisch. Eine Patientin leidet an einer schweren Persönlichkeitsveränderung. In jeder der beiden Gruppen finden sich je zwei Patienten, die gegenüber dem Ausgangszustand von 1947-1950 wesentlich gebessert sind: der männliche Patient (Klaus M.) anscheinend am stärksten, dann folgt Maria H., die, außer Migräneanfällen, gesund und beruflich erfolgreich ist, dann kommen Maria H. und Ruth B., die, trotz Fortbestehens eines Untergewichtes, wenigsens beruflich erfolgreich sind und gesellig mit Menschen zusammenleben.

Mein Material bestätigt also auch im Grundschema die Befunde anderer Untersucher, nämlich daß etwa ein Drittel einen chronischen Verlauf als A. n. nimmt, ein Drittel schwere psychische Störungen bis hin zur Psychose entwickelt und der Rest sich mehr oder weniger bessert. Als eine wesentliche Besserung im Sinne einer Spontanheilung wären aber besten Falles nur 2 Patienten zu nennen, Maria H. und Klaus M. Beide haben sich, Klaus M. bereits 1965, der Katamnese entzogen.

Sieht man schärfer hin, wird deutlich, daß eine noch genauere, vor allem längere Untersuchung das Ergebnis komplizieren würde. Ich will dies am Falle der Klara S. verdeutlichen:

Die Patientin hat seit 1965 ihre A. n.-Symptomatik verloren und zeigt seitdem eine schwere neurotische Persönlichkeitsveränderung, die sich vor allem im gesellschaftlichen Bereich auswirkt. Hat sich also die neurotische Symptomatik umgeformt? Was das Feld der Manifestation anbetrifft, ohne Zweifel: vom körperlichen in den gesellschaftlichen Bereich. Was aber die Konfliktthematik anbelangt, scheint diese unverändert dieselbe geblieben zu sein. So lebt Klara S. weiterhin nach dem Prinzip »Alles oder nichts«, sie spuckt auf die Brust, von der sie Milch will, sie ist anderen Menschen gegenüber gleichzeitig aggressiv und unterwürfig, sie lebt in einer gewünschten, phantasierten Welt von Prinzipien. Alles das tat sie schon – wie die Mehrzahl der anderen A. n.-Kranken auch –, als sie noch an der akuten A. n. litt.

Ohne Zweifel zeigt die kleine Zahl meiner Fälle nicht alle möglichen Endzustände. So kommt jener Endzustand, den Argelander an seinem »Flieger« beobachten konnte, nämlich eine narzißtische Neurose mit perfekter Anpassung an die Gesellschaft, bei meinen Fällen nicht vor. Keiner meiner Fälle ist vergleichsweise »gesund« und »erfolgreich«. Mit Sicherheit liegt dieser günstigere Ausgang nicht darin begründet, daß der Patient von Argelander eine mildere Erkrankungsform durchmachte. Im Gegenteil war sie eher schwerer als bei manchen meiner Patienten. Zwei Jahre lang war er in der Vorpubertät so abgemagert, daß er getragen werden mußte. Was ihn vielleicht unterscheidet, ist ein Merkmal, das ich bei meinen weiblichen Patientinnen nicht beobachten konnte, das ist seine Fähigkeit, während der akuten Erkrankung in eine anaklitische Position zu regredieren: er ließ sich (ohne Widerstreben anscheinend) mit Brei füttern.

Es ist mir also möglich, etwas über die »Naturgeschichte« der A. n. auszusagen und über die Spontanprognose des Leidens – jedoch nichts darüber, welche Faktoren es sind – in der Vorgeschichte, in der psychischen Struktur, in der Art und Dauer der Behandlung –, von denen die Prognose abhängt.

Die Frage, ob die Patienten, welche sich zu einer Psychotherapie entschlossen, eine bessere Prognose haben als jene, welche eine solche Behandlung ablehnen, muß negativ beantwortet werden. In diesem Punkt weichen also die Magersuchtpatienten von anderen Patienten mit chronischen Neurosen ab, bei denen beobachtet werden konnte (Cremerius 1962; Ernst 1959), daß diejenigen, welche sich zu einer Psychotherapie entschließen und sie durchführen, die bessere Prognose haben.

Zusammenfassung

Es wird über eine Gruppe von 13 magersüchtigen Patienten berichtet, deren Krankheits- und Lebensgeschichte seit der Erstuntersuchung (das ist nicht identisch mit dem Krankheitsbeginn, der 1-4 Jahre früher lag) 1947-1950 beobachtet werden konnte. Die erste Katamnese wurde 1965 durchgeführt. Zu dem Zeitpunkt war eine Patientin im Zusammenhang mit der A. n. verstorben, ein Patient, der einzige männliche Patient der Gruppe, war nicht mehr auffindbar. Die nächste Katamnese wurde 1976 durchgeführt. 8 Patienten konnten persönlich oder durch briefliche bzw. telefonische Auskünfte exploriert werden. Bei zweien – den beiden Verstorbenen – kamen die Informationen von Angehörigen, bei einer, die postalisch nicht mehr zu ermitteln war, lagen briefliche Nachrichten aus der Zeit vor 1975 vor.

Die Gruppe zeigt folgende Zusammensetzung:

12 Frauen 1 Mann;

Krankheitsbeginn in der Pubertät;

Bei Krankheitsbeginn alle Schüler höherer Lehranstalten.

Die Krankheitsform ist nach der Art der Symptomatik wie der Verlaufsform schwer.

Die Spätzustände ergeben folgendes Bild:

Bei 6 Patienten besteht das A. n.-Syndrom weiter;

Von diesen starben 2 im Zusammenhang mit der Erkrankung;

Bei 7 Patienten ist das A. n.-Syndrom nicht mehr nachweisbar;

In dieser Gruppe finden sich 4 mehr oder weniger deutlich ausgeprägte Psychosen;

Zwei Patienten ohne A. n.-Symptomatik sind wesentlich gebessert, zwei Patienten mit fortbestehender A. n.-Symptomatik sind körperlich nicht grundlegend, aber sozial entscheidend gebessert.

Mein Material bestätigt also ebenfalls die bekannte Tendenz: Ein Drittel bleiben anorektisch und zeigen einen chronischen Verlauf, ein Drittel wird psychisch schwer krank, bzw. psychotisch nach Verlust der A. n.-Symptomatik, der Rest zeigt Syndromwandel und Besserung. Überzeugende Symptomheilungen liegen in meinem Material, abgesehen von dem einzigen männlichen Patienten, nicht vor.

Anmerkungen

1 Die Patienten sah ich während meiner Tätigkeit an der Provinzial Heil- und Pflegeanstalt in Düsseldorf-Grafenberg 1946-1948 und an der Medizinischen Poliklinik der Universität München 1948-1950.
2 Über Art, Dauer, Ablauf dieser Psychotherapien wie die Gründe des Behandlungsabbruches habe ich andernorts ausführlich berichtet (1965).
3 Diesen Fall habe ich in die Katamnese mitaufgenommen, obgleich er 1975 nicht mehr erfaßt werden konnte, weil ich noch katamnestische Neuheiten von der Patientin bis 1970 erhielt.

Literatur

Argelander, H.: Der Flieger. Frankfurt/M. (Suhrkamp) 1972.
Brochner-Martensen: zit. nach Meyer.
Cremerius, J.: Zur Prognose der Anorexia nervosa (13 fünfzehn- bis achtzehnjährige Katamnesen psychotherapeutisch unbehandelter Fälle). Arch. Psychiatrie u. Zschr. f. d. ges. Neurologie 207: 378-393 (1965).
ders.: Zur Prognose unbehandelter Neurosen. Z. Psychosomat. Med. 12: 106-111 (1966).
ders.: Die Prognose funktioneller Syndrome. Stuttgart (F. Enke) 1968.
ders.: Spätschicksale unbehandelter Neurosen. Die Berliner Ärztekammer 12: 389-392 (1969).
ders.: Prognose und Spätschicksale unbehandelter funktioneller Syndrome. Klin. Wschr. 50: 61-75 (1972).
ders.: Zur Prognose funktioneller Herz-Kreislaufstörungen. In: H.-J. Dengler (Hrsg.): Das Orthostasesyndrom. Stuttgart–New York (F. K. Schattauer) 1974.
ders.: Die Beurteilung des Behandlungserfolges in der Psychotherapie. Berlin, Göttingen, Heidelberg (Springer) 1959.
Ernst, K.: Die Prognose der Neurosen. Berlin, Göttingen, Heidelberg (Springer) 1959.
Kay, D. W., and D. Leigh: Natural history, therapy and prognosis of anorexia nervosa, based on a study of 38 patients. J. ment. Sci. 100: 411-432 (1954).
Meyer, J. E.: Das Syndrom der Anorexia nervosa. Arch. Psychiat. Nervenkr. 202: 31-49 (1961).
Nemiah, J. C.: Anorexia nervosa; a clinical psychiatric study. Medicine (Baltimore): 29: 225-247 (1950).
ders.: Anorexia nervosa, fact and theory. Amer. J. dig. Dis. 3: 249-272 (1958).
Shadoan, R. A.: Anorexia nervosa. Diss., München 1960.
Thomä, H.: Anorexia nervosa. Bern u. Stuttgart (H. Klett) 1961.

Anhang

Die Situation der Psychosomatischen Medizin und Psychoanalyse an den Universitäten der Bundesrepublik Deutschland 1976

Nach der totalen Zerstörung der Psychoanalyse in Deutschland zwischen 1933 und 1945 – Auflösung der Institute, Verbot der Lehre, Verbrennung der Bücher – ist es erst sehr langsam wieder zu einem Neuanfang gekommen. Die wenigen Analytiker, die das 3. Reich überlebt hatten – es waren insgesamt 9 Personen –, gründeten 1950 die Psychoanalytische Vereinigung neu, die 1938 auf Befehl der Nazis aufgelöst werden mußte. Mit der Vernichtung der Psychoanalyse in Deutschland wurde auch der erste und einzige Kontakt, den sie mit der Universität gehabt hatte, beendet. Ich meine die enge Verbindung zwischen dem Frankfurter Psychoanalytischen Institut und dem Institut für Sozialforschung der Frankfurter Universität. Die Begründer des einen – Fromm, Landauer, Fromm-Reichmann, Fuchs, Meng – standen in engem Kontakt mit den Leitern des anderen, Adorno und Horkheimer, den späteren Begründern der Frankfurter Schule. Hier wurde zum ersten Mal Psychoanalyse an der Universität offiziell und institutionalisierterweise gelehrt. Die beiden genannten Leiter des Institutes, Adorno und Horkheimer, studierten die Psychoanalyse gründlich, einer von ihnen unterzog sich auch einer persönlichen Analyse.

Ich beschränke meine Darstellung auf die Entwicklung der Deutschen Psychoanalytischen Vereinigung und verzichte auf die Darstellung der Neopsychoanalyse, die seit 1950 von der der Internationalen Psychoanalytischen Vereinigung angehörenden Psychoanalytischen Vereinigung getrennt ist.

Zum ersten Mal kam die Psychoanalyse wieder in die Universität über die 1950 in Heidelberg gegründete Klinik für Psychosomatische Medizin. Die Schaffung dieses Lehrstuhles in der Medizinischen Fakultät war möglich geworden, weil Viktor von Weizsäcker, der eine enge Beziehung zur Psychoanalyse und zu Freud persönlich hatte, seinen Einfluß geltend machte. Alexander Mitscherlich hat dann aus dieser Klinik die erste Universitätseinrichtung in der Bundesrepublik geschaffen, in der konsequent der Anschluß an die internationale psychoanalytische Forschung gesucht wurde. Viele seiner Mitarbeiter holten sich ihre psychoanalytische Ausbildung im Ausland: in Amsterdam, London, Zürich und in den USA. Zwei Jahre später gelang es mir mit der Unterstützung von Seitz und amerikanischen Geldmitteln, in der Medizinischen Poliklinik der Universität München eine Psychosomatische Abteilung einzurichten, in der wir mehr und mehr mit psychoanalytischen Methoden therapierten und forschten.

Bei beiden Gründungen waren also die Motive persönlicher Art: zwei Überlebende des Nazismus, von Weizsäcker und Seitz, die selber nicht als Psychoanalytiker im engeren Sinne tätig waren, ermöglichten sie.

Für zehn Jahre blieb die Entwicklung auf diesem Stand stehen. Eine Entwicklung war auch nicht zu erwarten, weil das einzige psychoanalytische Ausbildungsinstitut in der Bundesrepublik, das Berliner Institut, sehr klein war. Das bedeutete eine nur sehr langsame Zunahme der Zahl ausgebildeter Analytiker. Die Szene kam 1957 in Frankfurt in Bewegung. Anläßlich der Wiederkehr des 100. Geburtstages Freuds wurde in der Philosophischen Fakultät der Universität ein Vorlesungsprogramm über Psychoanalyse begonnen, das bis heute weiterläuft. Vier Jahre später wurde in Gießen ein Lehrstuhl mit Klinik für Psychosomatische Medizin gegründet, auf den ein Psychoanalytiker berufen wurde. Und weitere zwei Jahre später entstand in Frankfurt das Sigmund-Freud-Institut als staatliche Einrichtung, unabhängig von der Universität. Sein Auftrag war es, Psychoanalyse in Forschung, Lehre und Ausbildung zu vertreten. Damit waren plötzlich in Frankfurt und Gießen über zwanzig Analytiker Staatsbeamte und ganztägig in Forschung und Lehre tätig. Da sich in Gießen sofort auch die Gründung eines Psychoanalytischen Ausbildungsinstitutes anschloß, stieg jetzt die Kapazität in der Bundesrepublik sprunghaft an. 1963 bestehen also in Westdeutschland drei psychoanalytische Ausbildungsinstitute in Berlin, Frankfurt und Gießen. Die Gründe für diesen raschen Fortschritt lagen darin, daß die Ära Adenauer zu Ende ging und in einigen Ländern die Sozialdemokraten Regierungspartei wurden. Während die Christdemokraten eher versucht hatten, ein Comeback der Psychoanalyse zu verhindern, taten die Sozialdemokraten vieles, um sie zu fördern. Sie taten dies, weil die Psychoanalyse auf ihrer Linie lag: Liberalisierung, Aufklärung, Emanzipation, Entwicklung zum mündigen Bürger etc. Sie sollte auch mithelfen, bessere Schulen und Lehrmethoden zu schaffen. So kam es denn konsequenterweise dazu, daß später auch das kleine Land Hamburg, ebenfalls sozialdemokratisch regiert, ein staatliches Ausbildungs- und Behandlungsinstitut für Psychoanalyse gründete.

Ganz andere Gründe lösten die dritte Phase der Institutionalisierung der Psychoanalyse in der Universität aus. Aus vielerlei Motiven wuchs in der Bundesrepublik der 6oer Jahre die Kritik an der medizinischen Ausbildung der Studenten. Es kam zur Bildung von Kommissionen zur Studienreform. Das Ziel sollte sein, das Studium einmal praxisnäher zu gestalten, zum anderen die neuen Erkenntnisse vom Menschen, wie sie die Psychoanalyse und die Sozialwissenschaften entwickelt hatten, in diese Ausbildung einzubauen. Damit sollte auch zugleich ein Gegengewicht gegen die rein naturwissenschaftliche Orientierung des Medizinstudiums geschaffen werden. Dies sollte durch die Bildung von Lehrstühlen für Medizinische Psychologie und für Medizinische Soziologie im vorklinischen Studienabschnitt und durch Schaffung von Lehrstühlen für Psychotherapie und/oder Psychosomatische Medizin im klinischen Studienabschnitt bewerkstelligt werden. An dieser Reform haben Psychoanalytiker und Psychotherapeuten verschiedener Richtungen wie die Studentenorganisationen, die auf Veränderung der Universität drängten, bedeutenden Anteil genommen. 1970 wurde diese Studienreform rechtskräftig, und es begann die Einrichtung der geforderten Lehrstühle, d. h. es begann ein Sturm auf diejenigen Personen in den deutschsprechenden Ländern, die für eine solche Position geeignet waren und die notwendige Vorbildung besaßen. Dadurch, daß bereits einige Lehrstühle von Mitgliedern der Deutschen Psychoanalytischen Vereinigung besetzt waren, bestand eine gewisse Möglichkeit, empfehlend bei der Besetzung mitzuwirken. Entscheidend war jedoch, daß sich an diesen Lehrstühlen mittlerweile ältere Analytiker als Ausbilder profiliert und sich jüngere Analytiker habilitiert hatten. Von diesen Personen wurden viele der neuen Lehrstühle besetzt. Heute sind von den 26 insgesamt bestehenden Lehrstühlen und Extraordinarien auf diesem Fachgebiet ca. 17 von Mitgliedern der Deutschen Psychoanalytischen Vereinigung besetzt, dazu kommt noch eine größere Zahl von Abteilungsleitern, die auch als Hochschullehrernachwuchs gelten. An diesen 17 Stellen arbeiten somit – nach meiner groben Schätzung – 15-20 Lehrstuhlinhaber und Extraordinarien, 20 Ärzte und Psychologen in leitenden Stellen und etwa 60 Assistenten. Die Assistenten sind in der Regel Ausbildungskandidaten der am Ort befindlichen psychoanalytischen Ausbildungsinstitute. Die große Zahl der Assistenten erklärt sich aus der Tatsache, daß alle genannten Lehrstühle Kliniken und Polikliniken besitzen. Die klinischen Abteilungen haben in der Regel zwischen 20 und 40 Betten. Zwischen 1970 und heute hatte diese dritte Phase gedauert. Jetzt sind die meisten Lehrstühle besetzt. Die Universitäten, die keinen Fachvertreter fanden, werden lange warten müssen, bis jüngere Leute nachgewachsen sind.

Sie verstehen, meine Damen und Herren, daß eine derartige künstliche, von oben her verordnete Entwicklung viele Nachteile mit sich bringt. Nicht alle Stühle konnten mit qualifizierten Leuten besetzt werden. Mancherorts kamen z. B. sehr junge Kollegen in leitende Stellungen, die gerade erst ihre analytische Ausbildung abgeschlossen hatten.

Getragen von dieser dritten Welle, kam es auch in anderen Disziplinen zur Besetzung von Lehrstühlen mit Psychoanalytikern oder zur Einrichtung von Lehraufträgen für Psychoanalyse. So in Erlangen und Frankfurt einzelne Stühle für Psychologie, in Köln und Essen die für Pädagogik. In Kiel gibt es einen Lehrstuhl für evangelische Theologie, der mit einem Analytiker besetzt ist. In Berlin und Frankfurt lehren unsere Kollegen in der Juristischen Fakultät, und in Freiburg und Frankfurt arbeiten psychoanalytisch ausgebildete Germanisten mit uns zusammen.

Für die Psychoanalytische Vereinigung war die Entscheidung für diese Öffnung zur Universität nicht einfach. Für einige Jahre gab es heftige Diskussionen. Die Vertreter der Couch-Psychoanalyse sahen in dem Pakt mit der Universität mit allen seinen Folgen ein Agieren – die anderen wiesen ihnen nach, daß man auch die Couch-Psychoanalyse als Agieren bezeichnen könne.

Die Aufgabe der Lehrstühle besteht darin, die vorgeschriebenen Lehrinhalte in Vorlesungen zu vermitteln und in einem Praktikum den Studenten Erfahrungen selber machen zu lassen.

Ich will versuchen, die hier auftauchenden Probleme am Beispiel meines eigenen Lehrstuhles zu demonstrieren. Der Lehrstuhl heißt »Lehrstuhl für Psychotherapie und Psychosomatische Medizin« und verfügt über eine eigene Poliklinik und zwei klinische Abteilungen. Er dient der Krankenversorgung, der Forschung und Lehre. Unser Modell sieht so aus, daß wir neben der Poliklinik eine Krankenabteilung im Bereich der Psychiatrischen Klinik und eine im Bereich der Inneren Medizin haben. In der einen behandeln wir Borderline-Fälle und schwerste Neurosen, in der anderen psychosomatische Erkrankungen. In jeder der Abteilungen arbeiten zwei bis drei Assistenten, die in psychoanalytischer Ausbildung stehen unter Leitung eines voll ausgebildeten Psychoanalytikers, der Facharzt für Psychiatrie bzw. für Innere Medizin ist. Die auf den Krankenstationen tätigen Schwestern haben wir selber für die psychoanalytische Arbeit ausgebildet. Einige haben ein Stück eigene persönliche Psychoanalyse hinter sich oder für längere Zeit an Selbsterfahrungsgruppen teilgenommen. In der Poliklinik arbeiten drei Assistenten. Ein Assistent ist fernerhin als Dauerkonsiliarius ganztägig in der Psychiatrie tätig. Die Ärzte in der Poliklinik machen auch den Konsiliardienst in den anderen Kliniken. In der Frauenklinik entsteht eine eigene Psychotherapeutische Abteilung, an deren Aufbau ich mitgeholfen habe. Das ist Teil meines Modells, daß die großen Kliniken eigene psychotherapeutische Abteilungen unterhalten sollen. Nur auf diesem Wege – so glaube ich – gelangt das Fach aus der Isolation und dringt tiefer in die klinischen Institutionen ein. Die Einrichtung eines Lehrstuhles mit einer klinischen Abteilung bringt für die Universität ein schwieriges organisatorisches Problem mit sich. In der Bundesrepublik wird ein Assistent eingestellt, damit er in 4-6 Jahren seinen Facharzt erwirbt. In der Regel muß er nach dieser Zeit die Universität verlassen. Bleiben können nur diejenigen, die sich habilitieren, d. h. die Universitäts-Laufbahn wählen. Die Universität zahlt diesen jungen Ärzten ein gutes Gehalt. Sie sind ganztägig angestellt und dürfen in diesen Jahren keine Patienten auf eigene Rechnung behandeln. Erlaubt sind nur Nebeneinnahmen aus schriftstellerischer Tätigkeit etc. und aus Gutachten. Die Kosten für die psychoanalytische Ausbildung betragen etwa die Hälfte des Gehaltes. Der Assistent an einem Lehrstuhl, wo psychoanalytisch gearbeitet wird, ist also eine Ausnahme, insofern er seine Ausbildung außerhalb der Universität erwerben muß. – Das Problem der Finanzierung der Ausbildung ist bis heute nicht zufriedenstellend gelöst. Die Begabtesten unter ihnen erhalten die Hälfte ihrer Kosten von der Deutschen Forschungsgemeinschaft. In den sozialdemokratisch regierten Ländern Hessen und Hamburg zahlt der Staat die Hälfte der Lehranalysekosten.

Ausgebildete Analytiker sind für die Assistentenstellen nicht oder nur sehr schwer zu finden. Ein fertiger Analytiker gelangt entweder in eine der leitenden Stellen in der Institution oder er geht in die freie Praxis.

Für die Assistenten ist die jetzige Lösung natürlich weit besser als vor der Zeit der Einrichtung der Lehrstühle, wo sie neben einer Facharztausbildung ganz anderer Art, im besten Falle einer psychiatrischen, oder neben einer ärztlichen Praxis die Ausbildung machten. Der Vorteil besteht darin, daß sie ganztägig unter der Anleitung erfahrener Psychoanalytiker psychoanalytisch arbeiten können, d. h. das Gelernte anwenden und üben. Sie machen alles vom Erstinterview bis zu Analysen unter Aufsicht. Dabei legen wir Wert darauf, daß die Ausbildungsregeln der Internationalen Psychoanalytischen Vereinigung eingehalten werden, sie also erst mit Analysen beginnen, wenn ihre Ausbildung, vor allem die Lehranalyse, weit genug fortgeschritten ist. Vorher machen sie psychoanalytisch orientierte Psychotherapie, stützende Psychotherapie und nehmen an den gruppendynamischen Aktivitäten der Klinik teil.

Das Neue an dieser Ausbildung ist, daß der Kandidat früher und mehr mit Therapien in Berührung kommt als in der Vergangenheit, daß er ferner, bevor er den ersten Kontrollfall beginnt, bereits seit etwa zwei Jahren analytisch orientierte Psychotherapien ausgeführt hat – und dies sowohl in der Zweipersonentherapie wie in der Familien-, Fokal- und Gruppentherapie. Das bringt Probleme der Identitätsfindung mit sich und erschwert für manche das Erlernen der analytischen Haltung. Wir versuchen, dies durch unser Vorbild – wir selber machen auch Psychotherapien vielerlei Art – wie durch die Kontrollarbeit zu steuern. Und zwar auf die Weise, daß wir den Kandidaten zeigen, daß auch in den Psychotherapien in der Regel die psychoanalytische Haltung möglich und für das Verstehen des unbewußten Prozesses das Beste ist.

Nachdem die Deutsche Psychoanalytische Vereinigung lange Jahre dafür eingetreten war, nur die »reine Psychoanalyse« zu betreiben, also die Couch-Psychoanalyse, findet jetzt ein rebound statt. Das an den Instituten der Universitäten praktizierte Verfahren, die Psychoanalyse an viele Bedürfnisse anzupassen – Gesprächstherapie, Fokaltherapie, Gruppentherapie, Familientherapie etc. – wird jetzt auch in den Ausbildungsinstituten der Deutschen Psychoanalytischen Vereinigung angewandt.

Kommen wir jetzt zu den Problemen, die sich aus dieser Entwicklung für die Psychoanalyse einerseits, die Universität andererseits ergeben.

1.) Ich beginne mit der Psychoanalyse. Da ist zunächst die Selektion der Kandidaten. Wer früher, d. h. z. B. noch 1960, eine psychoanalytische Ausbildung begann, mußte große Opfer auf sich nehmen. Der Arzt mußte nach Abschluß seiner ärztlichen Ausbildung weitere 5-6 Jahre studieren und eine enorme Summe investieren. Das Studium geschah in der Regel neben der Ausübung eines meist fremden Berufes und fand am Abend statt. Nach all diesen Belastungen stand dem Arzt in der Regel nur der Weg in die Praxis offen. Dort verdiente er im besten Falle ein Drittel dessen, was ein Allgemeinpraktiker mit sehr viel weniger Ausbildung verdiente. Aber er hatte bereits 5 Verdienstjahre ihm gegenüber verloren und begann seine Tätigkeit in der Regel mit Schulden. Diese Auswahl brachte neben außergewöhnlichen Begabungen und solchen, für die die Psychoanalyse wirklich der Lebensberuf war, viele sektiererische, fanatische und masochistische Strukturen in unsere Institute.

Heute kommen dagegen viele zur Ausbildung, die klare Vorstellungen z. B. von einer Universitätskarriere mitbringen, die wissen, daß die Wahl des Faches ihnen gleiche Chancen bietet wie ihren Kollegen in der Chirurgie oder Inneren

Medizin. Als Typen sind sie in der Regel aktiv extravertiert und an Forschung und Lehre interessiert. Die Existenz eigener Lehrstühle erleichtert ihnen die Habilitation, die früher aufgrund des deutschen Systems leicht verhindert werden konnte. Vor allem war es früher kaum möglich, mit einer im strengen Sinne psychoanalytischen Untersuchung zu habilitieren. Die meisten von uns haben große Kompromisse machen müssen. Viele sind dennoch gescheitert. Heute wird eine solche Arbeit in der Fakultät von Fachvertretern und von auswärtigen Psychoanalytikern beurteilt. Der Nachteil liegt darin, daß bei diesen Typen das Interesse für den analytischen Prozeß mit seiner introspektiv-intuitiven Arbeitsweise oft geringer ist, daß ihnen manchmal das fehlt, was Theodor Reik als das Lauschen mit dem dritten Ohr bezeichnet hat. Die Folge des Typenwechsels ist u. a. auch die, daß sich die jungen Ärzte nicht ausschließlich für intrapsychische Prozesse interessieren, sondern auch für Fragen der Umwelt des Patienten, Fragen der Gesellschaft und der Politik. Das hat dazu geführt, daß sich Analytiker für die Beratungsarbeit im sozialen Feld interessieren, für die Frage, wie man Unterschichtpatienten psychoanalytisch behandeln kann, was die Psychoanalyse für das Verständnis derer leisten kann, die in asozialen Wohnvierteln leben, wie sie dazu beitragen kann, die Lehrmethoden an den Schulen zu verbessern, den Städteplanern bei ihrer Arbeit zu helfen, Beratungsstellen für Kinder und Jugendliche einzurichten etc. Damit tritt eine andere Realität in das Blickfeld des Analytikers. Neben die Welt der Imagines, der infantilen Phantasien tritt gesellschaftliche Realität. Das führt zu einem verstärkten Interesse an der Psychologie des Ichs und des Über-Ichs und zu einem verminderten Interesse für die unbewußten Inhalte. Es ist interessant zu beobachten, daß sich bereits eine Gegenbewegung einstellt, deren Ziel es ist, ausschließlich mit dem Unbewußten zu arbeiten. In Deutschland schließen sich solche Gruppen an Lacan an. Sie tragen Züge von Individualität, oft von Antirationalität. Man findet junge Leute, die ganz im Gegensatz zu Freud, den sie zu ihrem Heros machen, nicht dafür eintreten, daß dort, wo Es war, Ich werde, die im Gegenteil in das Dunkel des Unbewußten verliebt sind und dabei sind, einen neuen Mythos zu schaffen. Sie sind gegen die Entwicklung der Psychoanalyse, wie sie sich in der Universität abzeichnet.

2.) Der Eintritt der Psychoanalyse in die Universität hat die Bedeutung der psychoanalytischen Ausbildungsinstitute hervorgehoben. Sie haben an Prestige gewonnen, und man beginnt zu erkennen, daß die vom Staat gewollte Integration der Psychoanalyse in die Universität ohne sie nicht möglich wäre. Hier und da erhalten sie auch bereits öffentliche Förderung. Dadurch, daß es mehr Möglichkeiten für den angehenden Analytiker gibt, hat die Zahl der Ausbildungskandidaten in den letzten Jahren enorm zugenommen. Damit hat sich auch die Zahl der Dozenten an den privaten Instituten erhöht. Je größer ein Institut, desto größer auch seine finanziellen Mittel. Das bedeutet wiederum, daß man in großem Umfang auswärtige Analytiker zu Vorträgen und Kontrollseminaren einladen kann. Das verbessert das Ausbildungsniveau, erweitert den Horizont und ist vor allem ein Mittel gegen die alle psychoanalytischen Ausbildungsinstitute permanent bedrohende Bildung von Gruppen, die auf der Abhängigkeit von starken Lehranalytikerpersönlichkeiten beruhen.

Nachteile für die Psychoanalyse entstehen da, wo das Universitäts- oder Staats-Institut mit dem privaten psychoanalytischen Ausbildungsinstitut eine Personalunion eingeht. Hier kommt es zu Überschneidungen von Befugnissen und Machtkompetenzen und damit zu komplizierten Abhängigkeitsstrukturen. Z. B. kann folgende Schwierigkeit entstehen: Der Klinikdirektor bespricht mit seinen Assitenten psychoanalytisch behandelte Fälle, er macht also de facto, da alle seine Assitenten Ausbildungskandidaten des privaten psychoanalytischen Ausbildungsinstitutes sind, an dem er als Lehr- und Kontrollanalytiker wirkt, ein Kontrollseminar. Bei dieser Art Tätigkeit kommt es üblicherweise zu starken affektiven Beziehungen zwischen den Beteiligten. Da einer derselben, der Chef, über die zukünftige Karriere des Assistenten und seine Stellung in der Institution entscheidet, wird das Arbeitsfeld von mancherlei bewußten und unbewußten Prozessen gestört: der Assistent kämpft um die Liebe des Chefs als Vaterimago, der Chef will von Sohnimagines geliebt und bewundert werden, vor allem sollen sie seine Ideen akzeptieren und weiterentwickeln, die Assistenten untereinander agieren nach dem Modell der Geschwisterrivalität. Um solche Schwierigkeiten zu vermeiden, habe ich in Freiburg eine klare Trennung zwischen der Klinikarbeit und der psychosomatischen Ausbildung vollzogen. Die Kontrollanalyse findet außerhalb der Klinik statt. Für mich, der ich besonders an der Theorie und Praxis der psychoanalytischen Technik interessiert bin, bedeutet dies eine starke Frustration, auf diesen Teil der Ausbildung mit den eigenen Mitarbeitern verzichten zu müssen. Aber ich bleibe dabei, weil alles andere weit größere Schwierigkeiten mit sich bringt.

Überall da, wo einer dieser neuen Lehrstühle mit einem Analytiker besetzt worden ist, ist es zur Neugründung eines psychoanalytischen Ausbildungsinstitutes gekommen. Die Folgen dieser Entwicklung, d. h. das Bestehen vieler analytischer Ausbildungsinstitute statt eines zentralen, sind mannigfacher Natur – sowohl für die Ausbildung unserer Kandidaten als für die Psychoanalytische Gesellschaft.

Das gleichzeitige Bestehen eines Lehrstuhles und eines psychoanalytischen Ausbildungsinstitutes in einer Stadt hat den großen Vorteil, daß die meisten Ausbildungskandidaten in der klinischen Abteilung des Lehrstuhles als Assistenten arbeiten können, was in der Bundesrepublik eine ausreichende Bezahlung, also eine wirtschaftliche Sicherung für die Jahre der Ausbildung bedeutet.

3.) Ich komme jetzt zu dem Problem der psychoanalytischen Forschung. Die analytische Forschung der Vergangenheit bestand darin, aus jahrelangen Beobachtungen in der psychoanalytischen Situation zu neuen Vorstellungen über die psychoanalytische Theorie oder die psychoanalytische Therapie zu gelangen. Freud war hier das Vorbild. Diese Art der Forschung fand in einem nach außen weitgehend geschlossenen Raum statt. Das änderte sich in dem Moment, in dem die Psychoanalyse in die Institution eintrat. Da Forschung und das Vorliegen von Forschungsergebnissen in der Universität eine zentrale Funktion einnehmen, besteht die Gefahr, daß die Psychoanalyse sich an dieses System anzupassen versucht. Dies würde bedeuten, eine große Zahl von Publikationen in kurzer Zeit vorlegen zu müssen. Da das in unserem Fach nicht möglich ist, kann das Ziel nur mit unausgereiften Arbeiten erreicht werden oder mit solchen, die nicht psychoanalytischer Natur sind. Da in der Medizinischen Fakultät häufig außer dem Fachvertreter niemand vorhanden ist, der die Qualität psychoanalytischer Arbeiten beurteilen kann, ist es deren Schicksal, nicht zur Kenntnis genommen zu werden. So zirkulieren z. B. die psychoanalytischen Dissertationen, ohne gelesen zu werden. Dadurch, wie durch viele andere Momente, gerät das Fach innerhalb der Fakultät in die Isolation. Sie kann an dieser Stelle nur überwunden werden durch Konzessionen, mit denen sich das Fach in seiner Eigenart aber aufzuheben droht – etwa durch mathematisch-statistische Auswertung von Krankengeschichten, durch mathematisch-statistische Beurteilung von Behandlungsergebnissen oder durch psycho-physiologische Experimente, wie sie in Amerika etwa vor 20-30 Jahren von einigen Psychoanalytikern durchgeführt wurden und später auch in Europa Mode wurden. Sie alle verlassen den Boden der Psychoanalyse als Wissenschaft vom Unbewußten – oder lassen diesen Aspekt zu kurz kommen. Dafür sind die amerikanischen Forschungen typisch. Der naturwissenschaftlich-physiologische Teil, vor allem auch die experimentelle Methode, sind ausgezeichnet und haben z. T. die Anerkennung der naturwissenschaftlichen Medizin gefunden. Auch in Europa. Mit solchen Arbeiten war es nicht schwierig, sich in der Medizinischen Fakultät zu habilitieren. Dagegen war der psychoanalytische Teil oft sehr unvollkommen. Hier zeigte die experimentelle Methode große Fehler, oft war sie völlig unzureichend. Der unbewußte Faktor blieb in der Regel außerhalb der Untersuchung oder wurde ganz vernachlässigt. So ist es denn auch heute im Bereich der Psychoanalyse um diese Versuche still geworden. Die psycho-physiologischen Experimente, Korrelationen zwischen Affekten und physiologischen Reaktionen herzustellen, werden heute außerhalb der Psychoanalyse fortgeführt. Der Gewinn dieser Untersuchungen für die psychoanalytische Forschung und Theorienbildung ist sehr gering. Sind das die Folgen der Anpassung, so gibt es auch negative Aspekte der Nichtanpassung: etwa den resignativen Rückzug in eine »splendid isolation« oder den totalen Verzicht auf Kooperation und Verständigung mit der Fakultät, zu der man nun einmal gehört. Ich denke hier an psychoanalytische Gruppen, die eine höchst eigene Sprach- und Bilderwelt entwickeln, die von Nichtgruppenmitgliedern nicht mehr verstanden werden kann. Konnte

Freud noch von jedem Gebildeten gelesen werden, ist hier sogar der Psychoanalytiker vom Verständnis oft ausgeschlossen. Ich glaube, hiermit bin ich an die Stelle gelangt, die zeigt, wo das zentrale Problem liegt: die Psychoanalyse muß in der Medizinischen Fakultät die Mitte zwischen Anpassung und Isolation finden. Das ist unendlich schwierig. Sind das die Nachteile der psychoanalytischen Forschung innerhalb einer naturwissenschaftlichen Fakultät, so erlebe ich an meinen Mitarbeitern auch ausgesprochene Vorteile. Ihre Einstellung zur Psychoanalyse ist eine erkenntnistheoretisch-kritische. Das gläubig-mystische Schwelgen in der Welt des Unbewußten, in der die rationale Begriffssprache bereits ein Sakrileg ist, in der jede Spekulation erlaubt, jede Phantasie möglich und wo zwischen Assoziation und rationalem Denken nicht mehr unterschieden wird, so wie ich es persönlich noch bei meiner Ausbildung nach dem Krieg erlebt habe, gibt es nicht mehr. Sie wollen verstehen, untersuchen die psychoanalytischen Theorien auf methodische Korrektheit, machen sich Gedanken über psychoanalytische Begriffe, die wir oft gebrauchen, ohne uns noch etwas dabei zu denken. Sie fragen, was sie meinen, ob das noch mit unseren heutigen Erfahrungen übereinstimmt etc. Die Pflicht, psychoanalytische Theorie im Rahmen der Universität vor Medizinstudenten zu lehren, zwingt sie, ihr Wissen in eine Sprache zu kleiden, die klar und allgemeinverständlich ist. Ich finde, daß diese Einstellung auch ihren Therapien zugute kommt: sie ordnen das, was sie mit den Patienten erleben, derart, daß sie es einem anderen mitteilen können. Was sie dem Patienten anbieten, vom üblichen Sprachkontakt bis zur Deutung, ist ebenfalls durchsichtig, verständlich und ohne Mystifikation – vor allem haben sie gelernt, ohne das psychoanalytische Parteichinesisch auszukommen.

4.) Ich wende mich jetzt den praktischen Konsequenzen zu, welche die Einrichtung von Lehrstühlen auf dem Gebiet der psychotherapeutischen Versorgung der Bevölkerung hat. Das bedeutendste Ereignis ist hier, daß die Krankenkassen die Kosten für die psychoanalytische Behandlung übernommen haben. Sie zahlen, wenn ein Arzt einen Antrag stellt, in dem er die psychoanalytische Behandlung für indiziert und die Prognose für ausreichend hält, maximal bis zu 300 Behandlungsstunden. Der Stundensatz liegt relativ hoch bei DM 70. Viele Analytiker sind bei einer Analyse mit 3 bis 4 Wochenstunden gezwungen, Privatpatienten einen niedrigeren Satz zu offerieren, als sie von den Krankenkassen erhalten. Da in der Bundesrepublik über 90% der Bevölkerung in staatlichen Krankenkassen versichert sind, gibt es viele Analytiker, die fast ausschließlich Kassenpatienten behandeln. Das führt z. T. zu einer Veränderung der Klientel. Es erscheinen jetzt mehr Patienten der unteren Mittelschicht, auch Arbeiter, im Sprechzimmer des Analytikers. Wir sind dabei, dieses Phänomen zu studieren, vor allem die Auswirkungen auf die psychoanalytische Technik zu untersuchen. In einem ersten abgeschlossenen Teil dieser Untersuchung konnten wir feststellen, daß in einer gewissen unteren Bildungs- und Einkommensschicht – d. h. acht Jahre und weniger Grundschule – ganz andere kulturelle Verhältnisse herrschen und z. B. die Über-Ich-Struktur weit rigider ist als in der gebildeten Bürgerschicht. Wir konnten die Schwierigkeiten zeigen, die daraus für die Anwendung der psychoanalytischen Technik erwachsen.

Mit dieser Anerkennung der psychoanalytischen Behandlung durch die Krankenkassen geht die Einrichtung von psychotherapeutischen und psychosomatischen Kliniken einher, in die die Krankenkassen ihre Mitglieder zur Durchführung einer stationären Psychotherapie schicken. Die Aufenthaltsdauer geht maximal bis zu sechs Monaten. In Ausnahmefällen bis zu neun Monaten. Viele dieser Kliniken werden von Psychoanalytikern geleitet, die dort mit Fokaltherapie, analytischer Psychotherapie und analytischer Gruppenpsychotherapie arbeiten. Der Vorteil dieser Kliniken ist der, daß Kranke, die nicht mehr in der ambulanten Praxis behandelt werden können, z. B. schwere Formen von Asthma, Colitis ulcerosa, Magersucht u. a., hier noch Hilfe finden. Ferner können hier Patienten in den Genuß der Psychotherapie kommen, die in Gegenden wohnen, wo es keine Psychoanalytiker gibt.

Inwieweit die Massenmedien, die in jenen Jahren die Psychoanalyse zu einem ihrer zentralen Themen zu machen begannen und auf die Verbesserung der Lage des psychisch Kranken hinwiesen, erfolgreichen Druck auf die Öffentlichkeit und die politischen Parteien ausgeübt haben, ist nicht mit Sicherheit zu bestimmen. Ohne Zweifel haben aber die Statistiken über die Zahl der seelisch Kranken, die von psychoanalytischer Seite seit 1945 auf internationaler Ebene vorgelegt wurden, wesentlich auf diese Entwicklung eingewirkt. Die Zahlen zeigten, daß es sich bei den Neurosen nicht um die Krankheit privilegierter Oberschichtpatienten handelt, sondern um eine Volksseuche. In einem demokratischen Staat, in dem jeden versicherten Kranken ärztliche Hilfe laut Gesetz zusteht, war die Übernahme der Kosten durch die Krankenkassen die natürliche Konsequenz dieser statistischen Erhebungen.

5.) Zum Schluß dieses Teiles meiner Ausführungen über die Bedeutung der Institutionalisierung der Psychoanalyse als Hochschulfach für die Psychoanalyse möchte ich noch auf die Auswirkungen eingehen, die dieser Vorgang für die seelische Hygiene des einzelnen Analytikers hat. Da sind zunächst unsere großen Probleme, die durch den täglichen Umgang mit Introjekten statt mit Objektbeziehungen bedingt sind. Sie werden ganz entschieden durch die Öffnung nach außen, d. h. in die reale Welt der Objekte, gemildert. Dies geschieht z. B. durch den Umgang mit Institutionen: der Fakultät, der Universitätsverwaltung, der Gemeinde, den Gerichten, den Krankenkassen etc. Eine weitere Milderung kommt durch die Verringerung der Zeit, die der Analytiker in intensivem Kontakt mit Introjekten verbringt, zustande. Er muß eine poliklinische Sprechstunde organisieren, Interviews machen und Therapien, die weniger in den Tiefen unbewußter Prozesse ablaufen. Hinzu kommen die Lehre außerhalb der psychoanalytischen Kleingruppe und die Forschung. All dies ermöglicht Distanzierung, vermindert den Druck einer in der Regel 8-10 Stunden-Praxis täglich, fördert eine Lockerung des In-group-Denkens, was die Gefahr des paranoiden Denkens verringert. Vor allem wächst der kritische Umgang mit der psychoanalytischen Theorie, deren Mängel und Ungesichertheiten dem Analytiker in der Institution der Universität permanent begegnen. Das ist kein Klima für Glaubenshaltungen! Damit verbunden mildert sich eine Schwierigkeit, die uns bisher in der psychoanalytischen Ausbildung viel Kummer gemacht hat: das ist die enge Beziehung zwischen Lehrer und Schüler, die bis zur Abhängigkeit reichende Bindung vor allem an den Lehranalytiker. Sie entstand u. a. auch durch die Isolation der meist kleinen psychoanalytischen Institute. Hier konnte eine große Lehrerpersönlichkeit eine ganz andere Faszination ausüben, als dieses im größeren Rahmen der Universität möglich ist, wo meist mehrere interessante Lehrer, große Ärzte und bedeutende Forscher in das Blickfeld des jungen Arztes rücken.

Unsere anderen großen Probleme sind durch die Frustration bedingt, die unsere tägliche Arbeit uns auferlegt. Auf der einen Seite vertreten wir die Ansprüche des Realitätsprinzips, d. h. die Ansprüche von Liebe und Aggression – auf der anderen Seite ist unser Arbeitsleben der Abstinenz verpflichtet. Vergröbert ausgedrückt heißt das: wir treten für angstfreies Triebleben ein und unterwerfen uns selber dem Triebverzicht. Auch diese Schwierigkeit erfährt eine gewisse Milderung. Einmal durch die genannten Aktivitäten in der Außenwelt, die einen spontaneren, direkteren und unmittelbareren Umgang erlauben. Hier darf der Analytiker, wie jeder Mensch, lieben und hassen, hier muß er nicht nur internalisieren. Zum anderen dadurch, daß er Objektbeziehungen haben kann. Objektbeziehungen zu Mitarbeitern, Kollegen der anderen Kliniken, Studenten, Doktoranden etc. Er muß nicht mehr ausschließlich mit Introjekten und Projekten leben.

Ob das Gesagte sich auch günstig auf die seelische Gesundheit der psychoanalytischen Gesellschaft auswirken wird, möchte ich sehr hoffen. Sicher ist das Zusammenleben von Menschen, die täglich mit Introjekten umgehen, die bei weitgehender eigener Frustration am Triebleben teilnehmen und dauernd in der Gefahr stehen, aus dem Umgang mit Patienten für sich die Vorstellung eigener Normalität zu entwickeln, nicht einfach. Vielleicht liegt hier die Ursache für unsere Schwierigkeiten, ohne Intoleranz, paranoide Verkennung und sektiererische Abschließung gegen anders denkende psychoanalytische Richtungen miteinander analytisch, d. h. realitätsgerecht und tolerant umzugehen. Zur Zeit sieht es aber mancherorts eher so aus, als ob sich diese traditionellen Schwierigkeiten auf das Zusammenleben mit der universitären Institution übertragen würden.

So erfreulich die durch die neue Approbationsordnung entstandene Situation für die Psychoanalyse ist, so schwierig ist die Verständigung innerhalb der Fakultät. Hier handelt es sich um Schwierigkeiten, welche auf längere Zeit nicht zu beseitigen sind. Ich will einige davon benennen:

Während die einzelnen Fächer sich aufgrund der gemeinsamen naturwissenschaftlichen Basis untereinander verständigen können, fällt dies für die Psychoanalyse weg. Hier besteht ein Einbahnverkehr. Während wir aufgrund derselben anatomisch-physiologischen Ausbildung als Ärzte die anderen Disziplinen verstehen, wissen diese nichts von unserer Theorie. Wenn sie etwas wissen, ist es entweder verzerrt oder falsch. Da ihnen die theoretischen Voraussetzungen zum Verständnis fehlen, finden sie in der Regel keinen Zugang zu unseren Publikationen und Forschungsvorhaben. Sie wissen also nicht, was wir machen. Dadurch stehen wir nicht mehr miteinander im Gespräch. Die Folgen der fehlenden Theoriebasis sind, daß sie auch unsere praktische Arbeit nicht verstehen. Das gilt z. B. für unsere Methode der Indikationsstellung zur Therapie. Sie verstehen nicht, warum wir nicht jeden Patienten, den sie zu uns schicken, in Therapie nehmen. Dies gilt auch für unser therapeutisches Vorgehen. Hier tun sie sich sehr schwer, unsere ätiologischen Konzepte der Neurosenentstehung zu verstehen, unseren Umgang mit den Imagines als psychischer Realität, unsere Rolle als Arzt in der Übertragung, die ihnen oft verdächtig erscheint, sich an der Grenze der ärztlichen Ethik befindet. Immer wieder verwundern sie sich, daß wir mit den Patienten über Honorarfragen sprechen und erklären, daß das Teil der Therapie sei. Besondere Mühe bereitet ihnen unser Heilungsbegriff. Sie verstehen nicht, warum wir nicht das Symptom, die manifeste Krankheit, behandeln, sondern uns in einem viele Jahre dauernden Prozeß um strukturelle Veränderungen kümmern. Sie erschrecken, wenn Behandlungen nach Jahren zu Ende gehen, ohne daß das Symptom verschwunden ist, wir aber behaupten, daß sich Wesentliches für den Patienten verändert habe. So zweifeln sie denn an der Effizienz unserer Therapie überhaupt und fordern die Vorlage statistischer Tabellen über unsere Behandlungsergebnisse. Unsere Argumente, daß dies aus verschiedenen Gründen – andersartiger Heilungsbegriff, Instabilität der Symptomatik, Syndromwandel, Flucht in die Gesundheit etc. – nicht einfach sei, können nur schwer verstanden werden.

Die Medizin als Naturwissenschaft, wie sie sich heute versteht, hat eine Einstellung zu ihrem Gegenstand, die durch eine unbeteiligte, distanzierte, beobachtende Haltung gekennzeichnet ist. Das Ideal ist: strenge Selbstkontrolle des Beobachters gegenüber emotionellen, die Untersuchungsergebnisse verfälschenden Einflüssen, Beschränkung auf das Fachgebiet und Isolierung gegenüber der Welt, in der die Forschung stattfindet. In dem Glauben, exakte Wissenschaft zu betreiben, ist die Medizin zugleich skeptisch gegen die Wissenschaften vom Menschen wie Psychologie und Soziologie mit ihren andersartigen Wissenschaftsbegriffen und ihren andersartigen Methoden. Damit schafft sie eine Monopolstellung und verlangt, darüber entscheiden zu können, was Wissenschaft sei. Demgegenüber steht eine sehr verschiedene Haltung des Psychoanalytikers zum Objekt: einfühlen, vertraut werden, sich identifizieren als Methode der subtilen Wahrnehmung, Intuition und erst zum Schluß erfolgt die begriffliche Ordnung in einem Akt der Distanzierung, der aber nie den emotionalen Kontakt zum Objekt aufgibt. Forschung ist hier nur in der Mitmenschlichkeit möglich, im Miteinandersein. Während dort das Ideal emotionaler Zurückhaltung, ja der Nichtbeteiligung besteht, verwendet der angehende Analytiker viele Jahre darauf, seine Gefühlswelt zu einem feinen Instrument der Wahrnehmung zu entwickeln, ja, er geht soweit, sich für viele Jahre in die Patientenrolle zu begeben. Eine andere Verständigungsschwierigkeit zwischen den beiden Fächern liegt darin, daß die Psychoanalytiker darauf hinweisen, daß die als exakt bezeichnete Wissenschaftlichkeit eine Illusion sei, weil z. B. eine Medizin, in die der Mensch nicht auch als psychisches und soziales Wesen einbezogen wird, nicht exakt genannt werden könne. Dabei hat die Psychoanalyse die Tatsache auf ihrer Seite, daß durch Freuds epochale Entdeckungen neue Aspekte des Menschen, neue Kenntnisse von seinem Seelenleben, vor allem seinem unbewußten Leben, gewonnen werden konnten.

Eine besonders heftige Spannung zwischen den beiden Fächern entsteht dadurch, daß die Psychoanalyse die Beschränkung auf bloße deskriptive Psychologie, bloße Normabweichung, Nosologie und Pathologie nicht mitmacht. Im Gefolge der Freudschen Tradition denkt sie über Fragen nach, die den Rahmen einer psychosomatischen Medizin und einer Psychotherapie von Krankheiten sprengt. Ich meine hier Fragen wie nach dem Sinn der Krankheit, nach der Symptomwahl, nach Krankheit als Leistung im Überlebensprozeß, nach der Bedeutung der Krankheit für die Gesellschaft, nach der Frage von klassenspezifischen Neuroseformen, über die Rolle der Sozialisation für die Entstehung der Neurosen etc. Werden hier sehr beunruhigende Fakten berührt, die die Verflechtung von Krankheit und politisch-ökonomischem System aufzeigen, so steigt die Beunruhigung noch mehr, wenn der Psychoanalytiker in der Medizinischen Fakultät über religiöse Probleme nachdenkt und vom Problem der Gewissensbildung etwa auf die Bedeutung der christlichen Kirche für die Entstehung von Schuldgefühlen zu sprechen kommt. Da werden Beziehungen zwischen diesen Schuldgefühlen und organischen Krankheiten festgestellt. Hier entsteht das Gefühl unerlaubter Grenzüberschreitungen. Man versteht nicht, warum der Arzt in dieser kritischen Weise an Dinge rührt, die doch nicht sein Fachgebiet sind.

Neben diesen Verstehensschwierigkeiten gibt es solche, die dadurch entstehen, daß die Psychoanalytiker gewisse Dinge anders machen müssen als die Medizinische Klinik. Die Psychoanalyse verläßt hier die Solidarität einer Berufsgruppe. Ich denke hier etwa an den Verzicht auf private Betten in der Klinik, d. h. die Abschaffung des Klassensystems. Den Klinikdirektoren sind diese privaten Betten vertraglich zugesichert, und sie verstehen die vom Fach her kommenden Gründe nicht, die das Mehrklassensystem in der Psychotherapie verbietet. Ebensolche Solidaritätsprobleme tauchen immer dann auf, wenn es um Stellungnahmen zu übergreifenden Fragen kommt, etwa zur Frage des Abortes, der gesetzlichen Neuordnung des Homosexualitätsparagraphen, der Reform des Scheidungsrechts, der Einführung eines sexuellen Aufklärungsunterrichts in Schulen, der Veränderung des Strafvollzugs im Sinne von Helfen statt Strafen etc. Hier nimmt der Psychoanalytiker in der Regel einen anderen Standpunkt ein als die meist traditionsorientierte Medizinische Fakultät. Das bringt den Psychoanalytiker ins politische Abseits. Er wird leicht als Kommunist verdächtigt.

Wenn ich abschließend zu der Frage Stellung nehme, welchen Einfluß der Einzug der Psychoanalyse in die Medizinische Fakultät auf dieselbe hat, so muß ich sagen, daß er im praktischen Bereich sehr groß ist: Sie räumt der Psychoanalyse öffentliche Lehr- und Forschungsmöglichkeiten ein, ermöglicht den Aufbau einer großen Fachbibliothek und die Heranbildung eines akademischen Nachwuchses von Psychoanalytikern. Im theoretischen Bereich hingegen ist dieser Einfluß gering. Die Fakultät nimmt die psychoanalytische Lehre nicht auf, setzt sich nicht mit ihr auseinander. Ich glaube jedoch, daß dies in der Zukunft anders wird. Wenn die Studenten, die heute studieren und mit der Psychoanalyse in Berührung kommen, einmal fertige Ärzte sind oder Lehrstühle besetzen, werden sie nicht mehr so ausschließlich naturwissenschaftlich denken wie ihre Kollegen von heute.

Daneben ist aber eine Auswirkung ganz anderer Art zu beobachten, nämlich die auf die Geisteswissenschaften. Hier gibt es in der Psychologie, der Philosophie, der Soziologie, der Ethnologie und der Germanistik junge Gelehrte, die mit uns Kontakt suchen und unsere Vorlesungen besuchen. Etwa 30-40% meiner Hörer in Freiburg z. B. kommen aus diesen Fakultäten. Einige von ihnen verfassen Doktorarbeiten in Zusammenarbeit mit mir über ein psychoanalytisches Thema. In der Germanistik haben sich zwei junge Forscher mit psychoanalytischen Arbeiten bereits habilitiert. Beide leiten jetzt an der Universität die Arbeitsgruppe Psychoanalyse und Literaturwissenschaft, die von den Studenten stark frequentiert wird.

Viele der Studenten an diesen Fakultäten werden durch den Besuch der psychoanalytischen Vorlesungen angeregt, sich eingehender mit Psychoanalyse zu beschäftigen. Viele werden sogar in ihrer Berufswahl neu bestimmt, indem sie mit einer psychoanalytischen Ausbildung anfangen. So hat sich z. B. seit Gründung des Lehrstuhles in Freiburg die Zahl der Ausbildungskandidaten am privaten psychoanalytischen Ausbildungsinstitut um ein Vielfaches erhöht.

Unter den Fragen, zu denen eine Stellungnahme erwünscht war, war auch die, welche neuen Erfahrungen aus der Institutionalisierung der Psychoanalyse erwachsen, welche Umwandlungen von Ansichten eingetreten seien. Ich will die Antworten, die ich hier und da bereits gegeben habe, nicht noch einmal wiederholen. Grundsätzlich glaube ich, feststellen zu können, daß z. B. unsere Ansichten über die psychoanalytische Theorie wie über die psychoanalytische Therapie sich nicht verändert haben. Das heißt nicht, daß wir nicht kritische Untersuchungen über beides anstellen, so z. B. über den Begriff des Unbewußten, des Über-Ichs, über Variationen der Technik usf. Aber gerade auf diesem Gebiet, dem Gebiet der Technik, zeigte sich, daß das psychoanalytische Konzept allen anderen weit überlegen ist. Mit Konzept meine ich hier nicht irgend etwas starr Dogmatisches, sondern das, was Freud als die Essenz der psychoanalytischen Therapie bezeichnet hat, die Arbeit am Unbewußten im Feld von Widerstand und Übertragung. Haben wir nun gar nichts an neuen Einsichten gewonnen? Ich glaube, es ist nicht viel.

Ein Punkt wäre der, daß wir die Bedeutung des Honorars für den analytischen Prozeß geringer einschätzen als früher. Die Analysen der Patienten, für die die Krankenkassen die Behandlung ohne Selbstbeteiligung zahlen, gehen nicht schlechter als die von zahlenden Patienten. Die Kriterien für einen gut laufenden analytischen Prozeß scheinen woanders zu liegen.

Ein anderer Punkt ist der, daß wir mehr Einsichten in die klassenspezifischen Schwierigkeiten der Anwendung der Psychoanalyse gewonnen haben. Dies gilt vor allem für die unteren Einkommens- und Bildungsschichten.

Damit zusammenhängend ist uns die Bedeutung des Über-Ichs als pathologischer Faktor gerade in diesen Schichten deutlich geworden.

Sie sehen, das ist nicht viel, was an neuen Ansichten speziell durch den Eintritt der Psychoanalyse in die akademische Institution gewonnen worden ist.

Ich möchte hier schließen und der Hoffnung Ausdruck geben, daß die überstürzte Institutionalisierung der Psychoanalyse in der Bundesrepublik Deutschland ihr nicht schaden möge. Daß es weder zu einer voreiligen Anpassung noch zu einer Verflachung kommen möge. Dabei kann uns ein enger Kontakt mit den europäischen psychoanalytischen Vereinigungen und die Fortsetzung des hier begonnenen Gesprächs helfen.

Quellennachweis

I

1 Cremerius, J.: Freuds Konzept über die Entstehung psychogener Körpersymptome. Psyche 2, 125-139 (1957).
2 Cremerius, J.: Freud als Begründer der psychosomatischen Medizin. Acta Psychotherapeutica Psychosomatica 3, 252-265 (1956).
3 Cremerius, J.: Ist die »psychosomatische Struktur« der französischen Schule krankheitsspezifisch? Psyche 4, 293-317 (1977).
4 Seitz, W. u. Cremerius, J.: Funktionelle Pathologie und Psychosomatische Medizin. Klinische Wochenschrift 45/46, 1065-1068 (1953).
5 Cremerius, J.: Ätiologische Gedanken zur Entstehung psychosomatischer Krankheiten. Die Heilkunde 10, 1-5 (1958).

II

6 Hose, W., Cremerius, J., Elhardt, S. u. Kilian, H.: Ergebnisse der psychosomatischen Diabetesforschung. Psyche 8, 815-840 (1955).
7 Cremerius, J., Elhardt, S. u. Hose, W.: Psychosomatische Konzepte des Diabetes mellitus. Psyche 4, 785-794 (1956/57).
8 Elhardt, S., Cremerius, J. u. Hose, W.: Beitrag der Psychosomatischen Medizin zur Therapie des Diabetes. Psyche 12, 881-894 (1956).
9 Cremerius, J.: Psychosomatische Untersuchungen über die Ätiologie des Altersdiabetes. Die Medizinische 35, 1199-1204 (1956).
10 Cremerius, J.: Die Bedeutung der Oralität für den Altersdiabetes und die mit ihm verbundenen depressiven Phasen. Psyche 5, 256-269 (w;»_)).
11 Cremerius, J.: Rheumatische Muskel- und Gelenkerkrankungen als funktionelles Geschehen. Zeitschrift für Psycho-somatische Medizin 3, 173-181 (1955).
12 Cremerius, J.: Zur Dynamik des Krankenhausaufenthalts von Ulkuskranken. Zeitschrift für Psychosomatische Medizin und Psychoanalyse 17, 282-293 (1971).

III

13 Cremerius, J.: Prognose und Spätschicksale unbehandelter funktioneller Syndrome. Klinische Wochenschrift 50, 61-75 (1972).
14 Cremerius, J.: Zur Prognose unbehandelter Neurosen. Zeitschrift für Psychosomatische Medizin 12, 106-111 (1966).
15 Cremerius, J.: Zur Prognose der Anorexia Nervosa. (Im Druck; Zeitschrift für Psychosomatische Medizin und Psychoanalyse.)

16 Cremerius, J.: Die Situation der Psychosomatischen Medizin und Psychoanalyse an den Universitäten der Bundesrepublik Deutschland 1976. Vortrag, gehalten auf dem Kongreß »Psychoanalyse und Institution« in Mailand am 3. Nov. 1976; unveröffentlicht.

stw 149 Urs Jaeggi
Theoretische Praxis
224 Seiten
In der deutschen Strukturalismus-Debatte ist der strukturale Marxismus in die sozialphilosophische Fragestellung aufgesogen worden. Als Kritiker am Hyper-Empirismus, als Gegner der »Rhapsodie von Fakten«, steht er andererseits quer sowohl zu einem Spät- oder Neohegelianismus wie auch zu den Exerzitien einer wortgetreuen Marx/Engels-Exegese. Jaeggi versucht herauszuarbeiten, weshalb der strukturale Ansatz dabei nicht gegen die historisch-materialistische Methode ausgespielt werden kann, sondern im Rahmen des historischen Materialismus richtige Fragen formuliert und reformuliert.

stw 151 Clemens Lugowski
Die Form der Individualität im Roman
Mit einer Einleitung von Heinz Schlaffer
240 Seiten
Seit ihrem ersten Erscheinen (1932) ist Lugowskis Abhandlung nur wenigen Fachgelehrten bekanntgeworden: einer der bedeutendsten Beiträge zur Literaturwissenschaft ist noch zu entdecken. Seine Parallelen liegen außerhalb der zünftigen Germanistik: in Cassirers *Philosophie der symbolischen Formen,* in den kunsttheoretischen Arbeiten der Warburg-Schule, im russischen Formalismus.
In der gegenwärtigen Situation der Literaturwissenschaft, die sich in textlinguistische und sozialgeschichtliche Schulen getrennt hat, kann dieses Buch an vergessene Vermittlungen erinnern: an ästhetische Sinnformen, an die besondere Weise der Dichtung, Leben und Welt deutend darzustellen.

stw 154 Jürgen Habermas
Zur Rekonstruktion des Historischen Materialismus
352 Seiten
Die in diesem Band zusammengefaßten Arbeiten zielen
alle auf die Rekonstruktion des Historischen Materialismus ab. Rekonstruktion heißt hier: eine Theorie ausein-
andernehmen und in neuer Form wieder zusammensetzen,
um das Ziel, das sie sich gesetzt hat, besser zu erreichen.

stw 155 Peter Weingart
Wissensproduktion und soziale Struktur
256 Seiten
Die in diesem Band zusammengefaßten Arbeiten zielen
alle auf die Begründung und Explikation eines neuen An-
satzes in der Wissenschaftssoziologie. Ihr systematischer
Zusammenhang ergibt sich aus dem Versuch, Wissen als
»soziale Kategorie« zu fassen. Damit eröffnet sich die
Möglichkeit, die historische und aktuelle Analyse der Wis-
senschaftsentwicklung und -politik über die Beschränkun-
gen der in diesem Feld vorherrschenden Begriffsraster hin-
auszutreiben.

stw 156 *Seminar: Kommunikation, Interaktion, Identität*
Herausgegeben von Manfred Auwärter, Edit Kirsch
und Klaus Schröter
Der Band enthält Arbeiten aus der Interaktions- und Kom-
munikationsforschung, die u. a. als Beiträge zur Klärung
folgender Fragen gesehen werden können: Wie interpretieren Individuen wechselseitig ihre Äußerungen und Handlungen? Wie stimmen sie Erwartungen aufeinander ab?
Wie verhalten sie sich im Fall der Enttäuschung von Erwartungen? Was folgt daraus für den Prozeß, in dem
grundlegende interaktive und kommunikative Fähigkeiten
erworben werden und Identitäten aufgebaut und bewahrt
werden?

stw 157 Heinz Kohut
Narzißmus
Eine Theorie der psychoanalytischen Behandlung
narzißtistischer Persönlichkeitsstörungen
Aus dem Amerikanischen von Lutz Rosenkötter
400 Seiten

»Ohne Frage ist dieses Buch ein Meilenstein, nicht nur in der Fortentwicklung der Psychoanalyse über Freuds ursprüngliche Ansätze hinaus, sondern auch im so langsam und zäh fortschreitenden Erkenntnisprozeß des Menschen über seine eigene Natur.«　　　　*Jürgen vom Scheidt*

stw 158 Norbert Elias
Über den Prozeß der Zivilisation
Soziogenetische und psychogenetische Untersuchungen
Erster Band: Wandlungen des Verhaltens in den weltlichen Oberschichten des Abendlandes
350 Seiten

stw 159 Norbert Elias
Über den Prozeß der Zivilisation
Soziogenetische und psychogenetische Untersuchungen
Zweiter Band: Wandlungen der Gesellschaft. Entwurf zu einer Theorie der Zivilisation
508 Seiten
Die Soziologie des 20. Jahrhunderts konzentriert sich vor allem auf Zustände. Die langfristigen Transformationen der Gesellschaft und Persönlichkeitsstrukturen hat sie weitgehend aus den Augen verloren. Im Werk von Norbert Elias bilden diese langfristigen Prozesse das zentrale Interesse: Wie ging eigentlich die »Zivilisation« im Abendlande vor sich? Worin bestand sie? Und welches waren ihre Antriebe, ihre Ursachen oder Motoren?
Bei Elias' Arbeit handelt es sich weder um eine Untersuchung über eine »Evolution« im Sinne des 19. Jahrhunderts noch um eine Untersuchung über einen unspezifischen »sozialen Wandel« im Sinne des 20.; seine Arbeit ist grundlegend für eine undogmatische, empirisch fundierte soziologische Theorie der sozialen Prozesse im allgemeinen und der sozialen Entwicklung im besonderen.

stw 160 Hans G. Furth
Intelligenz und Erkennen
Die Grundlagen der genetischen Erkenntnistheorie Piagets
Übersetzt von Friedhelm Herborth
384 Seiten
Hans G. Furth hat den ersten Versuch einer systematischen Darstellung der Theorie Piagets unternommen, und er hat,

wie Piaget selbst es formuliert, »diese Aufgabe außerordentlich erfolgreich gelöst«. Piaget zwingt zu einer Revolution unserer Anschauungen, wie es außer ihm in der Neuzeit nur Kopernikus, Darwin und Freud getan haben.

stw 164 Karl-Otto Apel
Transformation der Philosophie
Band 1: Sprachanalytik, Semiotik, Hermeneutik
384 Seiten

stw 165 Karl-Otto Apel
Transformation der Philosophie
Band 2: Das Apriori der Kommunikationsgemeinschaft
464 Seiten
Transformation der Philosophie meint die Transformation der Transzendentalphilosophie des Privat-Subjekts in eine Transzendentalphilosophie der Intersubjektivität.

stw 166 *Seminar: Theorien der künstlerischen Produktivität*
Entwürfe mit Beiträgen aus Literaturwissenschaft, Psychoanalyse und Marxismus
Herausgegeben von Mechthild Curtius unter Mitarbeit von Ursula Böhmer
464 Seiten
Die in diesem Band versammelten Beiträge aus westlichen und östlichen Ländern geben einen Überblick über den gegenwärtigen Stand der »Theorie« künstlerischer Produktivität und einen Ausblick auf mögliche Weiterentwicklungen dieser Theorie.

stw 176 Emile Durkheim
Soziologie und Philosophie
Mit einer Einleitung von Theodor W. Adorno
Übersetzt von Eva Moldenhauer
160 Seiten
Die Aufsätze und Diskussionsbeiträge, die unter dem Titel *Soziologie und Philosophie* zusammengestellt und zuerst 1924 veröffentlicht wurden, führen in ein für Durkheims Denken zentrales Gebiet: in die von ihm intendierte Wissenschaft der Moral, die sowohl individuelle als auch kollektive moralische – und das heißt zugleich anthropologische, psychologische und soziologische – Phänomene erfassen will.

Alphabetisches Verzeichnis der suhrkamp taschenbücher wissenschaft

Adorno, Ästhetische Theorie 2
– Drei Studien zu Hegel 110
– Einleitung in die Musiksoziologie 142
– Kierkegaard 7
– Negative Dialektik 113
– Philosophie der neuen Musik 239
– Philosophische Terminologie Bd. 1 23
– Philosophische Terminologie Bd. 2 50
– Prismen 178
Apel, Der Denkweg von Charles S. Peirce 141
– Transformation der Philosophie, Bd. 1 164
– Transformation der Philosophie, Bd. 2 165
Arnaszus, Spieltheorie und Nutzenbegriff 51
Ashby, Einführung in die Kybernetik 34
Avineri, Hegels Theorie des modernen Staates 146
Bachofen, Das Mutterrecht 135
Materialien zu Bachofens ›Das Mutterrecht‹ 136
Barth, Wahrheit und Ideologie 68
Becker, Grundlagen der Mathematik 114
Benjamin, Charles Baudelaire 47
– Der Begriff der Kunstkritik 4
– Trauerspiel 225
Materialien zu Benjamins Thesen ›Über den Begriff der Geschichte‹ 121
Bernfeld, Sisyphos 37
Bilz, Studien über Angst und Schmerz 44
– Wie frei ist der Mensch? 17
Bloch, Das Prinzip Hoffnung 3
– Geist der Utopie 35
– Naturrecht 250
– Philosophie d. Renaissance 252
– Subjekt/Objekt 251
– Tübinger Einleitung 253
Materialien zu Bloch, Prinzip Hoffnung 111
Blumenberg, Aspekte der Epochenschwelle: Cusaner und Nolaner 174
– Der Prozeß der theoretischen Neugierde 24
– Säkularisierung und Selbstbehauptung 79
Böckenförde, Staat, Gesellschaft, Freiheit 163
Böhme/van den Daele/Krohn, Experimentelle Philosophie 205
Bourdieu, Zur Soziologie der symbolischen Formen 107
Broué/Témime, Revolution und Krieg in Spanien. 2 Bde. 118
Bucharin/Deborin, Kontroversen 64
Childe, Soziale Evolution 115
Chomsky, Aspekte der Syntax-Theorie 42
– Sprache und Geist 19
– Reflexionen über die Sprache 185
Cicourel, Methode und Messung in der Soziologie 99
Condorcet, Entwurf einer historischen Darstellung der Fortschritte des menschlichen Geistes 175
Deborin/Bucharin, Kontroversen 64
Deleuze/Guattari, Anti-Ödipus 224
Denninger, Freiheitliche demokratische Grundordnung. 2 Bde. 150
Denninger/Lüderssen, Polizei und Strafprozeß 228
Derrida, Die Schrift und die Differenz 177
Durkheim, Soziologie und Philosophie 176
Eco, Das offene Kunstwerk 222
Einführung in den Strukturalismus 10
Eliade, Schamanismus 126
Elias, Über den Prozeß der Zivilisation, Bd. 1 158
– Über den Prozeß der Zivilisation, Bd. 2 159
Erikson, Der junge Luther 117
– Dimensionen einer neuen Identität 100

– Gandhis Wahrheit 265
– Identität und Lebenszyklus 16
Erlich, Russischer Formalismus 21
Ethnomethodologie 71
Fetscher, Rousseaus politische Philosophie 143
Fichte, Politische Schriften 201
Foucault, Der Fall Rivière 128
– Die Ordnung der Dinge 96
– Wahnsinn und Gesellschaft 39
– Überwachen und Strafen 184
Furth, Intelligenz und Erkennen 160
Goffman, Stigma 140
Gombrich, Meditationen über ein Steckenpferd 237
Griewank, Der neuzeitliche Revolutionsbegriff 52
Guattari/Deleuze, Anti-Ödipus 224
Habermas, Erkenntnis und Interesse 1
– Theorie und Praxis 243
– Zur Rekonstruktion des Historischen Materialismus 154
Materialien zu Habermas' ›Erkenntnis und Interesse‹ 49
Hegel, Grundlinien der Philosophie des Rechts 145
– Phänomenologie des Geistes 8
Materialien zu Hegels ›Phänomenologie des Geistes‹ 9
Materialien zu Hegels Rechtsphilosophie Bd. 1 88
Materialien zu Hegels Rechtsphilosophie Bd. 2 89
Heller, u. a., Die Seele und das Leben 80
Henle, Sprache, Denken, Kultur 120
Hörmann, Meinen und Verstehen 230
Holenstein, Roman Jakobsons phänomenologischer Strukturalismus 116
Honneth/Jaeggi, Theorien des Historischen Materialismus 182
Jaeggi, Theoretische Praxis 149
Jaeggi/Honneth, Theorien des Historischen Materialismus 182
Jacobson, Das Selbst und die Welt der Objekte 242
Jakobson, Hölderlin, Klee, Brecht 162
Kant, Kritik der praktischen Vernunft 56
– Kritik der reinen Vernunft
– Kritik der Urteilskraft 57
– Vorkritische Schriften bis 1768 1 186
– Vorkritische Schriften bis 1768 2 187
– Schriften zur Metaphysik und Logik 1 188
– Schriften zur Metaphysik und Logik 2 189
– Die Metaphysik der Sitten 190
– Schriften zur Naturphilosophie 191
– Schriften zur Anthropologie 1 192
– Schriften zur Anthropologie 2 193
Kant zu ehren 61
Materialien zu Kants ›Kritik der praktischen Vernunft‹ 59
Materialien zu Kants ›Kritik der reinen Vernunft‹ 58
Materialien zu Kants ›Kritik der Urteilskraft‹ 60
Materialien zu Kants ›Rechtsphilosophie‹ 171
Kenny, Wittgenstein 69
Kierkegaard, Philosophische Brocken 147
– Über den Begriff der Ironie 127
Koch, Die juristische Methode im Staatsrecht 198
Körner, Erfahrung und Theorie 197
Kohut, Die Zukunft der Psychoanalyse 125
– Introspektion, Empathie und Psychoanalyse 207
– Narzißmus 157
Kojève, Hegel. Kommentar zur Phänomenologie des Geistes 97
Koselleck, Kritik und Krise 36

Kracauer, Geschichte – Vor den letzten Dingen 11
Kuhn, Die Entstehung des Neuen 236
– Die Struktur wissenschaftlicher Revolutionen 25
Lacan, Schriften 1 137
Lange, Geschichte des Materialismus 70
Laplanche/Pontalis, Das Vokabular der Psychoanalyse 7
Leach, Kultur und Kommunikation 212
Leclaire, Der psychoanalytische Prozeß 119
Lenneberg, Biologische Grundlagen der Sprache 217
Lenski, Macht und Privileg 183
Lepenies, Das Ende d. Naturgeschichte 227
Lévi-Strauss, Das wilde Denken 14
– Mythologica I, Das Rohe und das Gekochte 167
– Mythologica II, Vom Honig zur Asche 168
– Mythologica III, Der Ursprung des Tischsitten 169
– Mythologica IV, Der nackte Mensch. 2 Bde. 170
– Strukt. Anthropologie 1 226
– Traurige Tropen 240
Locke, Zwei Abhandlungen 213
Lorenzen, Methodisches Denken 73
– Konstruktive Wissenschaftstheorie 93
Lorenzer, Die Wahrheit der psychoanalytischen Erkenntnis 173
– Sprachzerstörung und Rekonstruktion 31
– Sprachspiel und Interaktionsformen 81
Lugowski, Die Form der Individualität im Roman 151
Luhmann, Theorie, Technik und Moral 206
– Zweckbegriff und Systemrationalität 12
Lukács, Der junge Hegel 33
Macpherson, Politische Theorie des Besitzindividualismus 41
Malinowski, Eine wissenschaftliche Theorie der Kultur 104
Marxismus und Ethik 75
Mead, Geist, Identität und Gesellschaft 28
Merleau-Ponty, Die Abenteuer der Dialektik 105
Miliband, Der Staat in der kapitalistischen Gesellschaft 112
Minder, Glaube, Skepsis und Rationalismus 43
Mittelstraß, Die Möglichkeit von Wissenschaft 62
Mommsen, Max Weber 53
Moore, Soziale Ursprünge von Diktatur und Demokratie 54
Morris, Pragmatische Semiotik und Handlungstheorie 179
O'Connor, Die Finanzkrise des Staates 83
Oppitz, Notwendige Beziehungen 101
Parin/Morgenthaler, Fürchte deinen Nächsten 235
Parsons, Gesellschaften 106
Parsons/Schütz, Briefwechsel 202
Peukert, Wissenschaftstheorie 231
Phänomenologie und Marxismus, Bd. 3 232
Piaget, Das moralische Urteil beim Kinde 27
Die Bildung des Zeitbegriffs beim Kinde 77
Einführung in die genetische Erkenntnistheorie 6
Plessner, Die verspätete Nation 66
Pontalis, Nach Freud 108
Pontalis/Laplanche, Das Vokabular der Psychoanalyse 7
Propp, Morphologie des Märchens 131
Quine, Grundzüge der Logik 65
Redlich/Freedman, Theorie und Praxis der Psychiatrie. 2 Bde. 148
Ricœur, Die Interpretation 76
Ritter, Metaphysik und Politik 199

v. Savigny, Die Philosophie der normalen Sprache 29
Schelling, Über das Wesen der menschlichen Freiheit 138
– Philosophie der Offenbarung 181
Materialien zu Schellings philosophischen Anfängen 139
Schleiermacher, Hermeneutik und Kritik 211
Scholem, Von der mystischen Gestalt der Gottheit 209
– Zur Kabbala und ihrer Symbolik 13
Schütz, Der sinnhafte Aufbau der sozialen Welt 92
Schumann, Handel mit Gerechtigkeit 214
Seminar: Abweichendes Verhalten I 84
– Abweichendes Verhalten II 85
– Abweichendes Verhalten III 86
– Angewandte Sozialforschung 153
– Dialektik, Bd. 1 234
– Entstehung von Klassengesellschaften 30
– Entstehung der antiken Klassengesellschaft 130
– Familie und Familienrecht Bd. 1 102
– Familie und Familienrecht Bd. 2 103
– Familie und Gesellschaftsstrukturen 244
– Geschichte und Theorie 98
– Gesellschaft und Homosexualität 200
– Hermeneutik und die Wissenschaften 238
– Kommunikation, Interaktion, Identität 156
– Literatur und Kunstsoziologie 245
– Medizin, Gesellschaft, Gesundheit 67
– Philosophische Hermeneutik 144
– Politische Ökonomie 22
– Regelbegriff in der praktischen Semantik 94
– Religion und gesellschaftliche Entwicklung 38
– Sprache und Ethik 91
– Theorien der künstlerischen Produktivität 166
Skirbekk, Wahrheitstheorien 210
Solla Price, Little Science – Big Science 48
Spinner, Pluralismus als Erkenntnismodell 32
Sprachanalyse und Soziologie 123
Sprache, Denken, Kultur 120
Strauss, Anselm, Spiegel und Masken 109
Strauss, Leo, Naturrecht und Geschichte 216
Szondi, Das lyrische Drama des Fin de siècle 90
– Einführung in die literarische Hermeneutik 124
– Poetik und Geschichtsphilosophie I 40
– Poetik und Geschichtsphilosophie II 72
– Theorie des bürgerlichen Trauerspiels 15
– Schriften 1 219
– Schriften 2 220
Témime/Broué, Revolution und Krieg in Spanien. 2 Bde. 118
Theorietechnik und Moral 206
Touraine, Was nützt die Soziologie 133
Tugendhat, Vorlesungen zur Einführung in die sprachanalytische Philosophie 45
Uexküll, Theoretische Biologie 20
Umweltforschung – die gesteuerte Wissenschaft 215
Waldenfels, Phänomenologie und Marxismus I 195
– Phänomenologie und Marxismus II 196
– Phänomenologie und Marxismus III 232
Wahrheitstheorien 210
Watt, Der bürgerliche Roman 78
Weimann, Literaturgeschichte und Mythologie 204
Weingart, Wissensproduktion und soziale Struktur 155
Weingarten u. a., Ethnomethodologie 71
Weizsäcker, Der Gestaltkreis 18

Winch, Die Idee der Sozialwissenschaft und ihr Ver-
    hältnis zur Philosophie 95
Wittgenstein, Philosophische Grammatik 5
– Philosophische Untersuchungen 203

Wunderlich, Studien zur Sprechakttheorie 172
Zilsel, Die sozialen Ursprünge der neuzeitlichen
    Wissenschaft 152
Zimmer, Philosophie und Religion Indiens 26